U0345258

谨以此书向贺普仁先生诞辰 96 周年致敬！

普仁明堂示三通

（第二版）

主　编　贺普仁

主　审　黄龙祥

副主编　贺畅　盛丽　杨光

科学技术文献出版社
SCIENTIFIC AND TECHNICAL DOCUMENTATION PRESS
·北京·

图书在版编目（CIP）数据

普仁明堂示三通 / 贺普仁主编；贺畅，盛丽，杨光副主编. —2版. —北京：科学技术文献出版社，2022.5

ISBN 978-7-5189-8857-0

Ⅰ.①普…　Ⅱ.①贺…　②贺…　③盛…　④杨…　Ⅲ.①针灸疗法　Ⅳ.① R245

中国版本图书馆 CIP 数据核字（2021）第 267234 号

普仁明堂示三通（第二版）

| 策划编辑：付秋玲 | 责任编辑：李　丹　何惠子 | 责任校对：张永霞 | 责任出版：张志平 |

出　版　者	科学技术文献出版社
地　　　址	北京市复兴路15号　邮编 100038
编　务　部	（010）58882938，58882087（传真）
发　行　部	（010）58882868，58882870（传真）
邮　购　部	（010）58882873
官　方　网　址	www.stdp.com.cn
发　行　者	科学技术文献出版社发行　全国各地新华书店经销
印　刷　者	北京地大彩印有限公司
版　　　次	2022 年 5 月第 2 版　2022 年 5 月第 1 次印刷
开　　　本	889×1194　1/16
字　　　数	382千
印　　　张	17.5　彩插18面
书　　　号	ISBN 978-7-5189-8857-0
定　　　价	88.00元

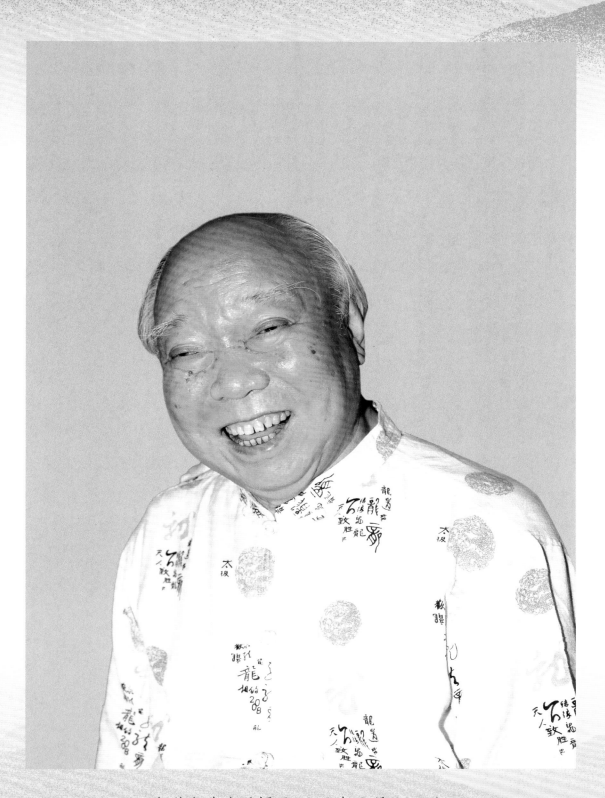

贺普仁先生（摄于 2010 年 8 月 26 日）

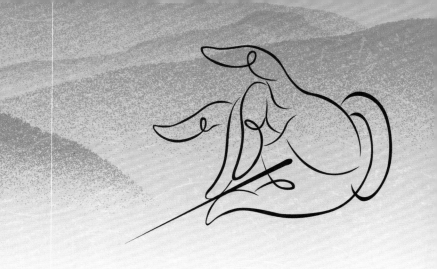

主编简介

贺普仁

字师牛　号空水

1926年5月20日出生于河北省涞水县石圭村。

1940年师从于针灸名家牛泽华。

70余年的从医生涯，毕生心血的倾注凝结，创建针灸三通学术体系，开创出中国针灸医学传承之路。作为首批国家级非物质文化遗产项目针灸代表性传承人，为中国针灸医学的正承、正用、正传，做出里程碑式的贡献。

1926—2015

永远与针灸同在。

与日月同辉。

仁者之心
医术超群

贺国医大师晋仁教授
银针春秋七十年

吴阶平

二〇一〇年十二月廿一日

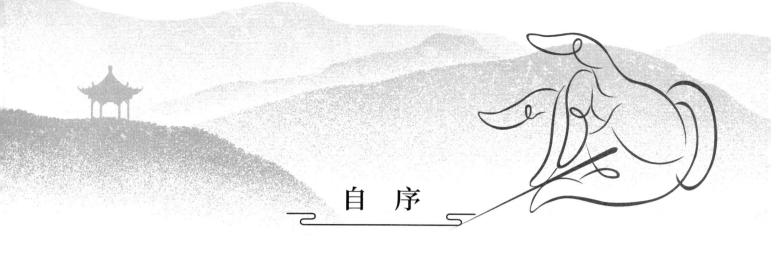

自　序

针灸的价值

贺普仁

　　从 1940 年到 2010 年我搞了七十年的针灸临床工作，自己经常感到很幸运，这是因为我从事了一项自身非常喜欢的职业。

　　2010 年，中国针灸被联合国教科文组织列入"人类非物质文化遗产代表作名录"。从此针灸医学不仅是中华传统医学宝库中的瑰宝，且成为人类共同的文明财富。针灸的价值到底体现在哪呢？依我的认识是：

　　第一，针灸集中体现了中国传统文化与东方哲学的精髓，它最深奥又最直观。最深奥——是说针灸医学以"阴阳五行""经络学说"为基础的理论体系的博大精深，在有形中，使人与天地四时沟通于无形之中。最直观——是说针灸治疗方式的直观，银针、艾草直接外治于人体；最直观还体现在针灸治疗的即效性上，针到病除或针到病情显著改善。

　　第二，针灸治病的广泛性。针灸可以包治百病吗？我的体会是，不包治，但能治。几乎各科病症都可用针灸疗法进行治疗，几十年中对各科病症治疗成功的经验让我敢确定，在广泛性上，没有一个疗法可以和针灸疗法比肩。

　　第三，针灸疗法的绿色、低碳性质。针灸疗法对外在物质条件的依赖性最小，消耗性最低。在能源日渐匮乏的今天，针灸疗法绿色、低碳的价值更加彰显。绿色和低碳是人类社会可持续发展的必然趋势，针灸医学是在医疗领域体现这一趋势最为重要的医疗手段，正是针灸疗法的绿色、低碳性质，让针灸成为 21 世纪乃至以后的人类健康福祉。

　　第四，针灸最宝贵的价值是它的恒长性与发展性。恒长性是由针具的特质决定的，发展性是由不断呈现的科技成果决定的。工具是自然科学发展的载体与标志，针灸之所以能够流传至今，是因为针具的金属质地和艾叶的生命周期具有较好的恒长性。现代科技发展成果更可为针灸所用，各种针具材质的新选择，一次性用针、新型灸具的出现，针灸机制研究实验技术手段的提供等，都为针灸的发展提供了多元的层面和广阔的空间。

　　从事针灸治疗的几十年中，自己体会最深的是：疗效是针灸临床的硬道理，而疗效的取得、特别是治愈疑难杂症，靠的是治疗手段的多样化，古人给我们留下的针灸宝库里，最珍贵的部分也正是在这方面。"针灸三通法"正是从九针中，对应针灸治疗撷取三针，构成三法，合施并用，因而形成了"针灸三通法"。该法具有临床治疗手段多样、治疗病种扩大、治疗效果显著、治愈多种疑难杂症的特点与价值。"针灸三通法"的价值，体现的是中华针灸医学的价值，因此这就决定了我的责任是，要帮助更多的人了解以"针灸三通法"命名的这一针灸学术体系，广泛分享"针灸三通法"的临证经验，让"针灸三通法"的操作技能得到普及。幸有志同道合的学者、传人与我一起再次著书，以尽到了这份责任。在与他们一起探讨问题时，看到他们认真的工作态度、深厚的理论功底和较高的认识水平，这让我深感欣慰。

通过这本书，我想再次强调医外之功的问题，大家都知道作诗的功夫在诗外，同样扎针的功夫也是在医外。医外之功包括两个方面：一个是读书，一个是练功。只有不断地读书学习充实自己，才能在临床中有所作为，不人云亦云，敢为、敢担。对于针家修炼医功的重要性之前也多次强调过，这次在本书专篇论示了这个问题，并提供了一套修炼方法供大家习功参考。

为了发掘、光大针灸的价值，希望弟子传人们勇于超越我。以"针灸三通法"命名的针灸学术体系并不属于个人，这一针灸学术体系融会了我个人的学术思想与成果，更融会了先贤同道的学养与启示，以及弟子传人们的附会与丰满，它属于中国针灸事业。

回顾七十年走过的路，表达不尽的是对五个老师的深深谢意，我的五个老师是：授业之师——牛泽华恩师，经典之师——历代中医先贤的著述，同道之师——相知的同人、工作的同事，弟子之师——学生、传人，病患之师——治疗的患者。由于中华传统医学特定的临床跟师的传统师承方式，所以特别对授业恩师牛泽华先生有言表不尽的感恩之情。由此想到的是对于传统师承方式的回归问题，如何合理、科学地架构起传统师承方式与院校培养相得益彰的双轨制模式，是今后针灸发展的一个重要课题，因为人才永远是事业的第一要素。

最后我想说的是——基于针灸的价值，今后针灸必将会为人类最大限度地发挥其独有作用。

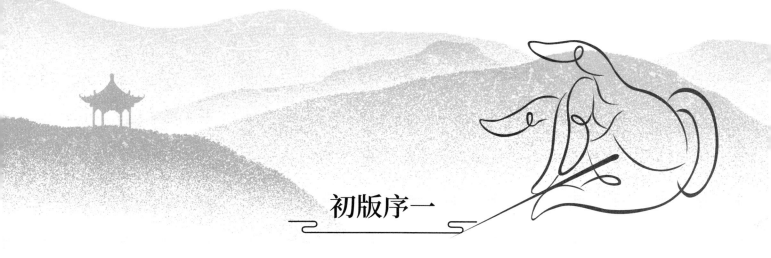

初版序一

　　名老中医药专家是发展中医药事业十分宝贵的人才资源。他们对中医药理论有着深刻的认识，经历了大量的临床实践，积累了丰富的临床经验，具有鲜明的学术特点和重要的学术地位。他们勤于钻研，努力创新，医德高尚，医术精湛，在长期的临床实践中，为无数患者解除了痛苦，深受群众的信赖和欢迎。充分发挥名老中医药专家的作用，认真总结传承他们的宝贵学术思想和临床经验，是推进中医药继承与创新的重要内容。

　　贺普仁先生是首届"国医大师"，学验俱丰，师古而不泥古，善于继承，敢于创新，形成了独具特色的针灸理论与实践。多年来辛勤工作在临床一线，悉心救治病患，展示了大医精诚的医德医风。坚持临床带教，言传身教，提携后进，培养了一批人才。在从医七十年之际，贺普仁先生全面总结多年来的学习成果和临床实践，形成了《普仁明堂示三通》一书，通过临证效穴、临证针方、经典医论等方面的深入阐述，展示了在针灸理论与实践方面的丰硕成果，具有很好的学术与应用价值，必会为启迪后学，繁荣学术，推进继承与创新发挥应有的作用。

　　衷心祝愿贺普仁先生健康长寿。

王国强

国家卫生和计划生育委员会（现为国家卫生健康委员会）原副主任

国家中医药管理局原党组书记

国家中医药管理局原局长

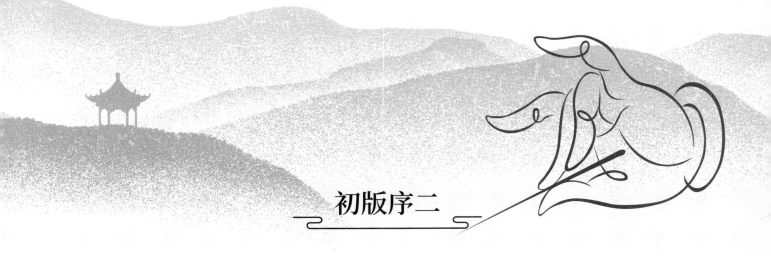

初版序二

　　中医针灸学传承几千年，以其独特的理论体系、丰富的治疗方法和确切的临床疗效，为中华民族的繁衍昌盛做出了巨大的贡献。2010年，中医针灸通过联合国教科文组织保护非物质文化遗产政府间委员会第五次会议审议，列入"人类非物质文化遗产代表作名录"，体现出国际知识界对中国传统医术的尊重与认可。

　　贺普仁先生是首届"国医大师""首都国医名师"，我国第一批非物质文化遗产项目针灸代表性传承人，著名的中医针灸专家。他治学严谨、博采众长、注重实践、勤求古训而勇于创新，精于临床而尊法知变，在针灸治病机制、功效、适应证、针刺手法、针具等多方面做出创新，形成独具特色的针灸学术理论和临床治疗体系；为针灸的传承、发展和教育后学，研制针灸铜人，编写出版《针灸三通法临床应用》等11部学术专著；以其藏书为基础整理、点评、编撰《中华针灸宝库贺普仁临床点评本》，填补了近现代官修针灸文献及系统整理的空白；坚持以"医德、医理、医术、医功"的理念传授、培养了一大批针灸人才。在贺普仁先生悬壶七十年之际，由其传人、子女协助，对其学术思想和实践成果进行全面整理、深入发掘、系统梳理形成的贺普仁先生从医七十年针灸学术文集——《普仁明堂示三通》一书，对于繁荣学术、推进中医针灸的传承与创新，供同道们学习借鉴具有实际意义。

　　衷心祝愿中医针灸事业繁荣发展。

赵静

北京市中医管理局原局长

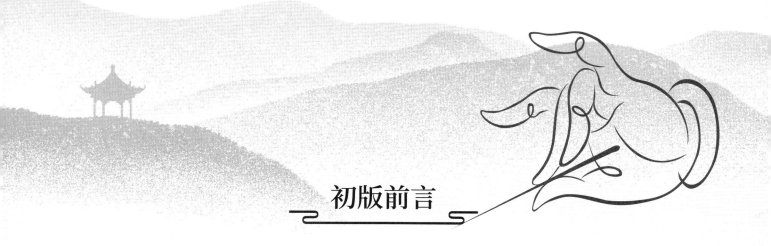

初版前言

　　帮助读者认识贺普仁先生的针灸学术体系，这个任务我们完成了吗？让读者逗留在针灸的世界里久一点、再久一点，我们做到了吗？

　　针灸，仅是一项技艺吗？不，针灸是自然界的重要来客，这是一位受中华传统文化沃土孕育，从远古走到今天的智慧老人。这位智慧老人看到贺普仁先生时笑了，并将一粒种子交给了他，对于天降之大任，贺普仁先生担了，日复一日，年复一年，七十年的时间，七十年的实践，这粒种子终于开花结果，长成一棵参天大树，成就一派针灸学术体系。

　　以"针灸三通法"命名的针灸学术体系，最终能否源远流长地溶入人类文明的历史长河，长久地帮助人们认知针灸医学，运用针灸技艺，这个问题要让后人来验证，而传人的责任，是要让后人知道什么是贺普仁先生的针灸学术体系，什么是"针灸三通法"。正因为此，本书的书写者们，通过对贺普仁先生针灸学术体系形成发展的论析，对"针灸三通法"的理论渊源、理法构成及临证规律的探索，梳理、补善、规划、论示了贺普仁先生的针灸学术体系。

　　"大医正流"旨在正承、正用、正传。我们深知，本书不仅是对贺普仁先生针灸学术体系的阐明与论示，更是一次对中华传统医学宝库中的明珠——中华针灸医学的探索、明晰与礼赞。

　　以书相会是一种学术交流，一种对话，是为了沟通、互动。唯有通过沟通与互动，针灸学科才能在融通中发展。愿本书的编写，在中国针灸与世界文明的对话中，在针灸技艺更多、更广地造福于人类的进程中，起到应有的作用。

　　书中对于一些重要理念在不同的章节中进行了重复，重复只是为了强调。

　　力求以高度负责的精神和精益求精的态度进行书写，是本书书写小组秉承的原则，对于我们的书写，诚望所有同道进行指正。

　　罗素说过，凡是用心灵关照整个世界的人，在某种意义上他就和世界一样伟大。同样，用心灵关照针灸世界的人，这个人就和这针灸世界一样伟大。

《普仁明堂示三通》

书写小组

2011 年 3 月 9 日

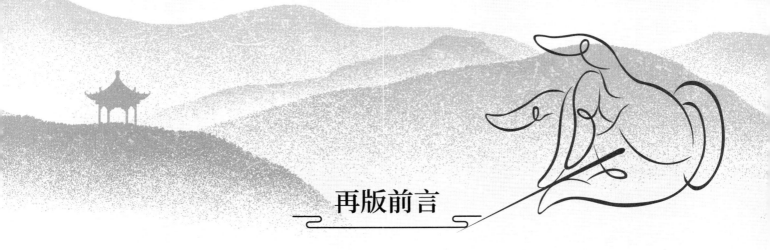

再版前言

　　贺普仁先生，倾其一生，上下求索，以中华传统文化为根基，以《灵枢》《素问》为源头，以临证成果为依据，通古今之变，创建针灸三通学术体系，继承发展经典中医之道。

　　2010年，为总结贺普仁先生从医70年学术思想与临证成果，成立专门书写小组，在贺普仁先生亲自指导下，历时年余，完成《普仁明堂示三通》书稿，于2011年5月出版发行。

　　出版后，书写小组以不同形式，多次与贺普仁先生深入讨论针灸三通学术体系相关问题，对很多方面都有了新的解悟。

　　中国针灸医学几千年的传承中，最难传的是针法，最该阐明的是穴道。前者，难中之难在于——要把"只可意会难以言传"的机要，用实证性文字描述出来。后者，最最应该是因为——从穴道层层深入，可通至针灸医学的内外表里，四面八方。而这两方面，正是贺普仁先生在创建针灸三通学术体系过程中，紧紧把握的两个轮子。两轮并行，开创出中国针灸医学传承之路。

　　中国针灸医学道中寓用，用中含道。针灸三通学术体系的道用合一，与之一脉相承。其核心学说，提纲挈领，纲举目张。

　　此番再版，旨在对针灸三通学术体系增添新的解悟，阐明针灸三通学术体系与中国针灸医学一脉相承的传承路径与临证呈现。希望以此能够带领读者，一起置身于中华针灸医学青绿山水的深层之处，探源溯流，不断解悟其奥妙精髓，不断发掘其丰富宝藏。

　　诚挚感谢主审——针灸学家黄龙祥先生！

　　诚挚感谢同道与读者的共识与厚爱！

　　诚挚感谢从成书到再版付出心血的志愿者们！

《普仁明堂示三通》（第二版）

书写小组

2022年3月

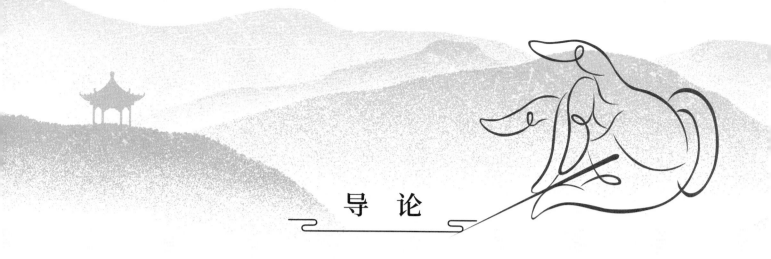

导　论

　　贺普仁先生的学术代表作《普仁明堂示三通》2011年问世，10年后的今天原班编撰小组再度联手推出了修订版，让我有了一次重读的机会。这次重读和对话也让我对贺老和他的"针灸三通法"有了更多、更深的理解，两次阅读感受和理解不同，或许是因为在这一次重读之前，我对孕育"针灸三通法"的《针经》《素问》有了更深刻和更真切的理解，进而对中医针灸的"守正创新"有了更多的思考和感悟。

法用三通　通调血气

　　中医界对理论创新的呼唤从来没有像今天这样迫切。什么是中医理论创新的正确道路？习近平总书记提出了"遵循规律""传承精华""守正创新"的总体思路，今天的中医人需要认真回答的是：规律是什么？哪些是精华？如何才能"守正"？

　　早在20多年前贺老就问过我类似的问题，在那个年代讨论中医的传承创新，人们多会脱口说出"继承不泥古，创新不离宗"的名句。可什么是中医学的宗本？贺老生前曾不止一次地问，我一直没能给出自信的回答。为了有一天能自信地面对这一中医针灸学继承与创新不能回避的首要问题，我一直没有放弃探寻。中医针灸最重要的经典《针经》《素问》是我寻求答案的首选目标，在这两部经典阅读中不知度过多少日日夜夜，寒来暑往，但终不得其要而"流散无穷"。直到有一天我从作者精心设计的一组黄帝、岐伯间的君臣对话中找到了打开《针经》《素问》的钥匙——"气血"，作者构建的整个针灸学大厦正是建立在"气血"这块基石之上。对于黄帝关于针灸之"要"的一个个追问，岐伯明确答道：九针之要在毫针，刺法之要在毫针补泻调气法，诊法之要在脉诊，治法之要在治神，身体之要在五脏四末，所以然者皆因于"气血"。几年前我用反推的方法对"气血"这个逻辑起点进行了严格的逻辑检验和确认。

　　其实，古代医家也早有类似的检验和确认的论述，例如：唐代杨上善在《黄帝内经明堂》自序中评述《针经》《素问》的理论体系时，明言"血气为其宗本"；明初医家楼英更是以"气血"为原点，以《针经》《素问》为元典，完成了中医学理论体系一次完整的重构，而整个重构的过程正是对一千多年前所创立的中医学理论体系"气血"逻辑起点的一次最完整、最有说服力的检验和再确认。

　　经过对中医针灸学理论体系逻辑起点的"发现""检验""再发现""再检验"的多重证明，我在《中国古典针灸学大纲》这本小书中自信地写下了这样一句话："整个针灸学大厦建立在'气血'这块基石之上，'气血'是打开《黄帝内经》的密钥！"

　　守住了气血就坚守了中医学的宗本，循气血这个根本延伸而出的创新即为真正的"守正创新"，也只有这样的创新才能有自信、走得远，并在针灸学这一中国人最有话语权的领域走出一条自主创新的正道，实现针灸理论创新研究从"跟踪国外"到"引领世界"的转变。

从这个基点回看中医理论创新的历史，不难看出那些历史上理论创新的代表作如《针经》《难经》《伤寒论》《黄帝甲乙经》《医学纲目》《温病条辨》等，都是以气血为根基的守正创新；如果从这个基点回看古今争议颇大的创新之作《医林改错》，也会有新的认识和正确的评价。清代中医理论创新的代表人物王清任，在他的代表作《医林改错》中，一方面由于主客观条件的限制对《黄帝内经》的藏象学说有误读、有误改；另一方面，或者说更重要的一方面，是他旗帜鲜明地喊出了"治病之要诀，在明白气血""气通血活，何患疾病不除"，坚定守护了中医针灸的根，并在理论和实践上皆有新的发展。可见，王清任对于中医学血气理论的创新是一次真正意义上的守正创新。以往人们多纠缠于《医林改错》的"脏腑论"，而忽略了最有价值、最有意义的"气血论"，只将王氏基于气血论创立的临床效方用于活血化瘀，实在可惜。

从历史回到今天，当我再一次阅读贺普仁先生的《普仁明堂示三通》的修订版时，一眼就读出"针灸三通法"正是在中医学"气血"之根长出的新枝，整个探索实践和成功经验，正可以为我们今天中医针灸学理论的守正创新提供诸多有益的思路启迪和方法借鉴。

入库寻宝　选粹取精

善于继承才能善于创新，如果脱离了对传统精华的尊重和继承，创新就成了无源之水，无本之木，必不能远达。冯友兰先生曾就中国哲学创新提出了"照着讲""接着讲"两步走的发展策略。"照着讲"解决"传承精华"的问题；"接着讲"是对传统的超越，实现"守正创新"的目标。基于这一理论创新两步走的策略，中医针灸学的理论创新，首先需要厘清针灸理论，古人都讲了什么？怎么讲的？哪些东西是讲对的，是必须坚持和传承的？哪些是根据新时代带来的新问题而需要创新发展的？如果这些问题没有认真思考和研究，就贸然创新，很可能在不自不觉中丢掉了我们应当坚守的根本和应当继承的精华，创新之路就会越走越迷茫，到头来无功而返。

为了扎实走好中国针灸创新的第一步——传承精华的"照着讲"，贺老从年轻时就开始留意收集针灸古籍，对于重要的典籍还不惜重金，尽可能收集不同的版本。在他眼中，这些历代流传下来的针灸典籍是针灸学创新的宝库，于是将看病之外的时间、精力，以及生计之外的金钱几乎都投向了针灸古籍的收集、整理和研究，走了一条漫长的探索寻宝之路。这是一条与600多年前明代楼英完成中医理论体系重构几乎相同的筑基之路——"上自《内经》，下至历代圣贤书传，及诸家名方，昼读夜思，废餐忘寝者三十余载"（《医学纲目》自序）。在对历代针灸古籍的研读上，贺老也与楼英一样，尤重《针经》《素问》，他多次对我说：学针灸一定要下功夫精研这两部经典，继承好针灸的血脉，夯实经典方法的基本功，只有这样面对各种针灸的"新法"你才能有基本的甄别和选择能力，才能正确应用和创新发展。

我曾问过贺老这样一个问题："作为中外闻名的针灸临床大家，您为什么还如此真诚如此刻苦地钻研针灸古籍？"贺老告诉我："古典文献是我随时可以请教的老师，只要你真诚只要你勤奋，他就诲人不倦"。我们今天大多数人看到的是贺老留下的"针灸三通法"的成果，却不知几十年的探索过程中遇到困难和困惑时他如何在与经典对话中一步步走过，或许从贺老留在200多部针灸古籍的那一行行批注中犹可追溯他探索针灸宝库之路的一行行脚印。正是由于这段漫长的筑基之路走得扎实，贺老后来的创新之路才走得远、走得顺，最后获得的创新成果"针灸三通法"才令人信服并经得住实践和时间的检验。

也正是在"针灸三通法"的发掘与创新的实践中，贺老对针灸古籍研究在针灸学继承与创新中重要性的认识不断加深，为了引起整个针灸界对这一基础工作的高度重视，贺老一方面利用自己的影响力积极向科技部的主管领导呼吁加强针灸古籍的整理研究；另一方面身体力行，在家人、弟子和学生的协助下，系统整理个人的针灸藏书，精选有代表性的针灸古籍97种校点批注，主编了大型针灸古籍丛书《中华针灸宝库贺普仁临床点评本》，成就了专业文献研究者都难以企及的壮举。此举也向针灸界开放了贺老终身受惠的"针灸宝库"，为后来者继续攀登针灸学新的高峰搭建了共享"大本营"，而贺老毕生精研的创新成果"针灸三通法"也将成为后来者"接着讲"的一个高起点。我想，这是贺老最希望看到的薪火相传的一幕，也是贺老生前将他的成果集定名为"普仁明堂示三通"的寓意所在。

作为一名针灸文献的专业研究者，为贺老以一生的坚持深入针灸古籍的宝库，探宝、鉴宝、献宝的精诚深深打动，感动与惭愧之余，也时时提醒自己和学生：既选择了理论创新之路，就要练好脚力，耐住寂寞，踩出自己砥砺前行的脚印，并尽可能为后来者留下继续探索的垫脚石。我想，这也是贺老针灸学继承与创新的实践对于我们今天思考守正的意义和创新本质的可贵启示吧。

正本清源　三法合一

在《针经》针具和刺法标准的专篇《官针》篇，载针具有九，刺法有"十二刺""九刺""五刺"，除去重复者仍有20余种之多。而据明中期医家汪机言，当时、当地的针工除破痈用锋针、铍针外，其他诸病皆用毫针，余者置而不用；据清代医家徐灵胎言，当时针工所用针具，大者如员针，小者如毫针而已；民国赵缉庵《针灸要诀与按摩十法》所载，当时针具也只有毫针和锋针两类。可见自《针经》之后，针灸治疗所用的针具及刺法越来越少。

针具与刺法由多变少可能有以下几种情况：其一，技术发展由繁归简，是一种学术进步而不是倒退；其二，分科的细化导致一部分针具进入针灸之外的专科；其三，社会价值观的改变而致选择性淘汰；其四，某种偶然的因素导致技术的失传。这些问题需要非常扎实的学术史的专门研究才能给出有足够说服力的回答。限于篇幅，仅就最后一个问题略加考察。解决这一难题有一个简单的思路：先确认毫针刺法就是《针经》最核心的针具和刺法，再发掘出与毫针刺法经常关联使用的刺法，则这些关联刺法连同毫针刺法共同构成《针经》针灸学核心技术，必须作为一个整体传承发展。

确认《针经》最核心的针具及刺法毫不费力，该书作者以"气血"作为整个针灸学理论体系的逻辑起点，以"气血不和"作为总病机，以"百病之生，皆有虚实"而立针灸治疗大法"盛则泻之，虚则补之，不盛不虚，以经取之"；又毫针取法于毫毛，可"静以久留"，精准刺脉外以调气（故后世又称"气针"），具有温阳散寒之功，是九针中唯一具有"静以久留"以及补和泻双重作用的针具，其"补虚泻实调血气"的作用更全面，应用更方便，为《黄帝内经》时代针具的代表，毫针补泻调气法为刺法的核心。

远端取穴调气令和是毫针刺法的最大特色，而在长期的临床诊疗实践中古人认识到经脉贵乎通，血气贵乎和——"通"是"和"的前提，毫针远端取穴补虚泻实调和气血的作用须在脉通血气流行的前提下才能实现。脉不通血气不行常见形式有二：其一，血瘀；其二，血寒。前者治以解结通脉的刺血法，后者治以温通法，依患者的体质和病情，或熨或火针或艾灸。

基于这一认识，《针经》作者于针灸大法之外特立一条优先级最高的刺灸原则——"凡治病必先去其血脉，乃去其所苦，伺之所欲，然后泻有余，补不足"（《血气形志》），经文中所说"血脉"是病理性概念，特指气郁血滞的"盛血"之络或脉，以及血瘀之"结络"，临床凡见这类病理性"血脉"，必先用刺血法解结通脉，而后才能用毫针补虚泻实调气令和。这一治则将"锋针刺血法"与"毫针调气法"连成一个整体，在这个整体中，前者常常是为后者的有效实施创造必要的条件。也就是说，刺血通脉后，如果脉未平，血气未和，治疗并没有结束，仍须以毫针刺本腧，补虚泻实，以平为期。

毫针虽有除寒之功，而脉血寒凝而不通时则非借熨、火针、艾灸之温而不能通，所谓"弗之火调，弗能取之""火气已通，血脉乃行"，由此刺与灸遂结缘为一整体，"针灸"之学由此而立。

由此可见，毫针最有特色的远道取穴发挥调气之功的前提是脉通血气流行，故解结通脉的刺血法和散寒通脉的温通法犹如毫针调气法的左右翅膀，三者为一整体，共为古典针灸学的技术核心，一个都不能少。其原因：第一，缺失了艾灸温通法，"针灸学"的名称便不能成立；第二，缺失了刺血法，则《针经》优先级最高的治则便无法落地；第三，折失了刺血法、温通法的两个翅膀，毫针最有特色的远道取穴调气之功便难以发挥，其应用范围势必明显缩小，此乃针灸人任何时候都不愿意看到的结局。

也正因此，《针经·寿天刚柔》篇将当时众刺法统归于三法："刺营""刺卫""纳热"。刺营主要指刺脉出血；刺卫主要指气穴、气道（以皮、肉之间为卫气行于躯体的主干道）、经隧（脉外）；纳热是指熨、灸、焠等温通之法。可见，毫针调气、锋针刺血、火针温通三法已寓于其中。可惜的是作者没有对"三法"的关系作明确说明，也没有提供三法作为一个整体应用的示例，因而此篇总结的"三法"没能引起后世医家足够的重视。幸运的是，隋唐时针具刺法的规范化再次集中于毫针（气针）、锋针（血针）和火针三法，此时锋针和火针的应用虽较《针经》《素问》更明确，临床应用范围也更广，但依然没有明确三种针法作为一个整体应用的原则和方法；宋元以后血针、火针，特别是火针的临床应用越来越少；清代因为痧症的流行，刺血法再次盛行，可惜因超出应用范围的滥用而被捧杀；而火针则始终没能走出低谷，至清代已濒临消亡。先后失去左右双翼，毫针的精妙也难呈现，针灸由此跌入低谷。

针灸要想走出低谷，再现辉煌，必须先振兴应用最广的毫针调气法，而重振的前提是找回毫针调气法折失的双翅"刺血法"和"火针法"。贺老在与《针经》《素问》及众多针灸典籍的一次次对话中捕捉到了这一关乎针灸兴衰存亡命运的重大课题，并以使命在心、责任在肩的担当精神，踏上了长达30多年的艰难漫长的找寻之旅——从一开始的不自觉到自觉，再到坚定，从宝库寻宝到临床检验、疗效评价的反复探索，在继承传统"刺血法""火针法"的基础上，改良针具，创新刺法，拓展应用，规范操作，形成了"微通""强通""温通"三通法。不仅找回了毫针调气法折失的双翅，且将三法重归于一整体；又经过20年的理论探索，为"三通法"写出了原理与应用的"说明书"——提出了"病多气滞、法用三通、治神在实、以血行气"的核心学说，为"针灸三通法"提供了完整的理论支撑。这也是防止"三通法"再次丢失的最有效的保障，即使意外丢失了，后人也能按照这份"说明书"轻松找回来，而不会再次经历贺老几十年漫长的摸索之难。

入"关"寻"机" 以穴通微

九针之中，毫针最微；"三通"之法，微通最难。其难达之处，不仅在于刺法，更在于穴法。要最大限度发挥毫针"微通法"的调气功能，除了为其重新插上"强通""温能"两翼之外，还需要提供一个支点，才能飞得更高更远，发挥更大的威力。这个支点即知气穴所在，明空中之机，循此而刺"必中气穴"，其气乃行。

如何练就上乘的毫针刺法，掌握穴法的规律，并在临床中将刺法与穴法完美结合，从而为毫针微通法提供一个强有力的支点，最大限度发挥其"调气令和"的功效？

毫针补泻调气刺法虽难通达，然其操作及临床示用皆载于《针经》《素问》，在不同的篇章从不同角度反复论述。而对于穴法的精妙经文只有一些宏观的原则论述，如《针经》第一篇曰："粗守关，上守机，机之动，不离其空，空中之机，清静而微，其来不可逢，其往不可追，知机之道者，不可挂以发，不知机道，叩之不发。"读此经文时，读者只知上工之道须守其"机"，但何为"机"？"机"有两层含义，其一是探寻调整气血虚实的触发点——知机之所在，其二是把握针刺补泻的时机——随应发机。"机"在何处？机在空中——空（孔）穴之中，而穴中之机极细极微，非"手巧而心审谛"者不可得。可见，知气穴体表定位只是第一步，要发挥气穴的最佳治疗作用更重要的在于知穴中之"机"所在。上工知其要，一触即发，而收四两拨千斤之效；粗工不知其要，扣之不发，任你强弩利箭也不能愈疾。

穴中之"机"如此重要，刺气穴如何能中其"机"？《针经》只言刺气穴分三层，至第三层边界"谷气至"即止，既不可不及，又不可太过。不及则"气不行"，太过则"卫气相乱，阴阳相逐"。周身气穴所在不同，深浅有别，穴之"关""机"关系各异，如何入"关"寻"机"？又如何深浅得宜，无不及与太过？《针经》《素问》皆未详述，后世医籍也鲜有记载。这并不是古人保守，不愿公开穴法奥秘，而主要是不同部位和类型的气穴"关""机"关系复杂，难以"一言而终"。此外，这种需要体悟的经验本身也难用文字表达，诚如《庄子·天道》所曰"得之于手而应于心，口不能言，有数存焉于其间。"

然而，一门技术——不论多好，如果不能言表，就不能为更多的人所掌握，就面临失传或异化的危险。如果通过千百次的探索能够先寻得少数几个穴（最好是大穴要穴）"机"之所在，并能获得足够高的可重复性，就有可能找出气穴"关""机"的规律，找到规律就能用语言文字表述出来，破解古人那种"只能意会，不能言传"的难题。

贺老很早就认识到"觉知气穴"的重要性，同时也深知攻关的难度，而此关不破则毫针难通微，只有迎难而上。贺老手中的小小银针在清静而微的气穴中一次次出入，感悟那可遇难求的空中之机，常常是放下微针却放不下沉思，一日复一日，"进与针谋，退以心谋"，渐渐针下扎出了穴中之机。千针一得，日积月累，经验渐丰，故从多年临证有得的腧穴中，选取感悟较深、重复性较高的71穴，写入《普仁明堂示三通》一书，共享于天下。各穴按取穴法、主治病症、刺法、针感描述、治疗原理、临床应用诸项总结，特别是对主治病症的总结，说明哪些病症适用于"微通""强通""温通"哪一法，并说明具体的操作方法，尤以毫针微通法的操作为详。据我所知，古代针灸书论穴法与此例最为相合者为初唐针灸大家甄权的《针经》，书中论腧穴定位、主治、刺灸法多据其临床实践经验总结，其中最有特色者，是在一些腧穴的主治项下标明何症宜气针，宜补宜泻，如何操作；何症宜血针（三棱针）刺血，如何操作；何症宜火灸，如何操作等，皆一一说明。此外，宋代许希《针经》、元代窦太师《针经》也有类似论述。可惜此三书之中前两部已佚，且论穴法之妙者仅见于少数腧穴，描述也互有详略，或详于针感、针效而略于操作，或详说操作而略于针感、针效的描述。只有部分佚文可稽。当代针灸人自觉注意穴法研究者为蔺云桂教授，系统总结自己及他人的用穴经验，完成了"56穴位针法、手法、针感及灸法"的详解。还有个别针灸大家倾一生之力于一穴之妙探索，钻研更深，所得也更多，值得关注，如郑毓琳、郑魁山父子用风池穴经验、张士杰先生用太溪穴经验皆可贵。集毕生之力而极于一穴之机，诠释的是"专一"的力量，而专一至致可令入静通神。经曰"空中之机，清静而微，其来不可逢，其往不可追"，欲得其机，先治其神。这也是针灸三通法强调"治神"的用意用在。

今读《普仁明堂示三通》重修本共15章，专论穴法者有3章，足见贺老对穴法的看重。观其妙阐穴法71穴，虽成熟度有不同，表述也有未尽意处，但毕竟示范了如何得腧穴之"机"，如何"守机"的新思路——一条距《针经》所示"空中之机"更近的路。今后针灸人如能按这一思路总结用穴经验，并对于针刺路径，特别是针尖所及位置有更明确规范的表述，不仅针灸疗效的确定性将大幅提高，并可更多体现出腧穴主治的特异性，后人学习穴法刺法的难度也会大幅降低。

针灸三通法的探索走到这一步，不仅"微通""强通""温能"三法各归其位，分调合施，成为一个整体，而且有关三通法临床应用的刺法、穴法、针方也已打通，形成了有机联系的整体，一个创新的针灸学术体系完整呈现。

法立而后得传于世，正如《针经》作者创建第一个理论体系时的心声："令可传于后世，必明为之法。令终而不灭，久而不绝，易用难忘，为之经纪。"在他看来，一个理论体系或一种技术要想传于后世，需要立法；欲久传于世，需要简明的语言表达。几十年来，在贺老的言传身教的带领下，针灸三通法研究团队在两方面都开展了卓有成效的工作，制定了火针操作的国家标准，编撰了针灸三通法的"图解"系列丛书，以及临床应用的案例介绍等便于学习和应用的普及著作。如果未来再能利用互联网探索更有效、更便捷的传播方式，将会进一步提升人们学习和研究针灸三通法的可及度。

完善体系　立法正传

通针道源流，成一家之言。针灸三通学术体系根植于《针经》《素问》，从针灸宝库中汲取营养，发扬光大，为中国针灸之林带来春色，增添生机。《普仁明堂示三通》修订版再现了这一针林新枝孕育、生发、长成的过程，这一呈现的过程本身也是一次再求索、再提高的过程。再有机会出第三版，我想文字表达更加明确和精练，前后的关联更加紧密和统一，可能更便于初学者学习和应用。

重修本带给我最大的感动，是创作团队在更准确、完整、清晰呈现针灸三通学术体系的基础上，对未来发展更多了一份思考并提出了进一步完善的思路，这份真诚、思考让我看到了这样一幅远景："三通"路上的"三正"路标——"正承""正用""正传"引导着越来越多的针灸人在贺老开拓的这条正道上留下自己的继续探索的脚印。路，在脚下一步步延伸，通向远方。

黄龙祥

中国中医科学院首席研究员

2021 年 8 月 22 日

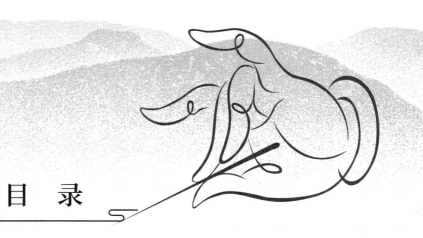

目 录

叙论篇

法示篇

法用篇

法源篇

专 篇

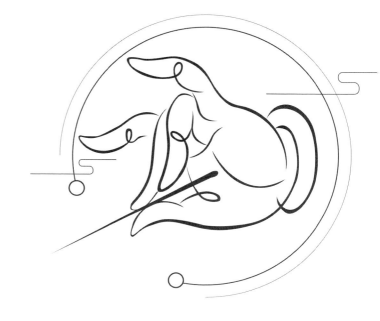

叙论篇

篇前小叙

《素问·至真要大论》曰："知其要者，一言而终，不知其要，流散无穷。"

贺普仁先生学养根基深厚，其对中华文化的自信与自觉，体现在针灸三通学术体系创建过程中。学术体系秉承"道用合一"的中华传统学术特质——以核心学说为统，以三针三法为用，用中含道，道在用中。

针灸三通学术体系生成发展过程中，与中国针灸医学的悠远历程如出一辙，一脉相承。二者生命力强大的内核，就是文化根脉。只有文化根脉，能够让一切绵延不衰，承接今天；历久弥新，对话未来。

贺普仁先生通古今之变，把今天的针灸医学筑就在母体文化的元点上，为今人提供了认识中国针灸医学的视角与支点。

针灸三通学术体系，始于元点，发于学说，循序内脉，成于发展。

第一章　针灸三通　学术体系

针灸三通学术体系定义：针灸三通学术体系，依托针法与穴道两个轮子而创建。以"针灸三通法"命名，以"病多气滞、法用三通、治神在实、以血行气"为核心学说，以"病多气滞"的针灸学科病机学说为据，通过"微通、温通、强通"针法、灸法之用，临证显现针灸的根本奥义——通经络、调血气、和阴阳、复气机升降出入之常。引逆为顺，化乱为平。

第一节　始于学说

贺普仁先生在对什么是针灸学的根本？针灸靠什么治病？针灸能治什么病？针灸医学怎样传承的上下求索中，理论与实践相结合，使针灸三通学术体系积累而成。

回顾贺普仁先生七十余年针灸生涯，总结其学术体系的生成发展，时间上大体划分两个阶段：1940—1990年为其针灸学术思想与针灸三通法学说的形成发展阶段；1990年至今为针灸三通学术体系形成发展阶段。

1940—1990年，在贺普仁先生针灸学术思想与"针灸三通法"学说的形成发展阶段中，自然呈现八年或十年为一节段的时间表，顺着时间表，呈现出"针灸三通法"从针法到学说，从学说到体系的脉络。

1940—1948年，为跟师学医，理论奠基，临床理解，习武悟道阶段。从1940年拜京城名医牛泽华为师起，贺普仁先生即开启了一条正教正学的一条学医之路，随着近观体察老师的临床技艺，大量背诵《黄帝内经》经文及中医针灸经典，身心渐入医门，八年的学徒生涯，为日后行医奠定了深根厚基。特别是老师四诊八纲的诊断理念与方法为其打下坚实中医基本功，而学习掌握老师常用的放血疗法，是强通之法形成的基础。老师从医必习武的告诫，让贺普仁先生受益终身，拜在名师门下苦练八年八卦掌以及之后几十年常炼不辍的行武历程，为其身上注入浩然正气。贺普仁先生在八卦掌修炼时，武、医和合，在针法中融通八卦掌义理，创建气、意同发的进针法，入针即气至病所。其中的飞针法，技艺与疗效可谓神奇。

1948—1956年，为独立应诊，中医全科实践阶段。1948年贺普仁先生跟师学习结业，开设个人诊所。中医内、外、妇、儿全科实践的八年，让其医德、医术在临床实践考验中得到锤炼，仁爱精诚的行医之风与精湛医术助其立足。在此期间贺普仁先生临证中多用毫针，通过对皮质盲等疑难杂症的攻克，在选穴、手法方面，渐有心得、感悟，微通法由此萌生。

1956—1966年，为针灸三通各法摸索、积累阶段。1956年贺普仁先生调入北京中医医院（现首都医科大学附属北京中医医院），担任针灸科主任。那期间其学术思想开始萌芽，独到的辨证选穴规律进一步形成，并以本院针灸科为平台广为传播。贺普仁先生临证中坚持研习针灸理论，吸收历代医家思想之精华的同时，形成自己的学术思想，科研总结同时开启。在此期间毫针治疗为其临床实践的基本手段，配合放血治疗，成效渐显，并开始尝试火针治疗。1964年发表论文《放血疗法》；1965年发表论文《火针治疗漏肩风》《针灸治疗口眼歪斜160例分析》。

1966—1976年，为针灸三针三法，临证进入专题科研阶段。1968年，贺普仁先生发表论文《针灸治疗85例遗尿的临床观察》《放血退热作用的临床观察》；1969年，发表论文《放血对高血压的影响》；1971年，发表论文《火针治疗面肌痉挛的临床观察》；1972年，发表论文《火针治疗30例坐骨神经痛的临床观察》；1973年《针灸治疗输尿管结石研究》获北京市科技进步成果三等奖。

1976—1984年，为临证中不断提高针灸三针、三法的疗效，并扩大针灸治疗病种阶段。此期间以温通法的摸索为主，根据中医理论中人体喜温热、厌寒邪的道理，贺普仁先生挖掘了几乎失传的火针疗法。其依照古籍记载自制针具，在实践中不断摸索，终于使火针在临证中得到广泛应用和显著疗效。为了推广火针疗法，贺普仁先生把自己的研究心得倾囊相授，使火针疗法在全国得到广泛应用。在此期间其对于太乙神针疗法的探索，以及在非洲医疗队的临证中对针灸治疗与人种的关系、针灸治疗小儿弱智的专题探索等，都为针灸三通法形成奠定了基础。

1984—1990年，为临证、科研、治学并举阶段。在此期间，贺普仁先生毫针技艺愈加精湛，放血治疗取得良好治疗成果，火针治疗在不断扩大针灸治疗病种的探索中，渐增治疗应用频率，并开始火针针具新材料、新制法的实验工作。1985年发表论文《温通法治疗子宫肌瘤》；1986年发表论文《火针疗法的机制研究及临床应用》。通过多年在古代文献和临证中探索总结，1987年贺普仁先生的第一本学术专著《针灸治痛》出版发行，该书至简概括"九针十二原"诸多针具针法源流沿革，用临证病例说明、佐证，论述刺法、手法修炼要诀；1989年《针具针法》出版发行。《针灸治痛》《针具针法》学术专著的出版发行，是贺普仁先生，从临床医家向学者医家转变的标志。

在《黄帝内经》《难经》《针灸甲乙经》《针灸资生经》等医学经典中对针具、针法，特别是对毫针、放血、火针针法、治则、治法的理论探寻中，终于认定：从九针撷取三针，通法统归三法，是对针灸贯通古今的正承。与此同时，一直在反复思考研究病是怎么来的病机问题，也得到解悟：尽管病因有七情六淫，饮食劳倦、跌打损伤等，但在任何疾病的发展过程中，气滞是不可逾越的主要病机，故称"病多气滞"。"病多气滞"上下发微，致使"病多气滞"的针灸学科病机学说得以创立。

1990年，以"病多气滞 法用三通"专题论文发表为标志，"针灸三通法"学说立定——以"病多气滞"病机学说为据，以毫针刺法为代表的"微通法"、以火针刺法为代表的"温通法"、以放血疗法为代表的"强通法"的临证治疗体系形成。针灸三通法学说一经问世，在业界、学界影响力与日俱增。加之深入研究血气实质问题，创建"以血行气"学说，为针灸三通学术体系的发展打下根基。

第二节　成于发展

从1990年至今，为针灸三通学术体系形成发展阶段。此期间"针灸三通法"学说在多维度的深入延展中，针灸三通学术体系得以形成。具体体现在三性与三个确立上。

三性：学术研究的规范性、临床应用的广泛性、著书立说的塑源性。

三个确立：确立核心学说、确立技术方案、确立临证准则。

"针灸三通法"作为针灸学科建设重要研究课题，多次被国家中医药管理局、北京市科学技术委员会、北京市中医管理局立为重大中医科研项目。

1999 年"针灸三通法"被北京市科学技术委员会立为专项科研课题，开展了"针灸三通法"治疗中风急性期和恢复期疗效评价及相关机制的课题研究。应用"针灸三通法"临证，对 20 余种病症进行了临床观察，完成论文 10 余篇，并将贺氏临床经验编写成成册，制作"针灸三通法"宣传光盘。

2001 年，"贺氏针灸三通法"课题，荣获北京市科学技术进步奖。同年"针灸三通法"法治疗中风病的临床应用研究与贺氏针具、针法的推广，被国家中医药管理局确立为世界卫生组织——中医适宜诊疗技术研究专项科研课题。2004 年结题并通过验收。

2005 年后，以北京中医医院针灸科为依托搭建起推广"针灸三通法"平台，在国内率先建立了中医卒中单元，将"针灸三通法"应用于中风病的临证及科研工作，建立了相应的诊疗规范。

2006 年，北京针灸三通法研究会，接受了国家标准《针灸技术操作规范第 12 部分：火针》规定任务。成立了以针灸学家贺普仁为核心的编写小组，经过反复研究火针操作基本规律，完成火针刺法操作技术国家标准制定工作。2009 年，《针灸技术操作规范第 12 部分：火针》国家标准颁布。

"针灸三通法"临证，使针灸治疗的适应病种数量、疗效有了大幅提高。因此"针灸三通法"得以在国内外广泛推广应用。贺普仁先生以"格物致知""文以载道"为准则，带领弟子传人，几十年如一日，唯学是举，钻研经典，寻根溯源，著书立说。随着多本"针灸三通法"专著不断出版发行，此术体系日臻完善，主要体现在以下三个方面。

一、创建学术体系　确立核心学说

核心学说是学术体系的立足基石。核心学说理论根系的深度，立论视点的高度，指导实践的广度，决定其存在价值的恒长性。2011 年，贺普仁先生在银针春秋 70 年之际，提出"病多气滞 法用三通分调合施 治神在实"的核心学说，经过深入推敲补善，针灸三通学术体系核心学说最终确立为"病多气滞、法用三通、治神在实、以血行气"。分调合施要义并入法用三通而论。

二、传承千年针法　确立技术方案

对学术体系发展初期形成的以毫针刺法为主的"微通法"，以火针疗法为主的"温通法"，以三棱针放血为主的"强通法"的"针灸三通法"技术方案构成进行完善，确立以毫针刺法为主的"微通法"，以火针疗法和艾灸疗法为主的"温通法"，以多种针具放血和拔罐疗法为主的"强通法"（火罐兼有温通、强通双重属性）的针灸三通技术方案构成。

技术方案重在：手法穴法，得于心法，明证用法，以效为凭。技术方案独到之处，是把医功修炼列为临证必备技术要素，武医和合，正入病所。

针灸三通技术方案确立的同时，贺普仁先生提出发展完善技术科学研究方向与课题：

第一，加强基础理论建设。

"针灸三通法"学说形成初衷，是以提高针灸临证疗效，扩大针灸适应病证为目标。而今天基础理论建设重点须对"气滞"概念、定义、机制的正确认知；气滞病机与病理；气滞病机与经络血气的关系；气滞病机与脏腑的传变；气滞病机与经络的辨证；气滞病机与脏腑的辨证；气滞病机与《灵枢经脉篇》"盛则泻之，虚则补之，热则疾之，寒则留之，陷下则灸之，不盛不虚以经取之"治则的细化，进行量化研究，达到有法可依，有度可察。

第二，依据针法与穴道之要义对微通、温通、强通针法作用机制的深入研究。

5

在同一针灸通调机制下，揭示各法不同的作用机制，特别是火针的作用机制。

第三，以现代科学提供的方法进行研究，利用现代科学研究方法与技术手段总结规律，形成临证技术操作规范，明确进针之序、出针之法、手法之度。

针灸三通技术方案的操作目前仍然停留在经验阶段。贺普仁先生操作手法的娴熟、精妙与针效，不是初学者所能达到的。如何将贺普仁先生针灸手法，通过规范教学实证性文字描述，让后人理解掌握，是一个重要课题，这是传承千年针法的要道。

学习者须对微通毫针传统手法的纷繁复杂去伪存真，去杂存精；毫针刺激量、针刺深度与留针时间；针刺治疗不同的适宜间隔时长；温通火针、艾灸、火罐不同的适应证；强通刺血部位的选择，血量多寡参考等，做出界定。以大数据为根据，制定可复制的操作方案。

第四，探索穴道，认知穴性。

对于针灸学，贺普仁先生强调的是：穴道是根本，经络是基础，腧穴是基础的基础。对穴道的探索，对腧穴的穴性认知，是针灸学科的基本，也是针灸三通学术体系传承发展的永恒课题。

腧穴的穴性有别于中药的药性，其双向调节作用是中药不可比拟的优势。但今人对于穴性的认知，尚处在初级阶段，对于穴道，更是知之甚浅。

贺普仁先生认为：对"脉气所发""神气游行出入"的腧穴性质，要知其然，知其所以然。关于"为什么同一条经脉上的腧穴穴性有很大的不同？一个穴位的空间范围到底有多大？腧穴之间如何协调启效？"都需要进一步探索、阐明和致用。只有对穴性认识清楚，针灸临证用穴时才能更有把握，并在不断的认知中穴尽其用。

贺普仁先生强调：腧穴的穴性是在精准取穴基础上呈现的。其认为："宁失其穴、勿失其经"（《针灸大成·卷二》），强调的是分辨本经与交经病变，方可针之必速，本义非在"失穴"。精准取穴，穴位特异性才能显现。穴位之位，差之毫厘，临证疗效，失之千里。

从医七十余年，贺普仁先生从来没有停止过对穴道与穴性的深入探察，逐穴摘抄《灵枢》《备急千金要方》《针灸大成》中的相关记载，在临证中注重记录各穴的实际应用体会，总结针方规律的同时，对单穴治病做"一针一得"的梳理。穴性相关的所有问题，其都下功夫研究，并把穴位诊病用于临证。

第五，传承发展千年针法进行针灸无痛化微痛化手法研究。

随着生活水平的提高，人们对治病环境和治疗手段的要求越来越高，耐痛性比古人差许多。针灸是一种有创痛的疗法，一般初次接触针灸的人都对之心存恐惧。因此，针灸的创痛是其发展的一个严重障碍，针灸无痛化或微痛化手法研究显得重要。微通毫针刺法，需要练好快速透皮进针手法，无痛、微痛即可达标，微痛程度完全可以被患者接受。研究艾灸温通化脓灸的最佳替代方法；运用现代科技发展成果，温通火针与强通刺血通过针具改良减痛研究。

第六，深解经典、正解针灸，正立中国针灸学。

要用古人的思维方式读古籍，不以今人之观念误解经典。真正看懂古人是怎样识病、治病的，是重温经典，格物致知的重要原则。《黄帝内经》之后，药物治疗逐渐占据了统治地位，形成了丰富的理论和治疗方法，因此今人易用中药治病的理论和方法来比拟针灸疗法，模糊了两者的区别，使得针灸学的理论和治疗体系迟迟不能发育、壮大、完善。今人的任务，是要深解经典、正识针灸，正立中国针灸学。

三、遵循传统法度　确立临证准则

临证以正识、正治为准则。做到辨证正——明气滞之因与病经；辨病正——明气滞病位与预后；施治正——明取穴用法与用针；循程正——明察病程与传变。临证准则明确提出针灸临证的目标和要求：当下启动，气至病所，正入邪衰。

关于气至病所，需要界定"气至病所"这一概念。"气至病所"言出金元代医家窦汉卿的《针经指南》："捻针，使气下行到病所。"贺普仁先生界定的"气至病所"，不同于窦汉卿的原义，更不同于一般对"得气"的理解。其认为，"气至病所"指的针灸临证的达标问题，达到这一目标涉及"气至""得气""守机"三个关键要素，是施针即效、针刺得气、察机、守机的复合效应，言说似乎复杂，但检验"气至病所"的标准却非常简单、直观，这就是正入邪衰，治愈疾病。关于"气至病所""气至""得气""守机"三者辨证关系，后有专门论述。

临证准则，切诊为要。贺普仁先生特别注重把脉之功，认为这是针家的基本功。"切而知之者谓之巧"，这个巧，不仅是熟而能生的，而更是认识和实践不断结合、升华而产生的。脉象不会骗人，可以说脉象是诊断与治疗效果的"客观指标"，通过切诊，首先根据脉象的浮沉、迟速、强弱来进行表里、寒热、虚实等八纲辨证，然后根据其他脉象来判断病位、推断病理因素，再结合其他四诊，这样就对患者的病情有一个正确的断定，针灸治疗效果的最直接显现，即时就可通过把脉察知。为了纠正针灸从业人员普遍忽视脉诊的现象，贺普仁先生在 2002 年，特地用毛笔手写了一本《切诊》，复印分发弟子传人。

临证准则明确要求针家医德、医术、医功、医礼、医貌五位并重。把《黄帝内经素问·汤液醪醴论篇》提出"病为本，工为标"之理念，融入良好医患模式建设中。"病为本"指疾病本身以与病家自身为治疗的主要方面，为本；"工为标"指医生及所采用的治疗措施为治疗的次要方面，为标。五位并重中医礼、医貌之要求，既是根据所有医家的共性而提出，更是针对针灸医家的个性而设定。针家直接接触病家身体，强调医礼、医貌的含义有二：前者是定位问题，对于针家而言，病家既是工作对象，也是工作伙伴，以礼相待是理；后者是治疗效果问题，针家的精神风貌直接影响着针灸治疗效果。

贺普仁先生强调针灸技术法度，同时也身体力行上工良医必走的，不断从必然王国向自由王国迈进之路。知法守法，法无定法，人针合一，心手双畅，针家境界无极限。

综上所述，得于发展的原因在于，贺普仁先生在不懈的探索中，终于悟道，深解了针灸学的根本，即针法与穴道是针灸医学几千年传承的两个轮子。从此，贺普仁先生紧紧依托针法与穴道两个轮子，创建"针灸三通学术体系"，开创中国针灸医学传承之路。

第三节　学术特质

特质即属性，决定事物间的根本区别。针灸学特质，决定了针灸学之所以是针灸学。特质是文化精神的产物，针灸学特质孕育于中华文明，是中国文化精神在针灸学中的物化。认识针灸学特质，要区分针灸与针灸学的不同概念。前者为技术范畴，后者为涵盖前者的学术范畴，此处所论为后者。针灸三通学术体系的学术特质与针灸学学术特质同出一辙，共同呈现出与中华传统文化一脉相承，与中国哲学思想精髓融会贯通的学术特质。道用合一，是在中华传统文化沃土中孕育而成各个学科共同的学术特质。针灸三通学术体系以核心学说为纲，纲举目张。心中之道，手上之用，正如贺普仁先生所言：机要得于心，精微应于手。

贺普仁先生认为：学术特质蕴含在针灸的学理中，体现在针家的临证上。根源性与实践性是针灸三通学术体系学术特质的出发点。针灸三通学术体系孕育于中华文化沃土，植根于《黄帝内经》，受益于诸家经典。针灸三通学术体系在实践中产生，并在实践中应用、发展、完善。回归性与拓展性是针灸三通学术体系学术特质的归宿点，在回归中建立拓展的视角与支点，在拓展中让回归之路清晰可见。

第二章　核心学说　发微论示

第一节　逻辑关系

理解针灸三通学术体系内在逻辑联系，须从核心学说入手。"病多气滞，法用三通，治神在实，以血行气"的核心学说为递进式，四者之间有着内在的逻辑性与外在的关联性，上下催生，层层阐发——从创建"病多气滞"针灸学科的病机学说，到产生从九针到三针三法的承传范示、把针灸"治神"之道落实到临证之用、明确"以血行气"之临证纲宗，一条内脉在永动。

贺普仁先生临证时，通过对疾病方方面面的反复思考和探讨中，形成了对针灸学科的病机制论的认识。其中，对其影响最大的是东汉医家张仲景的辨证思想。在张仲景实证精神——以实证为据、总结规律的影响下，贺普仁先生不断感悟针灸治疗的属性与规律。"针灸三通法"学说形成时，基于对"气滞"这一病机和病理状态的深入认知，贺普仁先生悟到，在中医学中"气滞"与针灸学科有着独有的直接相关性，深入认识"气滞"、把握"气滞"，是由针灸治疗通调机制的特性决定的。针灸通调机制的内在同一性，决定了针灸疗法的集中针对性。这就是集中针对在"气滞"上。在针对"气滞"为核心环节的疾病治疗中，在毫针、锋针、火针、艾灸各有其用的体会中，"病多气滞，法用三通"的核心学说形成了，并得到广泛传播。但贺普仁先生没有停止研究与探索，对于"气滞"不同阶段的疾病性质，不同性质的病理后果，微通、温通、强通三法各自属性的认识与界定，对血气关系的深入认识，对针灸临证纲宗的思考等，都让贺普仁先生对"针灸三通法"的纲领"病多气滞、法用三通"作着深入的补善。在针灸三通学术体系形成的同时，确立了"病多气滞，法用三通，治神在实，以血行气"的核心学说。

针灸三通学术体系核心学说各具要旨：

病多气滞——要旨在"气"。"病多气滞"明确阐发针灸学科的病机学说，这是针灸三通学术体系的起点。这一病机学说不同于中医内科的病机学说，其是贺普仁先生对人体与疾病、疾病与针灸相关规律的认识结晶。需要明确的是，这里"气"具有特指之义，特指人体的不和之气——邪气，而非中医学中"气"概念。明代医家张介宾在《类经疾病类情志九气》中说："气之在人，和则为正气，不和则为邪气，凡表里虚实，逆顺缓急，无不因气而至，故百病生于气"。临证准则中的辨证正——明气滞之因与病经，辨病正——明气滞病位与预后中的"滞"，正合于"病多气滞"的"邪气之滞"。辨滞，辨的就是邪气之滞的发生机制与路线，这是此病机学说的要义之所在。气滞则病，针治有法，这就是"法用三通"。

法用三通——要旨在"法"。"法用三通"明确表明从九针到三针、三法的承传范式，这是针灸三通学术体系的落点。法用三通，表明的不仅是从九针到三针、三法的承传范式，更是对几千年来的针灸医学的规律、方法、规则、手法的高度提炼和简明概括。法用和合，明证知病，以通为矢，以调为的，以和为纲，以平为宗。"法用三通"，催化内外纲宗：内遵"治神在实"求和，外循"以血行气"达平。

治神在实——要旨在"治"。"治神在实"把针灸"治神"之道，落实到临证之治，这是针灸三通学术体系的支点。长期以来，对于"治神"之道的理解有很多歧义，这些歧义不仅带来认知上的混乱，更带来临证中的缺失。贺普仁先生多年研究"治神"问题，最终对《黄帝内经》中"治神"的元点含义做出厘清与界定，对"治神"创建了从道到用的相对科学之路线。"治神"之道，贵在之用，"治神在实"之用，以"以血行气"为纲要。

以血行气——要旨在"行"。血气相濡以沫，纵横经络。当代医家刘渡舟在《伤寒论通俗讲话》中云："前人在研究《伤寒论》六经时指出'经者径也'，据经则知邪的来去之路。'经者界也'，据经则知病有范围。"以血为能源动力，载气破滞，扶正祛邪，通调达平。这是针灸三通学术体系的要点。"以血行气"，以决血出邪行气和养血扶正行气的相辅相成，复还人体气机升降出入之常态。

第二节　病多气滞

贺普仁先生关注现代科技发展，从现代机制学中受到很大启发，不断引发其对于发病机制与针灸治病机制的思考。"病多气滞"，从病机的角度阐明了疾病发病机制到针灸治疗机制的正相关。明确了针灸临证"辨证"辨的是"滞"发机制，包括病因、病位、病程。只有了解"滞"发机制，才能知道祛病路径；知道病位所在，才能"气至病所"；知道病程当下所处阶段，才能循程而治。这是确立病机学说的根本意义所在。

"病多气滞"不仅是贺普仁先生对病理机制的归结与描述，还是对针灸治疗本质规律的感悟与论示。贺普仁先生认为，尽管致病因素有七情、六淫、疫疠、饮食不节、劳累过度、跌打损伤等多种，其病理变化又有表里上下、寒热虚实、气血阴阳失调、气机运行失常，以及脏腑经络自身功能受阻的种种表现，而这些病理变化，都必然影响到脏腑经络之气的运行。针灸疗法，是由于针刺和艾灸刺激于穴位，通过经络而发挥治疗作用，因此认识针灸与治疗的关系，要抓住经络这条主线。经络在人体运行气血，联络脏腑，贯通上下，沟通内外表里，无处不到，无处不有。同时，手足表里之经又按照一定的次序交接，使血气流注往复，循环不已。尽管临证病变万千，病因各有不同，病位有五脏六腑、皮肉筋骨、五官九窍之不同，然而共同的病理变化是相关的经脉、络脉，血气的运行不畅，乃至气滞血瘀，致使经络阻塞，气滞造成的经络不通、气血失和，最终导致的是阴阳失调，这是各种疾病发生发展不可逾越的病理过程。因此，气滞是绝大多数疾病发生发展的首发环节，气滞则病，气通则调，调则病愈。

这里需要说明两点：其一，中医学气的概念非常丰富，不仅有广义与狭义之分，更有正邪之分。例如：风、寒、暑、湿、燥、火，正常情况下为"六气"，异常情况下为"六淫"。"病多气滞"之气的特指是邪气，张介宾在《类经疾病类情志九气》中说："气之在人，和则为正气，不和则为邪气，凡表里虚实，逆顺缓急，无不因气而至，故百病皆生于气"。其二，"病多气滞"中的"滞"的概念包含两重含义：一是指邪气客体形成经络气滞，致使气机失常的病理状态；二是指邪气滞血为瘀，致阻成病。各种致病因素只有在造成气机失调，气滞血瘀的情况下才会发生疾病。

《难经·八难》曰："气者，人之根本也"，《素问·举痛论》提出："百病生于气也。怒则气上，喜则气缓，悲则气消，恐则气下，寒则气收，炅则气泄，惊则气乱，劳则气耗，思则气结，九气不同，何病之生"。尽管九气之说多在七情范畴，对病因、病机复杂多样性的阐述显得不够完全，但可明确的是，气是致病之原因，而六淫成疾，更是遵循首伤卫气，从表入里之规律。如前所示，贺普仁先生从针灸治疗通调机制的特性出发，形成对气滞——针灸治疗集中针对性的独特认知。张介宾《景岳全书·诸气》中云："凡病之为虚为实，为寒为热，至其病变，莫可名状，欲求其本，则只一气字足以尽之"。以"病多气滞"的病理学说为据，贺普仁先生将针灸医学治疗规律、法则与针具针法、灸具灸法、罐法融会贯通，为法用三通。

第三节　法用三通

"法用三通"是对传统针灸疗法的至简归纳，把针灸的根本奥义融通于三法之中。如前所示，法用三通的精髓与针灸根本奥义同一，即通经络，调血气，和阴阳，复人体气机升降出入之常。

知调阴阳为用针之要。《灵枢·根结》云："用针之要，在于知调阴与阳，调阳与阴精气乃光，合形与气，使神内藏"。唐宗海在《血证论》云："人之一身，不外阴阳。阴阳两字即水火，水火两字即气血，所谓阴阳失调，其实质就是气血失调。"针灸之法即通经脉，调血气之法。贺普仁先生认为：中医气的概念，是指人体一切脏腑组织器官的机能作用。如果人体脏腑组织发生气机不调，就会出现疾病。"法用三通"就是采用各种针灸方法，通过刺治灸疗罐排，化滞破阻，通经络，调血气，知调阴阳。针灸知调的实质是，脏腑经络的机能与气机的升降出入。

因邪气滞血为瘀在腠理、在肉、在血分、在脏腑、在髓的不同，体征、病证便呈以多样化显现。面对疾病的虚实寒热、标本夹杂及千变万化，贺普仁先生将其应对手段概括为微通、温通、强通之法，曰：法用三通。法用三通，涵盖九针通之大术，三足鼎立，化用九针调之大法，病变法变，法为效用，据因循位，分调合施。

需要明确的是：三通之法中的三种针具针法，虽然毫针是针灸临证最常用的一种针法，但它不能代表针具针法的全部。从对中国针灸生成史的回顾，到对针灸医学发展的展望，都会让人认同"九针各有其用"的观点，所有的替代都是科技进步的彰显，所有不该被埋没的技法，也总会有重生的一天。重拾九针应有的价值，是对先贤的最大尊敬，是中国针灸最为重要的承传。应对不同的病症、病程，应施用不同的针具针法。治愈疾病靠的不仅是针方穴效的合力，同时靠的也是不同针具针法之合力。因此，在本书中，贺普仁先生提出的"针方无主配"之理念也适用于"针法无主次"。

"法用三通"临证之用的最大智慧，在于精妙的分调合施。分调合施包括三通各法，以及针、灸、药法的和合而施。微通、温通、强通的各据属性、各担其任的通经调和，融合了针灸治疗的根本属性。三通各法在分调中分具不同的属性：微通法的属性是微调为主；温通法的属性是温调为主；强通法的属性是强调为主。

根据属性，微通法通过循经微调，调血行气，调和脏腑阴阳。微通之法通调理气为要，通过调理血气阴阳虚实之气，调理脏腑功能盛衰之气，理顺逆气，以现平人之脉，康复之身。循经微调，以血行气、理气、调气、和气中呈现的功效，必然直接相关的体验来自气针法，即毫针治疗。因此，微通之妙与气针之称不仅代表了毫针的根本属性，更是标定了毫针继锋针、燔针后问世的命定使命——循经调气，微妙之极，微中见巨。微妙之极是指毫针操作手法中蕴含的超高技术含量，宽广的适应证中显现的神奇治效；微中见巨，微字与小字同义，但在针灸治疗中，此微具有四两拨千斤之力，可治极于一，在一穴一针中，治愈百病。温通法通过温热之调，扶正补虚，祛病强身。火之属性为阳，火针、艾灸温经热调，以阳助阳。特别是火针入体，体内经络、血气、津液、病体组织全部产生应激变化，人体经脉中的元阳之气在激活中得到正扶。艾灸补虚，补气化滞，20 世纪 80 年代，已有相关专家临床观察到艾灸能有效地激发循经感传，研究结果证明：灸疗中经气感传率为 70% 以上，远远高于针刺中的经气感传率。强通法通过开决强调，逐瘀出邪，激络破阻，疏经促通。例如：中风患者发病即头部放血，有急救之效；咽喉疼痛者，少商放血，多可痛消即愈。

临证分调合施法则有二：其一，遵循"以血行气"的临证纲宗，气至病所，调和阴阳，治愈疾病；其二，据因循位，据症依程，择法用针，妙取和力。贺普仁先生认为，"气至病所"指的针灸临证的达标问题，涉及"气至""得气""守机"三个关键要素，是施针即效、针刺得气、察机守机的复合效应，言说似乎复杂，但检验"气至病所"的标准却非常简单、直观，这就是治愈疾病。界定"气至病所"，须对其中涉及的"气至""得气""守机"问题做出明确的论示。这三个问题在《黄帝内经》中多有相关论述，后世医家在此基础上通过对临床实践经验的总结，又有各自的感悟与认知。贺普仁先生根据自己的实践体察，对此提出理解上的要点，遵循"大道至简"之则，对三者的概念、属性、辨证关系与临证要则做出如下论示。

"气至"，理解上的要点在"至"。至的本义是到来，《灵枢·九针十二原》曰："为刺之要，气至而有效"，古汉语多用使动用法，这里用的句法正是使动用法，是使之启脉气来之义，因此"气至"的本来含义是指针效问题，体现在两个方面：一在脉气之变，二在病气之衰。

关于脉气之变：这里的脉与脉气，并非中医今用的寸、关、尺三部九候切诊之脉的脉与脉气（独取寸口并将寸口脉分为"三关"的诊脉方法首见于《难经》，这种方法确立了以手腕寸、关、尺为三部，再分别将每部之浮、中、沉分为九候，虽然只对寸口脉进行诊察，但在经络学说指导下，与十二正经密切相关，沿用至今），而是指《黄帝内经》中记载的"三部九候"全身遍诊诊脉方法中的脉与脉气，诊脉部位不止一处。此"三部九候"见于《素问·三部九候论》记载的"天地之至数，始于一，终于九焉。一者天，二者地，三者人，因而三之，三三者九，以应九野，九野为九脏，故人有三部，部有三候，以记死生，以处百病，以调虚实，而除邪疾"。《黄帝内经》的"三部九候"，是对九个部位的血脉进行诊察，分为上、中、下三部。三部之中，各有天、地、人，都是代表诊候部位，合起来则为九候，统称"三部九候"。此"三部九候"以天、地、人划分，按各候足少阳经、手阳明经、手少阳经、手太阴经、手阳明经、手少阴经、足厥阴经、女子胞、足少阴经、足太阴经、胃气之序，其诊脉部位依上序为在额两旁；在鼻两旁、近于巨髎穴；在耳前陷者中；寸口毛际外羊矢下一寸半陷中、五里之分；在鱼腹上趋筋间、直五里下箕门之分；合谷；神门；大衡；太溪；冲阳。"气至"体现的脉气之变，是指以这九个部位为点位，对经脉与胃气之变进行候察，以察知病气盛衰。直至今天，在"糖尿病"等相关诊断中，有些医家还在沿用太溪、冲阳诊脉法以察病程、病情。

关于病气之衰，《灵枢·九针十二原》曰："效之信，若风之吹云"。病气之衰直接体现在病气衰败、速效、显效治愈疾病。

综上所述一言以蔽之，"气至"就是：通过针刺，实现启脉、通经、气行、脉变、病衰的过程。

"得气"，理解上的要点在"得"，即经通气调以得。"得气"按照现代通行的解释是：在针刺穴位后，经过手法操作或较长时间的留针，使患者出现酸、麻、胀、重等感觉；行针者则觉得针下沉紧；称为得气。这种针感产生的程度及其持续时间的长短，往往和疗效有密切的关系。特别是与镇痛效果的好坏有关。

贺普仁先生和不少"三通学派"的临床家们，通过各自的实践，打破了以上对"得气"约定俗成的界定与说法。他们对"得气"的理解与认知是：入针即可"得气"，并非难求之技，而在临证中"得气"的最高境界有两点。一，针入气得，手离针后，针体随气自下行进，直至针柄之处；二，进针之后，无须人力再施手法，"得气"之象、之感即能保持或与时俱增，有时直至出针之后数小时乃至数天不等。

综上所述一言以蔽之，"得气"的最高境界就是：入针即"得气"；"得气"即气调。

"守机"，理解上的要点在"守"。"守机"一语出自《灵枢·九针十二原》："小针之要，易陈而难入。粗守形，上守神。神乎神，客在门。""刺之微，在速迟。粗守关，上守机，机之动，不离其空。空中之机，清静而微，其来不可逢，其往不可追。知机之道者，不可挂以发；不知机道，叩之不发。知其往来，要与之期。粗之暗乎，妙哉！工独有之。""迎之随之，以意和之，针道毕矣"。"守机"中的"守"之根本在察，"守机"即是针灸临证中察守之道，察的是神机，守的是气机。"守机"与"治神"密不可分，针灸的神机妙用在这二者之中多有体现。关于"神机"，"灵枢"一词本身的含义就有"神机"之意。对于"守机"，由于《黄帝内经》阐述的是可意会、难言谈的内容，因此描述上的深奥必然带来理解上的不易，但是实践可以为验证、理解、实施真理打开真正的大门。

贺普仁先生通过临床实践，对"守机"在针刺临证时的理解是，"守机"察、守的就是经络感传的气机，"守机"与"气至"同步实现，"守机"在迎随补泻时，需心手同察，察中得守，"守机"在"治神"中得到体现与检验。

综上所述一言以蔽之，"守机"就是："气至"时，机已守；迎随时，察中守。

贺普仁先生根据相关理论，特别是以自己长期的体验，认为"气至""得气""守机"三者的辨证关系是：三者相互作用，依次为因果关系。气至为得气之因，得气强化气至之果，守机得机是气至、得气在气机之变上的显现，三者和合而得，方达针灸治疗的既定目标——气至病所。

贺普仁先生对三者在临证中的体会是：第一，"气至"可遇可求，可遇者（得针神者），针针气至，气至则效；可求者，时有时无，效微、效慢。反害者，不在其列。《素问·长刺节论篇》曰："皮者道也"，指的是皮肉为入针之道，"气至"入道即有。贺普仁先生强调：真正的"气至"是通过病位与穴位的高度相合性实现的。若要"气至"效达，通经启脉，取决于选穴、入针与病位病气、四时阴阳之气、经络气血之气的高度相合性上。第二，"得气"为进针即得、留针候得，运针可得的针刺治疗重要指标，这也是疾病治愈的基本前提，因此应该是针灸施治，每刺必达的基本目标。第三，"守机"是神察观机、可意会难言说的一种征象。"察机"为了"守机"，"守机"为了"用机"。"察机""守机""用机"是有形寓在无形中的临证之境界，是神志相合的上工用针能力之彰显。正如《灵枢·终始》所言："必一其神，令志在针"。《素问·宝命全形论篇》曰："今末世之刺也，虚者实之，满者泄之，此皆众工所共知也。若夫法天则地，随应而动，和之者若响，随之者若影，道无鬼神，独来独往"。贺普仁先生强调在临证中，对于"守机"在达不到上工的境界、不具备上工的能力时，也须做到基本三守：一守病机，二守针刺过程中循经感传的"得气"之机，三守穴位、手法与病位、病程的对位之机。

需要明确的是，"气至""得气""守机"三者在临证中的侧重点各有不同："气至"重在用穴，"得气"重在手法，"守机"重在微察。针家在临证中三者皆有者，为得取针神之人，如《百症赋》所云："随手见功，应针取效"。对于得取针神的体会感悟，各有意会。例如：《素问·长刺节论》曰："刺家不诊，听病者言"，而《灵枢·九针十二原》又曰："凡将用针，必先诊脉，视气之剧易，乃可以治"。因此针家的诊与不诊，不在形式而在人，凡针必有诊，诊寓在针中。正如张介宾的解注："善刺者，不必待诊，但听病者之言，则发无不中，此以得针之神者为言，非谓刺家概不必诊也。今后世之士，针既不精，又不能诊，则虚实补泻，焉能无误。"

"气至""得气""守机"三者与"针灸三通法"临证的关系是：三者皆与三法相关，操作得当皆能三有。但是，三法侧重各有不同，按目前临床经验的类分是：微通三者并重，温通、强通"气至"为要。其中重要的前提条件是，针家须修炼医功（后有专篇论示）。

分调合施，针刺手法，简精为上。此与明代医家汪机在《针灸问对》中，对诸多针刺补泻手法持否定态度，认为这是故意夸张其法的理念如出一辙。贺普仁先生强调针刺手法的最高境界——得心应手，即学理入脑，法由心生，得心应手，手施其法。三法融会，贯通而用，灸药大助，和合施治。选穴精良，取穴精准，手法精正，贵在精诚。

第四节　治神在实

"治神"作为针灸之道的提出，首见于《黄帝内经》。《素问·宝命全形论》曰："凡刺之真，必先治神"。《灵枢·九针十二原》曰："粗守形，上守神"。《灵枢·本神》曰："凡刺之法，先必本于神"。如前所示，对于这些论述，在理解上歧义很多。

贺普仁先生提出，理解"治神""守神""本于神"，须遵循《黄帝内经》的指导。他经过反复研习《黄帝内经》，通过多年在实践中感悟，根据《灵枢·小针解》记载的"神者正气也"，对"治神""守神"提出了至简释义：治神，治的是正气之神；守神，守的脉象之神。刺治，必本于以上。

"治神"，重在"治神在实"。《黄帝内经》中，作为代表自然变化规律、生命活动现象、人之精神情志的"神"，有着广义与狭义之分，广泛用于多方面的论述中。与针灸相关的"治神"指的是，在"以血行气"中，选法用针，调节血气，扶正祛邪。通过经脉、腧穴的通调、调动，让正气之象显现在脉部。其明确指出，《黄帝内经》中"治神""守神"指的是遍诊诊脉方法中的脉气之神。《素问·八正神明论》曰："观其冥冥者，言形气荣卫之不形于外，而工独知之""上工救其萌芽，必先见三部九候之气""知其所在者，知诊三部九候之病脉处而治之，故曰守其门户焉，莫知其情，而见邪形也"。

"治神"要旨，在治不在神。此"治"用的是古汉语中"治"字的引申义——"治理"之义。

"治神"是针灸之道，"治神在实"是把"治神"之道，落实到临证之用的理法。"治神在实"的提出，非是停留在理论层面上的论示，而是道用合一，明确了"治神在实"临证纲要与实施细则。在针灸临证中，"治神"包括自治与治他，二者均要求把"治神"之道落实在实质之治上。自治，是指医家的自守，强调的是针家临证时，守住自己的五脏之神，以《素问·宝命全形论》之曰："凡刺之真，必先治神，五脏已定，九候已备，后乃存针"作为针家自治的标准。

"治神在实"强调自守，但不忽略治疗时针家与病家、病症与标本之间的精神相会和相守。但这只是针灸临证治疗的重要方面，而不是绝对方面。治疗的绝对面是针刺作用的感传，经络血气实质的调和与改变。

治他，在临证中包括察与调两个方面：

第一，关于察——重在察神。神之变化，本于象上，察在脉象。这个脉象指的是今天沿用的气口脉之象。对于《灵枢·九针十二原》"粗守形，上守神"理解的要点是：形与神是对立统一关系。形依神而蓬勃，神依形而显象。形神统一观，体现了《黄帝内经》的生命观。"上守神"强调的是脉神之守，守在脉象之察上。脉象是"治神"、神变之风向标。任何病症的治效，都可以在脉象上显现，这是"凡治必先治神"的根本。

对于"治神在实"临证之察，贺普仁先生提出的新理念是：切诊应分针前与针后，对比性的诊断记录，针后脉象应是下一次治疗方案制定的重要依据。这一新理念必将带来针灸临证的革命性改变。其同时强调：临证四诊望为首，望诊中以望神为首中之首，望神所指的"神"，是人之血气阴阳的外显之象。

第二，关于调——调之根本在于阴阳气血之调。"脉贵有神"是元明医家滑伯仁在《诊家枢要》中提出的重要论断。脉者，血气之先也。血气盛则脉盛而有神，血气衰则脉衰而神没。

贺普仁先生认为，脉象之神，是人体的阴阳气血之神。脉象之变，是人体实质调治的显性标志。人体阴阳合于血气之中，血气是阴阳的载体，气血失调，则阴阳失调，气血和合，则阴阳和合。"治神在实"临证，重在调治血气。《素问·八正神明论篇》曰："血气者，人之神"。《素问·调经论》曰："血气不和，百病乃变化而生"。《素问·至真要大论》曰："疏其血气，令其调达而致和平"。《灵枢·营卫生会》曰："营卫者，精气也，血者，神气也"。张志聪注云："营卫者，水谷之精气也。血者，中焦之精汁奉心神而化赤，神气之所化也。"神存于血而隐，但也依于血而显。血是神气的载体，神气是血的外显。针刺决血、调血、生血、养血，"以血行气"。中医理论认为血为气之母，其实血不仅为气之母，还是脏腑、经络生存运行之母，也是人之精、气、神的内在之基，可以说血为人身之母。概括而言，"治神在实"就是把"治神"落实在阴阳血气的实质之治上，即治理。治的是经络血气之滞瘀；理的是血气阴阳之正气。"气为血之帅，血为气之母"，二者在有形与无形的转化运动中，相依相助，荣损同一，阴阳血气，得和共生，失和共损。

"治神在实"提出的重要意义还在于，表明针灸治疗是在完整理论体系指导下对人体实质的根本治疗，是对人体的物质基础——阴阳、血气、脏腑、经络的实质调治，体现了腧穴与疾病相关联的实质作用，是对误解歪曲针灸治疗的科学性，纠正了认为针灸治疗效果靠的是精神转移或心理作用等误解、歪曲针灸科学性的观点。《黄帝内经》问世的一个重要成就是，医巫不分的时代宣告结束，从此中国医学沿着东方哲学观走上了新的发展之路。

综上所述，"治神在实"临证，应以"以血行气"为纲要。

第五节 以血行气

"以血行气"，作为针灸三通学术体系的核心学说，是三通临证之纲要。需要强调的是，针灸三通学术体系问世以来，业界、学界的视线多集中在"病多气滞"的病机学说和"微通""温通""强通"三针三法上，而对于重要的"以血行气"学说有所忽略。但是，这一学说正是贺普仁先生从针灸千年行进车辙的印迹里依托针法与穴道的两个轮子，挖掘到的针灸精髓。其从阴阳五行之源，到脏腑气机之本，解悟出通经络、调血气、和阴阳、复阴阳气机升降出入运行之常的针灸奥义，并通过"以血行气"学术将此针灸奥义用于临证的理论依据与技术方案。

"以血行气"之气的特指正气、血气相互作用的功能。"以血行气"学说，首见于其弟子张晓霞，1989年在《北京中医》第4期，发表的《从贺普仁的"以血行气络血学说"理论看血与气的关系》一文。"以血行气"秉承的是"阴阳者，天地之道也，万物之纲纪，变化之父母，生杀之本始，神明之府也。"治病必求于本"的针灸大道。

由于受"气一元论"长期影响，历代医家在论述气血二者的关系时偏重于对"气"的功能论述，有"气能生血""气行则血行"和"气能摄血"等学说。认为在二者关系中，气的功能占主导地位，而血的功能则为从属的关系。当代针灸学家李鼎在《针灸学释难》中云：近代中医用语常说"气血"，在古代著作中却多讲"血气"。如《素问·调经论》载："五藏之道，皆出于经隧，以行血气。血气不和，百病乃变化而生"。近人习惯于说"气血"，有将原先所称的"血气"解释为"营气"，或把它与"宗气""原气"等并列起来作为"气"的类别，那是不合原意的。当代针灸学家黄龙祥在《中国古典针灸学大纲》中云："公理7人之所有者，血与气耳。此条公里可视为古典针灸学的元命题。所谓阴阳在天为日月，在人为血气"。"血气"为古典针灸学的元范畴。黄龙祥围绕"血气"，提出了"色脉""经络""营卫""形神""虚实"和"补泻"等范畴。这些范畴皆由"血气"层层展开，构建了一个以"血气"为核心的针灸学理论体系。

贺普仁先生提出的"络血学说"认为：血气与经络既为人体正常的生理基础功能，也是疾病产生的重要病机转化所在。凡各种疾病皆由经络不畅、阴阳功能失衡所致。经络不畅则为经络之中气血运行不畅。血乃有形之物，气必须以血为基础，气属阳本主动，但必须依赖血以济，方可表现出它的机能活动。因此血就成为气血中的主帅。而"气为血之帅""血为气之母"是指二者相互为用，除了强调前者的功能，又切不可忽视后者的作用。气之所以能行血，是由于血能载气，气的活力虽很强，但易于逸脱，所以气必须依附于血而存于体内。当气附存于血中时，血可载气并不断为气的功能活动提供水谷精微，使其不断得到营养补充，故血盛则气旺，气旺又能生血、行血、摄血。血虚则气衰，血脱气亦脱，即血病气亦病。故临床有血瘀引起的气机不畅和失血过多时出现的气随血脱等现象。明代医家李梴在《医学入门》中云："人知百病生于气，而不知血为百病之胎也"。《素问·调经论篇》曰："血气不和，百病乃变化而生"。唐代医家孙思邈在《千金方》中云："诸病皆因血气壅滞，不得宣通"。贺普仁先生确认：针灸治疗的根本是"以血行气"，通经调和，人体气机复升降出入之常。

"以血行气"以《素问·至真要大论》揭示针灸治病大则，即"谨察阴阳所在而调之，以平为期"，并以《灵枢·根结》之曰"用针之要，在于知调阴与阳"为理论依据。以《灵枢·终始》之曰："阴阳不相移，虚实不相倾，取之其经。"为阴阳调和之本。

"以血行气"学说形成与发展经历了两个阶段。

第一阶段：以"络血学说"为据，阐明了"决血出邪行气"属强通之法范畴。决血出邪旨在，强迫滞停脉中与脉外之瘀出体，包括经内、脏腑之瘀与离经之血，以通经调和，邪祛正存。

第二阶段：以"营卫学说"与"六经辨证"为据，阐明了"养血扶正行气"属微通、温通、强通分调合施范畴。脾为生血之本，胃为化气之源，冲脉在纳水谷，化血气，滋养表里，化生营卫中，与胃各司其职，同有"五脏六腑之海"之称。养血扶正行气就是，以脾胃"中气"为枢轴，"五脏六腑之海"为动力，利用脾主四时与寄旺四季规律，遵循血气升降规律，择法用针，运转中枢，调和阴阳，复气机升降出入之常。在脏腑功能中，血的运行，以"脾主升、胃主降"；气的运行，以"肝主升、肺主降"。养血扶正行气，遵循血气升降规律，重在据证选穴，助升助降。

"以血行气"临证，即是以营行卫。《灵枢·营卫生会》曰："黄帝曰，夫血之与气，异名同类。何谓也？岐伯答曰，营卫者，精气也，血者，神气也，故血之与气，异名同类焉"《难经》三十二难曰："心者血，肺者气，血为荣，气为卫"。《素问·调经论》曰："病形以成，刺之奈何？岐伯曰，刺此者，取之经遂，取血于营，取气于卫，用形哉，因四时多少高下"。经络是营卫运行之通路，亦是

"以血行气"之路径。决血、养血，血载气行，气行血生，水谷化养，津液输布。《素问·痹论》曰："荣者，水谷之精气也，和调于五脏，洒陈于六腑，乃能入于脉也，故循脉上下，贯五脏，络六腑也。卫者，水谷之悍气也，其气剽悍滑利，不能入于脉也，故循皮肤之中，分肉之间，熏于膏膜，散于胸腹，逆其气则病，从其气则愈"。

"以血行气"临证：以脉诊分辨阴阳、寒热、表里、虚实之性与六经之证；决血出邪行气，养血扶正行气并举，微通、温通、强通三法分调合施为治；用穴以简精为上与用穴广泛相统一为准则。简精为上：针方要以各穴协同起效为宗旨，包括穴位、刺法两个方面。以取穴简而精为原则，实现病与穴的高度相合性。用穴广泛：深入穴道之内，探究经络、经脉的人体质点——361个周身大穴之外，经外奇穴、特定穴都须据病循程，唯治所用。例如：郄穴，决血出邪行气，多用阳经郄穴；养血扶正行气，多用阴经郄穴。

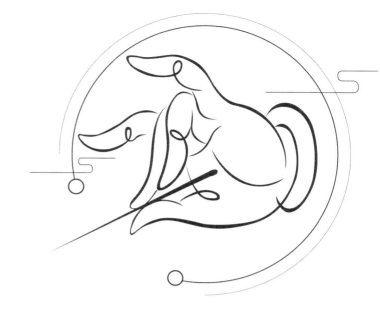

法示篇

篇前小叙

　　针灸三通学术体系以贺普仁先生针灸学术体系核心学说为纲领，并在多年理论探讨和临床实践相结合的基础上逐渐成形，是贺普仁先生承古正用的结晶。贺普仁先生对应针灸临证之用，集传统九针精华，通过对毫针、锋针、火针、灸法、拔罐等疗法的挖掘、整理、应用、拓展，使针灸三通法为针灸临证注入生机，从病种到疗效，为针灸医学的承传开拓出可持续发展的空间。本篇将分别从微通法、温通法、强通法、刺法、用穴、组方、临证各个层面，进行法理论示，以明确针灸三通学术体系创建依托的两个轮子——针法与穴道的实质与内容。深入正确地认知针灸三通理法，是针灸三通临证的前提，特别是其中的临证法度，不同于一般的定义与要求，有其特定的内涵和要义。

第三章　微通之法　发微论示

第一节　微通法释义

微通法是指以毫针针刺为主的一种针法。将临床最常用、最基本的毫针刺法命之曰微通法，是有其深刻含义的。

其一，从微通法所选用的针具来看，早在《内经》中就有"微针"之称，《灵枢·九针十二原》记有"……欲以微针通其经脉，调其血气……"的文字，后世《标幽赋》也指出："观夫九针之法，毫针最微。""微"在此有细、小之意，针尖如"蚊虻喙"，针身细巧的毫针，可以针刺全身各部的穴位，应用最为广泛。

其二，"微"字的深刻内涵还在于毫针刺法的微妙。《灵枢·小针解》记载："刺之微在数迟者，徐疾之意也。""粗之暗者，冥冥不知气之微密也。妙哉！工独有之者，尽知针意也。"应用毫针，从持针法、进针法、进针后的行针导气法，补泻法的实施，直到留针、出针，针刺全过程中的各个环节，都有很高的技术要求，有诸多微妙的方法。

其三，有微调之意。用毫针微通经气，好比小河之水，涓涓细流，故曰"微通"。正如《灵枢·刺节真邪论》所说"用针之类，在于调气"，《灵枢·终始第九》所说："凡刺之道，气调而止。"此微调之意蕴含在轻巧的手法之中，手法轻而巧妙地给予患者良性刺激，是微通法取得理想疗效的关键。

其四，选穴组方精微。贺普仁先生在临床应用上，依据针灸经典文献，参考各家学派的学术思想，结合自己的临床体验，扩大腧穴的主治范围，活用经穴，发挥透穴，妙用奇穴。其针灸处方不仅是腧穴功能的集合，而且是其升华和产生针对病情的综合效应。一个有效的针灸处方，穴位之间和穴法之间有精微的配合之处。

其五，穴法、手法并重。杨继洲的《针灸大成》对贺普仁先生影响深刻。杨继洲倡导穴法、手法并重，在《针灸大成》卷九"治症总要"谓："中风不省人事，人中、中冲、合谷……已上穴法不效，奈何？答曰：针力不到，补泻不明，气血错乱，或去针速，故不效也。"说明不能单纯注重穴法，只有把选穴配穴和操作手法结合起来协同应用，才是取得最佳疗效的关键。贺普仁先生在针灸治疗输尿管结石的病例中，对核心腧穴中封、蠡沟治疗均采用龙虎交战手法。龙虎交战手法是通过左右反复交替捻转以镇痛，感应虽强烈但不伤正气，犹如欲跃而先退，针欲泄而先补也。其作用优于平补平泻，临床上镇痛效果颇佳，而无不良反应。若在疼痛发作时即行针刺治疗，不但可以立刻止痛，解除患者痛苦，而且还可以提高结石的排出率。

第二节　微通法的机制与临床作用

一、微通法的机制学说

微通法之"通"反映其机制特性。"通"主要意思是疏通；又通者，调也（《中华大字典》），有调和之意。《灵枢·九针十二原》云："欲以微针，通其经络，调其气血，营其顺逆，出入之会。"《黄帝内经》论述的通调理论是微通法的理论基础和机制。《素问·调经论》是《黄帝内经》中论述通调经脉重要性的理论专篇，其论点是："五脏之道，皆出于经遂，以行气血，血气不和，百病乃变化而生，是故守经髓焉。"通调经脉治疗疾病应根据经脉气血虚实而调整，只有通调经脉气血才能治疗五脏病变。该论点指出了经脉在生理病理及治疗上的重要性。

微通法的精髓蕴含于针刺操作理念，微通法高手操作要达到这样的境界，即"意法同时，入针即得"，气至"守机"。"意法同时"，即治则手法，瞬入一针一穴。"入针即得"，即随刺"得气"，候、运而得为其次。"气至守机"，即"气至"脉启，"守机"守气愈病。当然"意法同时，入针即得，气至守机"是毫针针刺手法的最高境界与要求，但这却也是微通法的微妙之所在。一些针灸三通学术体系的临床家们在临证中实践着这一要求，最重要是以速效的医案印证这一境界是可以达到和应该达到的。《灵枢·九针十二原》说："刺之要，气至而有效，效之信，若风之吹云明乎若见苍天。""粗守关者，守四肢而不知血气正邪之往来也；上守机者，知守气也。"又如《标幽赋》所说："气速至而速效，气迟至而不治。"

毫针又称之为"气针"。从古至今，历代针灸医家都把"治神""守机""得气"看作判断针灸医生医术高低的重要标准，而"意法同时，入针即得，气至守机"为达到这一标准提供了具体的操作理念与方法，这正是微通法的至微至妙的根本。

二、微通法的临床作用

微通法在临床应用上最具广泛性，大多数病症都可用毫针疗法治疗。通调经络、血气、脏腑、阴阳是其治疗作用总的概括。主要的治疗作用有以下几点：

1. 疏通经络

疏通经络的作用，就是使瘀阻不畅的经络通达而发挥其正常的生理作用，这是微通法最基本、最直接的治疗作用。

2. 调和阴阳

针刺通过调和血气以达到调和阴阳的作用，使机体从阴阳失衡的状态向平衡状态转化。疾病发生的机制是复杂的，但从总体上可归纳为阴阳失衡。微通法是通过经穴组合和针刺手法完成调和阴阳的作用。

3. 扶正祛邪

针刺扶正祛邪的作用就是扶助机体正气以祛除病邪。疾病的发生、发展及转归的过程，实质上就是正邪相争的过程。微通法微中见巨，四两拨千斤，就是在于其能发挥扶正祛邪的作用。

三、微通法的临证禁忌及注意事项

（一）禁忌

1. 饥饿、疲劳、精神高度紧张者，不宜行针刺。体质虚弱者，刺激不宜过强。怀孕 3 个月及月经期间慎用或禁用，对于孕妇针刺不可过猛，针感不宜过强。腰骶部、下腹部的穴位，以及合谷、三阴交、昆仑、至阴、肩井、劳宫、涌泉、行间、太冲、十宣等穴，不宜针刺。小儿囟门未合时，头顶部腧穴不宜针刺，不宜留针。常有自发性出血或损伤后出血不止的患者，不宜针刺。皮肤有感染、溃疡局部不宜针刺。重要脏器要防止刺伤。

2. 针刺眼区腧穴，要掌握一定的角度和深度，不宜大幅提插、捻转和长时间留针，以防刺伤眼球和导致局部出血。

3. 出血性疾病、慢性病末期患者，以及诊断不明的危笃患者慎用针刺。

（二）注意事项

1. 针刺时医生必须专心致志，审慎从事，随时观察患者表情和反应，询问其感觉，刺激量要适宜。

2. 背部第十一胸椎两侧、侧胸（腋中线）第八肋间、前胸第六肋间以上的腧穴，禁止直刺、深刺，以免损伤内脏。对患有肺气肿的患者更要小心谨慎，防止诱发气胸。

3. 对患胃溃疡、肠粘连、肠梗阻、尿潴留的患者，针刺上、下腹部时，应注意角度和深度。

4. 项部及脊柱的腧穴要注意针刺深度，如患者出现触电样感觉并向四肢放射，属于针刺过深，应立即拔浅或出针，切忌继续手法刺激。

5. 对胸、胁、腰、背脏腑所居之处的腧穴，不宜直刺、深刺，肝脾肿大、肺气肿患者更应注意。眼区和风府、哑门等穴以及脊椎部的腧穴，也要注意掌握一定的角度，更不宜大幅地提插、捻转和长时间留针，以免损伤重要组织器官、产生严重不良后果。

6. 对于尿潴留等患者在针刺小腹部腧穴时，也应掌握适当的针刺方向、角度、深度等，以免误伤膀胱等器官而出现意外事故。

7. 针灸治疗一小时内不宜饮食，不宜剧烈活动，静养休息，有助于针效绵延，促使机体整体新的长效运行机制的形成。

第四章　温通之法　发微论示

第一节　温通法释义

温通法是以火针疗法为代表，包括温针灸、艾灸等疗法。此法给机体以温热刺激，好似冬春之季河面浮冰，得阳春之暖，而渐融之，河水通行无涩也。因其得温而通，故名温通。

其一，火针古称之燔针、焠刺、白针、烧针，如《灵枢·官针》曰"九曰焠刺，焠刺者，刺燔针则取痹也。"《伤寒论》曰"烧针令其汗。"它的施术特点是将针体烧红，然后刺入人体一定的穴位或部位从而达到祛除疾病的目的。

其二，火针具有针和灸的双重作用。火针针刺穴位，对人体也有调整作用，此同微通法；温热属阳，阳为用，人体如果阳气充盛，则阴寒之气可以驱除，即火针有祛寒助阳的作用，此类似艾灸法。人身之气血喜温而恶寒，如《素问·调经论》记载："血气者，喜温而恶寒，寒则泣不能流，温则消而去之。""寒独留则血凝泣，凝则脉不通。"血气遇寒则凝聚不通，借助火热，得温则流通。火针主要适用于寒证、疑难病和顽固性病症等。

其三，火针既是针具的名称，又是一种针法的名称。从针具看，火针即古代九针之一，《灵枢·九针十二原》《九针论》《官针》《素问·针解》中对火针的形状及用途都有具体论述。从针法看，火针刺法是用火将针烧红后，迅速刺入人体一定的穴位或部位，以达到治疗目的的一种方法。《备急千金要方》《千金翼方》《针灸资生经》《针灸聚英》《针灸大成》等多部著名古籍，都对火针疗法做了专题讨论，可见这一方法在针灸疗法中的重要位置和实用价值。

其四，温通法包括火针和艾灸为主的刺灸方法。其关键在于"温"，这两种方法的优势与特色就在于它的"温热刺激"。《素问·调经论》说："人之所有者，血与气耳"，又说："血气者，喜温而恶寒，寒则泣不能流，温则消而去之。"《素问·八正神明论》更指出："血气者，人之神。"气血是人体生命活动的动力与源泉，温通法借助火针的火力、艾灸的温热刺激，不仅能温通经络，而且以阳助阳能激发人体经脉的阳气，继而启动下焦命门之元阳、真火，增强经络对气血的营运与推动作用，从而疏通脉络。火针疗法既可"借火助阳"以补虚，又可"开门祛邪"以泻实，乃至"以热引热"，使壅滞的郁火得以泄泻。因此古人认为火针"寒热虚实、无所不宜"。

其五，皮部是温通法作用的主要部位，是人体反映疾病与接受治疗的门户。从皮部分部，可观外知内，一一知病位所在。六经皮部是六经辨证的基础，通过六经皮部的名称：太阳关枢，阳明害蜚，少阳枢持，太阴关蛰，少阴枢儒，厥阴害肩，和三阳"关""阖""枢"之说，可以准确解析六经皮部与六经辨证的临证实质意义。因此，贺普仁先生认为温通法刺激皮部具有十分重要的临床意义。

第二节　火针温通法的机制与临床作用

一、火针温通法的机制

火针疗法属于温通法范畴，是以火针为针具，用火将高温加热到针体通红，刹那间按一定刺法瞬间刺入人体选定部位，达到防治疾病的方法。火针借助火力和温热刺激，以温阳扶正、疏通经络气血而达到治疗目的。

火针疗法是我国传统医学宝库中一种独特的针刺治疗方法，有着悠久的历史，具有疗程短，见效快，施治简便的特点，在治疗疑难病症方面有独特的疗效。火针疗法的治病机制在于温热经脉，人身之气血喜温而恶寒，温则流而通之，寒则涩而不行。火针疗法借助火力之阳，激发经脉之阳气，使气血调和、经络通畅，并调节脏腑功能活动。

二、火针温通法的临床作用

1. 助阳扶正

《素问·生气通天论》曰："阳气者，若天与日，失其所，则折寿而不彰。"采用比类取像的方法，以太阳在天体运行中的重要地位作比拟，强调阳气为生命的根本。明代医家张介宾深得经旨奥义。他在《类经·疾病类》说："天之阳气，惟日为本，天无此日，则昼夜无分，四时失序，万物不彰矣。其在于人，则自表自里，自上自下，亦惟此阳气而已。人而无阳，犹天之无日，欲保天年，其可得乎？《内经》一百六十二篇，天人大义，此其最要者也，不可不详察之。"并以此为根据，结合其本人的体验撰写了著名的《大宝论》。他说："阳化气，阴成形。形本属阴，而凡通体之温者，阳气也；一生之活者，阳气也；五官五脏之神明不测者，阳气也；及其既死，则身冷如冰，灵觉尽灭，形固存而气则去，此以阳脱在前，而阴留在后""天之大宝只此一丸红日，人之大宝只此一息真阳。"由此可见阳气对人体的重要性。

火针具有温热作用，温热属阳，阳为用，火针可以借火助阳，人体如果阳气充盛则温煦有常，脏腑功能得以正常运转，故火针可以助阳扶正，治疗阳虚所导致的各类虚寒证。如中焦虚寒，火针可振奋脾胃阳气，改善其消化功能；肾阳不足，火针可益肾壮阳，治疗肾虚腰痛、阳痿、遗精；阳虚气陷，火针可升阳举陷，治疗胃下垂、阴挺。阳气得充，则气化有权，水液运行无碍从而痰饮得化、水肿得消。实验证明，毫针可增加实验动物的白细胞吞噬能力并促进抗体形成，多方面提高动物的免疫能力，防御和抵抗致病因素的侵袭，即中医所说的"扶正"。火针既具有毫针的这一特性，又通过温热之力通过振奋阳气而强化了这一作用，使得正气充实，卫外有固而邪气难以侵入，既入之邪亦易于消除，所谓"离照当空，则阴霾自消"也。

2. 温通经络

夫十二经脉者，内属于脏腑，外络于肢节。经络具有运行气血，沟通机体表里上下，调节脏腑组织功能活动的作用，一旦经络气血失调，就会引起各种病变。所以疏通经络一直是针灸治疗的重要大法，毫针即具有这一作用，火针则通过对针体的燃烧加热，使得疏通之力更强。"不通则痛"，经络不通，气血阻滞，可引起疼痛，火针疗法可以温通经脉使得气畅血行，达到"通则不痛"，故可治疗各种痛证。经络阻滞，气血运行受阻，筋肉肌肤失于濡养，则可出现痉挛、抽搐、麻木、瘙痒等症。火针疗法温煦机体，疏通经络，鼓舞气血运行，故具有解痉、除麻、止痒之功。对于一些久治难愈的疮口如慢性溃疡、破溃的瘰疬、臁疮等，火针可起到独特的生肌收口之效。因火针温通经络，益气活血，使疮口周围瘀滞的血液因经脉畅通、循环加速而易于消散，病灶周围组织营养得到补充从而可以促进组织再生，加快疮口愈合。火针的生肌敛疮作用是毫针所不能比拟的。

3. 祛邪引热

疾病的发生发展，取决于人体正气和致病邪气两方面的较量。邪气是指对人体有害的各种病因和病理因素，如外感六淫、内伤七情、痰饮、瘀血、食积等。火针疗法具有扶正之用，亦有祛邪之功，这同样是由火针的温热性质所决定的。

邪气分为有形之邪与无形之邪。如水湿痰浊、痈脓、瘀血等则为有形之邪，一旦这些容易凝聚的病理产物形成，就会阻滞局部气血运行，出现各种病症，而且常用治法治疗这些病症时往往难以很快奏效，火针对此则具有独特优势。火针本身针具较粗，加之借助火力，出针后针孔不会很快闭合，风邪和有些有形之邪可从针孔直接排出体外，所谓"开门驱邪"，使顽症得以迅速缓解。外感六淫，多属无形之邪，如风寒外袭、肺失宣降，进而出现喘咳症状，火针可以通过温热刺激腧穴经络，温散风寒，驱邪外出。邪气散则肺气宣发肃降功能调和，症状自除。又如寒湿侵入机体，痹阻经络而引发各种痛症，火针借其火力，可温化寒湿，流通气血。气血行，经络通则疾病除。火针应用范围很广，既可以散寒除湿，亦可用于热证，对于火热毒邪时有奇效，"热病得火而解者，犹如暑极反凉，乃火郁发之义也"亦印证了古人"以热引热"的理论。痄腮、蛇串疮等症属热毒内蕴，火针温通经络，行气活血，引动火热毒邪外出，从而使热清毒解。

4. 去腐排脓、生肌敛疮

去腐排脓是火针在民间应用的主要功效，操作简便易行，排脓彻底，疮口易于愈合。只需将烧红的火针对准脓肿中心或易引流的部位刺入，一般中心刺 1～2 针，周围再刺 2～3 针即可。

火针具有收肌敛疮的功效，可治疗一些经久不愈的疮口或其他慢性溃疡，如破溃的瘰疬、臁疮等。用中等粗细的火针，烧红后在疮口四周围刺，疮口内有腐肉者，可在疮口正中刺 1～2 针。由于火针能温通经络、行气活血，使气血运行畅通和加速，故疮口周围淤积的气血可流动消散，病灶周围的营养得以增加，促进了组织再生，疮口自然加快愈合。

火针疗法具有针和灸的双重作用，可以迅法改善气血运营，激发人体正气. 具有较强的行气活血，温通经络的作用。因此上针疗法具备祛寒除湿、消热解毒、临床功效。

综上所述，火针主要具有扶正助阳、温通经络、祛邪引热、去腐排脓、生肌敛疮等作用，其他作用还有消症散结、升阳举陷、宣肺定喘、镇痛、止痒、除麻、定抽、熄风等。对于火针疗法的实验研究目前正在进行，如火针可改善甲皱微循环，红外热像图反映出火针治疗后病变部位的温度明显提高。这些研究尚处于初级阶段，相信进一步的研究将揭示火针疗法更多的治疗机制。

三、火针温通法的适应证

火针疗法适应证广泛，以下病症是经临床实践而确有疗效者。

内科：头痛、头晕、痛证、三叉神经痛、发热、腮腺炎、面肌痉挛、面瘫、咳嗽、哮喘、中风后遗症、高血压、神经官能症、痛风、痞证、网球肘等。

外科：骨伤科病症，如肌肉关节扭伤、腰腿痛、静脉曲张、胎记、痔疮、腱鞘囊肿、关节炎、筋膜炎、颈椎病、腰椎病、代偿性骨质增生等。

妇科：乳腺炎、乳腺增生、痛经、子宫肌瘤、卵巢囊肿，外阴白斑等。

皮肤科：湿疹、皮炎、带状疱疹、黄褐斑、老年斑、痤疮、疔疮肿毒、银屑病、荨麻疹、神经性皮炎、白癜风等。

五官科：麦粒肿、牙痛、鼻息肉、舌肿、咽喉肿痛、过敏性鼻炎等。

随着进一步的探索，火针疗法的适应证将不断拓展，火针将越来越广泛地应用于临床各科。

四、操作要求

（一）术前

1.选择针具：应根据患者的性别、年龄、体质及病情虚实、施针部位来选择火针针具长短粗细。

2.选择体位：常用的体位为仰卧位、侧卧位、俯卧位、仰靠坐位、俯伏坐位及侧伏坐位等，应使施术者取穴正确、操作方便，患者舒适为原则，这与毫针的体位选择是一致的。

3.安慰：相对来说，火针看起来可怕，痛感较强，患者有较强的畏惧心理。医者应态度温和、安慰患者。其实，熟练的操作，火针之痛是患者完全可以接受的。初次施行火针，宜用短细的火针，以便减轻患者的恐惧感，有利患者的配合，使治疗顺利进行。待患者畏惧火针的心理减轻后，再使用合适的火针针具。

4.定位：火针运用不多的医生，因火针进针迅速，定位不易准确，故可在针前作定位标记，一般用拇指指甲掐个"十"字，针刺其交叉点，要手疾眼快，保证点刺准确。如果是针刺某一部位或肿块囊肿等，要选择好进针点，充分暴露患处，固定体位，必要时可让助手帮助固定肿块、体位等。火针刺法的精确定位需要术者反复练习。需要注意的是，除了直接针刺病灶局部外，无论是选择经穴还是寻找压痛点，都要在消毒之前进行。

5.消毒：有2种消毒法，需严格消毒的，选用0.5%～1%碘伏棉球，从穴位中心向穴位四周划同心圆消毒，再以75%的酒精棉球同法脱碘；一般消毒的，仅用75%的酒精棉球擦拭消毒。注意无菌消毒，消毒后避免再次污染。若定位于破溃病灶，则用生理盐水冲洗，棉球擦拭，不要用酒精棉球直接刺激病灶。

医者双手可用肥皂水清洗干净，再用含75%医用酒精棉球擦拭。可戴医用手套操作，医用手套应符合GB10213标准。

（二）术中

1.加热：医者靠近针刺部位，右手握笔式持针，将针尖伸入点燃的酒精灯或酒精棉球的外焰中（外焰燃烧部分，温度高、加温快）。根据针刺所需深度，决定针体烧红的长度，加热程度要以烧红为度，否则疗效会差一点，且患者痛苦大，如《针灸大成·火针》所说"灯上烧，令通红，用方有功。若不红，不能去病，反损于人。"若火针只是点刺皮部，则火针有时可以不是烧得通红，红的程度根据病情需要来决定。

2.进针：进针的技术关键是快。针体烧红后，迅速准确地刺入穴位。这一过程不能超过0.5秒，若拖延时间，针体温度降低，影响治疗效果。快进快出，速度越快，患者痛苦越小。行针的手势务求轻快灵活，浅刺时，只要针尖略点皮肤，即可提起，速度可达每秒钟2～4刺。这就要求医者要有一定的指力和腕力，需反复练习方能熟练掌握。

火针的进针角度以垂直刺入为多，对于疣、赘生物等可采用斜刺法。进针深度由针刺部位、病情性质、体质差异、季节等多方面的因素决定。《针灸大成·火针》中说火针"切忌太深，恐伤经络，太浅不能去病，惟消息取中耳。"一般胸背部穴位不超过 3 mm，四肢可刺入 4 ～ 10 mm。实证、秋冬季节、肥胖者可适当深刺。针刺的深度医者应仔细体会，注意针感变化而自行调节。如针刺压痛点，医者手下出现沉紧感时则应停止进针；针刺脓肿，针下出现空虚感时则为适宜深度。火针的深度也需要反复练习方能熟练掌握。

3. 留针：火针疗法以快进快出为主，大部分不留针。当火针用于祛瘤、化痰、散结，或寒痹较重时，则可以留针，留针时间多在 1 ～ 5 分钟。取远端穴位，火针治疗疼痛疾病时，可留针 5 ～ 10 分钟，严重的寒痹可留针 30 分钟。用火针刺淋巴结核，需留针 1 ～ 2 分钟，有利于消除干酪样坏死组织。

火针留针时也讲究得气和针感，在火针行刺中或刺入部位后，要细心体会针下的感觉，根据感觉调整进针的深度。如用火针刺压痛点，当针下出现沉紧感时，应停止进针，说明深浅已适度，留针 1 ～ 2 分钟；如用火针刺脓肿，当针下出现空虚感时，说明已达到脓腔，应迅速出针，不需要留针。

4. 出针：火针提离皮肤后，要用干棉球迅速按揉针孔，以减轻疼痛。若火针针刺后出血，血色暗黑，则不必止血，待自然停止后用干棉球擦拭即可。若属脓肿性病变，出脓务尽，然后再消毒包扎。如果火针直接点刺创伤面，针刺后可按外科常规进行无菌处理。如伤口有渗血，也可用火针或平头火针烙熨止血。

（三）针后

治疗后仍需用酒精灯将火针通体烧红，以彻底杀灭微生物，防止交叉感染。

针后要保持局部洁净，防止感染。若当天出现针孔高突、发红、瘙痒，不要搔抓，以免范围扩大，这一般是机体对火针的正常反应，不必紧张。因火针治疗是经过高温加热后进行的，感染的可能性很小，应告之患者不必担心，这种反应会很快消失。针后当天不要洗澡，以免污水侵入针孔。糖尿病患者或卫生习惯差者，应 24 小时局部忌着水。若针孔局部出现轻微感染，可外涂消炎药膏。囊性病变加压包扎，以免复发。火针治疗期间忌生冷，禁房事。

（四）施术间隔时间

火针会造成某种程度的肌肤灼伤，因此需要时间康复，一般情况下火针最短应间隔 1 日方可再次施治，即古人认为的："凡下火针，须隔日一报之。"贺普仁先生认为患者的就诊间隔时间也视病情而定。急性期与痛证可连续每日施用火针，但不应连续超过 3 次。慢性病可连续治疗，间隔时间可略长，2 ～ 7 日 1 次。贺普仁先生对施术时间的确立，突破了古人"凡下火针，须隔日一报之"的束缚。

（五）注意事项

1. 不明原因的肿块部位、大失血、凝血机制障碍、中毒、精神失常者，以及精神过于紧张、饥饿、劳累的患者，不宜采用火针疗法。

2. 孕妇及新产后的产妇，糖尿病患者，瘢痕体质或过敏体质者，慎用火针疗法。

3. 针刺时应避开内脏和主要器官，并注意防止刺伤大动脉及神经干。

4. 用火针疗法时应注意安全，防止烧伤或火灾等意外事故发生。

5. 意外情况预防处理：包括对晕针、滞针、弯针、断针，以及疼痛、瘙痒和出血、血肿的处理。

（1）晕针：火针需要用火加热，一些患者畏火，且火针虽进针快，但痛感仍略强于毫针，所以偶尔会有晕针现象出现。

患者晕针后医者应停止针刺，使其平卧，松开衣带，注意保暖，一般饮温开水，静息片刻后即可恢复，严重者要配合其他急救措施。为避免不必要的意外事故发生，在治疗前，医者应注意患者的体质、神志等情况，对于过度饥饿、劳累、紧张或畏惧火针者，暂不使用火针。初次接受火针治疗者，取穴不要多，手法不宜重。

（2）滞针：在行针时或留针后，医者感觉针下涩滞，出针困难。

滞针与医患双方都可能相关。若患者紧张，局部肌肉收缩或针刺过深会出现滞针，火针加热时温度不够，或针体老化、锋利不足亦会发生此现象。这就要求医者做好患者思想工作，使其充分放松，并注意针具的选择，随时更换老化的火针，治疗中火针要充分加热，不可刺入过深。

（3）弯针、断针：与医者进针姿势不正确，患者过度紧张、移动体位或针体老化有关。医者在施术时，要注意针尖、针刺部位及指腕之力保持垂直，要使患者体位舒适。及时更换旧针，避免使用变脆易弯的火针。

（4）疼痛、瘙痒：火针后针孔若出现微红、灼热、轻度疼痛、瘙痒等，属于正常现象，片刻至数天即自行消失，可不做任何处理。火针治疗中及针刺后，若疼痛剧烈持久，则属异常。

疼痛严重者与医者针具选择不当、烧针温度不够、动作缓慢及出针后未及时处理有关。医者应注意在针刺面部及肌肉较薄部位时要选择细火针，火针要充分加热后运用，进针要果断迅速，出针后用干棉球按压针孔。

若痛感持久不散，针后出现红肿热痒者，则属于局部感染，这是火针治疗师应杜绝的现象，与消毒不严、棉球污染、针后搔抓或过早淋浴有关。所以针前医者要严格消毒，消毒方向是从内向外，针后要用消毒干棉球按压针孔，应嘱咐患者针后不要搔抓，当日不要淋浴，注意局部卫生。

糖尿病患者较易出现感染，故应慎用火针，若使用则在针刺前要严格消毒，针后要认真防护。已出现感染者，可局部选用黄连膏、化毒散膏、红霉素膏、莫匹罗星软膏外敷等，并口服抗生素。

（5）出血、血肿：因火针有开大针孔的作用，故火针施治时出血比毫针多见。针刺时除非为了放血，应尽量避开血管，选择粗细合适的火针。火针可用来排污放血、清热解毒，可待污血出尽或血色由污黑变鲜红方止，血量过少则余邪难清。

有时针刺后皮下出血引起肿胀疼痛，继则局部皮肤呈青紫色。如青紫面积较小时，可待其自行消退；如青紫肿痛较甚，要先冷敷止血，12～24小时后再行热敷，或在局部轻轻揉按，一般需1～2周方可消散，但不会遗留后遗症。这就要求医者要熟悉解剖部位，针刺时避开皮下血管，出针时按压针孔，发现肿胀则用手指加压于干棉球，按压10分钟左右，不要揉动，然后嘱患者用上法行冷热敷。血友病及有出血倾向的患者禁用火针。

总之，医者要有牢固的针灸学基础，毫针针刺的注意事项在火针治疗中同样要注意，如躯干部位要浅刺以免刺中脏腑等。火针施治时，要注意安全，酒精灯不要灌得过满，要防止烧伤或火灾等意外事故。医者在操作时要胆大心细，掌握"红、准、快"三字原则。红，指针体要烧至通红方用，这样刺激量大，穿透力强，效果明显而患者痛苦小；准，指定位、进针要准；快，则是指进针要迅速。在安全的前提下，将火源尽量靠近进针点，且医者要操作熟练，这就要求医者练习指力。运力虽在指节，但需借助腕臂甚至全身之力，参见医功篇。

第三节　灸治温通法的机制与临床作用

一、灸治温通法的机制

"针灸并重，反对重针轻灸"是贺普仁先生的一贯主张。针与灸临证并用，重在妙合中取相得益彰之效。

灸，《说文解字》曰："灼也，从火音'久'，灸乃治病之法，以艾燃火，按而灼也"。灸法就是借助火的温热，刺激一定的穴位，通过经络的传导作用而达到治病和保健目的的一种方法。施灸的材料很多，但一般以艾绒为主要灸料，故称艾灸。《灵枢·官能》曰："针所不为，灸之所宜。"明代《医学入门·针灸》记载："药之不及，针之不到，必须灸之。" 清代吴亦鼎在《神灸经纶》上说："夫灸取于火，以火性热而至速，体柔而用刚，能消阴翳，走而不守，善入脏腑，取艾之辛香作炷，能通十二经、入三阴、理气血，以治百病效如反掌。"说明灸法有其独特的治疗价值。

施灸的材料很多，但以艾绒为最常用，因其气味芳香，容易燃烧，火力温和之故。将干燥的艾叶捣研后除去杂质即成艾绒。《名医别录》载："艾味苦，微温，无毒，主灸百病。"因此灸法常称艾灸。《痰火点雪》中说："灸法去病之功难以枚举，凡虚实寒热，轻重远近，无往不宜。"由此可以看出灸法的治疗范围是十分广泛的，涉及内、外、妇、儿等科的急、慢性病症。但是，正如任何一种疗法有其特长一样，灸法也有其侧重的功效及适用范围。

二、灸治温通法的临床作用

灸治温通法的临床作用有以下几个方面：

1. 温经散寒，行气通络

《灵枢·调经论》云："血气者，喜温而恶寒，寒则泣而不流，温则消而去之"。经脉喜温而恶寒，血气在经脉中，寒者泣涩，温者通利。若人体阳气不足，内生阴寒，不能正常地温煦经脉，则经脉不利，气血凝滞而失其畅行。阳气既虚，血行不畅，局部经脉缺少血气的正常涵养，则风寒湿邪乘隙袭入，寒主收引，寒邪痹阻经脉，初则关节疼痛，活动不利，久而出现经脉挛急，关节拘挛难以屈伸。湿邪盛则关节、肌肉肿胀疼痛，更加重经脉气血的运行。而艾灸依其火热之性可温经通络，行气活血，祛湿散寒，临床可用以治疗风、寒、湿邪引起的一切病症。这个温通作用是灸法的基本属性。

2. 温阳益气，回阳固脱

在古代，灸法常被用来回阳救逆，治疗危重病症。如《伤寒论》指出："少阴病吐利，手足逆冷……脉不至者，灸少阴七壮。""下利，手足厥冷，无脉者灸之。"《扁鹊心书》强调："夫人之真元乃一身之主宰，真气壮则人强，真气虚则人病，真气脱则人死，保命之法，灼艾第一。"大凡危疾重症，阳气衰微，阴阳欲离，用大艾炷重灸关元、神阙等穴，能祛除阴寒，回阳救脱。

3. 补脾益肾，升阳举陷

由于阳气虚弱不固等原因可致气虚下陷，出现脱肛、阴挺、久泄久痢、崩漏、滑胎、遗精等症。《灵枢·经脉》篇云："陷下则灸之"，艾灸具有温补脾肾、益气固脱的作用，故气虚下陷，脏器下垂之症多用灸疗。对命门火衰而致的遗精、阳痿、早泄等也有较好的治疗作用。

4. 降逆下气,引火归元

由于火性炎上,无论实火还是虚火,均可升腾向上,出现上焦、头面部的一些症状,而艾灸可以引火下行,促使阴阳平衡。如灸涌泉可以治疗鼻衄、失眠,灸关元可以治疗虚阳上亢引起的头痛、眩晕等症。《金匮钩玄》也载:"脚气充心,涌泉穴用附子津拌贴,以艾灸泄引其热。"

5. 拔毒消肿,散结止痛

艾灸有拔毒消肿,散结止痛的作用。用于乳痈初起、瘰疬、疖肿疮疡、毒虫咬伤及疮肿未化脓者。对于疮疡溃灸不愈者,艾灸可以促进愈合、生肌长肉。

6. 防病保健,延年益寿

灸法不仅能治病,而且能防病。如唐代孙思邈在《备急千金要方》中说:"宦游吴蜀,体上常须两三处灸之……则瘴疬、瘟疟之气不能着人。"《扁鹊心书》指出"人至晚年阳气衰,故手足不暖,下元虚惫,动作艰难。盖人有一息气在则不死,气者阳所生也,故阳气尽必死。人于无病时,常灸关元、气海、命门、中脘,更服保元丹、保命延寿丹,虽未得长生,亦可保百余年寿矣。"故常灸大椎、气海、关元、肾俞、足三里、三阴交等穴,可以鼓舞人体正气,增强抗病能力,起到预防保健、延年益寿的作用。

贺普仁先生在灸治方面重点强调,虚、寒之证必灸,养生治未病善灸:

其一,贺普仁先生善用隔姜灸,倡导在立春、立秋节气采用隔姜灸以防病保健。方法是:立春前后5天施灸气海穴,立秋前后5天施灸关元穴,每天约灸10壮,根据具体情况每年可灸,200~500壮。灸法的频度可参考《扁鹊心书》的记述:"人至三十,可三年一灸脐下三百壮;五十,可二年一灸脐下三百壮;六十,可一年一灸脐下三百壮,令人长生不老。"灸后若出现水泡,应抽去泡内液体,然后用无菌纱布保护局部。灸后半小时或一小时内不饮不食,静养休息。此法除防病保健外,对虚寒性慢病,如腰腿痛、阳痿早泄、妇科诸病、哮喘劳嗽、胃肠虚弱等均有明显的助益。立春、立秋灸亦可采用直接灸法,但灸炷宜小,约绿豆大。

其二,温和灸是临床常用的灸法,也是家庭保健常用的灸法。例如,贺普仁先生善用艾条悬灸神庭穴治疗各类眩晕,特别是对于虚性眩晕的治疗取得了满意的疗效。方法:艾条悬灸神庭穴30分钟左右。轻症患者灸神庭即可,重症患者要在微通法辨证施治的基础上加灸神庭。

其三,太乙神针,又称为太乙针,实非针法,而是灸法。"太乙"通大一,神名。以太乙神针命名者,义含此法神灵效验。1717年韩贻丰所撰的《太乙神针心法》是最早的太乙神针专著,但韩氏并未把太乙神针的组方药味及制针方法公之于世,因而该书流传不广。清代雍正、乾隆年间,由范毓奇、周雍和编撰的《太乙神针》一书流传最广,在121年里竟有27个版本,可见太乙神针在清代的广泛运用。

太乙神针和雷火针为一源二歧,太乙神针可能起源于雷火针。它们都是用药末与艾绒混合制成的熏熨艾卷,只是方剂配伍、操作方法和适应证有一些区别。清代邱时敏认为:雷火针"多用蜈蚣、乌头、巴豆等物,率皆猛烈劫制,倘遇孱弱羸怯之躯,贻害不免。"而太乙神针药皆纯正,不伤肌肤,可用来广泛施治各种病症。

太乙神针的药条处方有多种,常用的有两种:一是以《太乙神针》书中所载处方加减变化而成的"通用方",即艾绒90克,硫黄6克,乳香、没药、白芷、松香、麝香、雄黄、穿山甲、桂枝、杜仲、枳壳、皂角、细辛、川芎、独活、全蝎各3克;二是以《本草拾遗》方为代表,即人参200克,参三七400克,山羊血100克,千年健、钻地风、肉桂、川椒、乳香、没药、苍术、小茴香各500克,穿山甲400克，甘草1000克，防风2000克，麝香少许。此方可用于虚实并有之证，按此比例制成药末，然后取棉皮纸一张，长约30 cm，置药末21～24克，卷如爆竹状，越紧越好，外用桑皮纸厚糊6～7层，阴干勿令泄气。

常用的施灸方法是：将太乙神针一端点燃，在施灸部位上铺垫7层左右绵纸或棉布，或以7层棉布包裹住艾火，将艾火直接点按在施灸部位上，若火熄，再点再按。每次每穴点按5～7次。操作时，为了使药力随热力不断渗入肌肤，可点燃数根药艾条，交替使用。

太乙神针的适应证主要是风寒湿痹证、痿证、痛证和各种虚寒性病症。贺普仁先生曾用此法治疗红斑狼疮，取得了较好的疗效。贺普仁先生认为太乙神针值得进一步研究。

三、灸法的种类

灸法可大致分为以下几类，见图4-1。

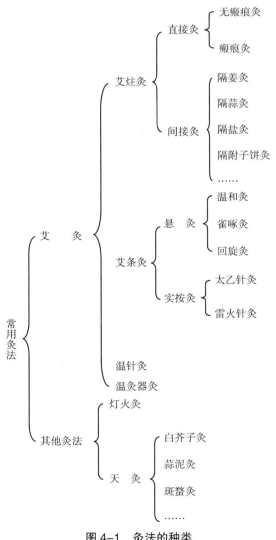

图4-1　灸法的种类

四、常用灸法

（一）艾炷直接灸

所谓艾炷，是指将纯净的艾绒放在平板上，用拇、食、中三指边捏边旋转，把艾绒捏紧成规格大小不同的圆锥形体。小者如麦粒大，中者如半截枣核大，大者如半截橄榄大（现有用器具制作的）。每燃烧一个艾炷，称为一壮。

艾炷直接灸，又称明灸、着肤灸、着肉灸，即将艾炷直接置放在皮肤上施灸的一种方法。根据灸后对皮肤刺激的程度不同，又分为无瘢痕灸和瘢痕灸两种。

所谓瘢痕灸，又称化脓灸，是指灸时造成烫伤，灸后化脓，最后局部留下瘢痕，一般治疗顽症痼疾，现用此术者极少。至于灸疮化脓，多属无菌性炎症，无须过虑，这和一般疮疖或创伤性炎症不同，只要溃疡面不弥漫扩大，就可连续施灸。一般来说，灸疮化脓属于良性刺激，能改善体质，增强抗病能力，从而达到防病治病的作用。大家千万不要一见化脓就顾虑重重，影响施灸。通常灸疮不加治疗，约30天即可自然痊愈。但化脓灸后要用敷料保护，以防继发感染和摩擦。如果化脓过多，溃疡不断发展，脓色由淡白稀薄，变为黄绿色的脓液，或疼痛流血，而且有臭味，即为继发性感染，可以用外科方法处理。化脓灸适应于哮喘、慢性胃肠病、发育不良、慢性气管炎、肺结核、阳痿、遗精、早泄、缩阳症。其他难治性疾病均可考虑使用，如慢性肝炎、癌症、艾滋病等。

无瘢痕灸，又称非化脓灸，临床上多用中、小艾炷。即将艾炷放置于皮肤上之后，从上端点燃，当燃到1/3 ～ 1/2时，患者感到烫时，用镊子将艾炷夹去，换炷再灸，一般3 ～ 7壮，以局部皮肤充血、红晕为度。施灸后皮肤不致起泡，或起泡后亦不致形成灸疮。此法适用于慢性虚寒性疾病，如哮喘、眩晕、慢性腹泻、风寒湿痹和皮肤疣等。

（二）隔物灸

隔物灸即间接灸，是指在艾炷与皮肤之间隔垫某种物品而施灸的方法。这样可以避免灸伤而致化脓，且火力温和，患者易于接受。所隔物品种类繁多，多数为中药，有单方也有复方，故在治疗时，既有艾灸的作用，又有药物的一定功能。这里介绍3种常用的隔物灸：

1. 隔姜灸：用鲜生姜切成直径2 ～ 3 cm，厚0.2 ～ 0.3 cm的薄片，中间以针穿刺数孔，上置艾炷放在应灸的部位，然后点燃施灸，当艾炷燃尽后，可易炷再灸。一般灸5 ～ 10壮，以皮肤红晕而不起泡为度。在施灸过程中，有些患者因鲜姜刺激，刚灸即感觉疼痛，这时可将姜片向上略提起，或缓慢移动姜片，待灼痛感消失时再复原。若灸一段时间后，患者诉灼热难忍，可将姜片向上提起，下衬一些干棉花或软纸，放下再灸。注意艾炷不要过紧、过松，不宜过大，如蚕豆或黄豆大即可。艾炷过大，先燃上部，下边不热，后来接近姜片则热力剧增，易致发泡。生姜，辛温无毒，具有升发宣散、调和营卫、驱寒发表、通经活络之效。隔姜灸应用很广，适用于一般虚寒性病证，对面瘫、呕吐、腹痛、泄泻、遗精、阳痿、早泄、不孕、痛经和风寒湿痹等疗效较好。

2. 隔蒜灸：一般用鲜大头蒜切成0.1 ～ 0.3 cm的薄片，中间以针穿刺数孔，上置艾炷放在应灸的穴位上，然后点燃施灸，待艾炷燃尽，易炷再灸，灸4 ～ 5壮更换新蒜片，一般灸5 ～ 7壮。也可用蒜泥灸：将蒜头捣成泥状，置于穴位或未破溃的肿块上，在蒜泥上点燃艾炷施灸。每穴1次灸足7壮左右，以灸处泛红为度。或从不知痛灸到知痛为止，知痛灸到不知痛为度。每日可灸1 ～ 2次。大蒜液对皮肤有刺激性，灸后容易起泡，若要不使起泡，可将蒜片向上提起，或缓慢移动蒜片。若起泡，要用辅料覆盖，防止衣物摩擦。大蒜，辛温有毒，性热喜散，有消肿化结、拔毒止痛之功。隔蒜灸适用于阴疽流注、乳痈、瘰疬、未破溃的疮疖和痈疽、无名肿毒、肺结核、腹中积块等。此外，尚有一种自大椎穴起到腰俞穴铺敷蒜泥一层的"铺灸法"（长蛇灸），民间用于治疗虚劳、顽痹等病。

3. 隔盐灸：用纯净干燥的食盐填敷于脐部，使其与脐平，盐上放置姜片，上置艾炷施灸，如患者稍感灼痛，即更换艾炷。若盐上直接置艾炷施灸，此盐应是炒过之盐，以防止食盐受热爆起而造成烫伤。若患者脐部凸起，可用湿面条围住肚脐周围，再将食盐填于脐中施灸。一般灸 3～9 壮。此法有回阳、救逆、固脱之功，但需连续施灸，不拘壮数，直到脉起、肢温、证候改善。隔盐灸临床上主要用于治疗急性寒性腹痛、吐泻、痢疾、淋病、四肢厥冷等。

4. 隔附子饼灸：用附子饼作间隔物。附子，辛温善走，可消坚破结，善逐风寒湿气。用附子研成细粉，加白芨及或面粉少许，用其黏性，再以黄酒或水调和捏成薄饼（如五分硬币大），一二分许厚度，待稍干，用粗针刺几个小孔，上置艾炷放在局部灸之。或治外科术后，一饼灸干，再换一饼，以肌肤内部觉热为度。可以每日或隔日灸之。此法可治疗各种阳虚病症，特别是疮疡溃后久不收口，肉芽增生流水无脓，或溃疡因气血虚弱久不收敛者为佳，有祛腐生肌，促进愈合的作用。

（三）艾条悬灸

艾条，是指用桑皮纸包裹艾绒卷成圆筒形的艾卷，艾卷中可加入药物。艾条悬灸有以下三种方式：

1. 温和灸：将艾条的一端点燃，对准应灸的腧穴或患处，距离皮肤 2～3 cm 处进行熏烤，使患者局部有温热感而无灼痛为宜，一般每穴灸 10～15 分钟，至皮肤红晕为度。如果遇到局部知觉减退，或小儿等，医者可将食、中两指，置于施灸部位两侧，这样可以通过医者手指来测知患者局部的受热程度，以便随时调节施灸的时间和距离，防止烫伤。现临床多用温灸器具代替温和灸，以节省人力。

2. 雀啄灸：施灸时，艾卷点燃的一端与施灸部位皮肤之间的距离并不固定，而是像鸟雀啄食一样，一上一下施灸。

3. 回旋灸：施灸时，艾卷点燃的一端与施灸部位的皮肤虽保持一定的距离，但不固定，而是向左右方向移动或反复回旋地施灸。

以上诸法对一般应灸的病证均可采用，但温和灸多用于灸治慢性病，雀啄灸、回旋灸多用于灸治急性病。

（四）温针灸

温针灸是针刺与艾灸相结合的一种方法，又名传热灸，烧针尾。明代高武《针灸聚英》上说："近有为温针者，乃楚人之法。其法，针于穴，以香白芷作圆饼套在针上，以艾蒸温之，多以取效。" 温针灸是一种简便易行的针灸并用法，其艾绒燃烧的热力可通过针身传入体内，针与灸相得益彰，适用于既需要针刺留针，又须施灸的疾病。操作时，应选略粗长之针柄，刺在肌肉较厚处，进针后行针使之得气，然后留针不动。取粗艾绒，用右手食、中、拇三指，搓如枣核之形状大小，中间捏一痕，贴在针柄上，围绕一搓，即紧缠于针柄之上。然后用火从艾炷之下面点燃，待其自灭，再换艾炷，一般三、五壮后，穴道内部觉热为止。现在多用艾条段代替艾炷，操作更为简便，在针刺得气后，在针柄上穿置一段长 2～3 cm 的艾条施灸，艾段与皮肤之间的距离一般在 4 cm 左右，太近则易烧伤皮肤，太远则艾灸的作用不大。此法要注意燃烧的艾段可能掉落，会烧伤皮肤或烧坏衣服、床单，要注意遮挡防护。另外，烧过的针柄容易折断，故对于反复用的针，针根应与皮肤之间保持一段距离。

（五）天灸

天灸又称药物灸、发泡灸，是将一些具有刺激性的药物涂敷于穴位，敷后皮肤可起泡，或仅局部充血潮红。所用药物多是单味药，也有用复方的。现举蒜泥灸为例：将大蒜捣烂如泥，取 3～5 克贴敷于穴位上，敷灸 1～3 小时，以局部皮肤发红起泡为度。如敷涌泉治疗咯血、鼻衄，敷合谷治疗扁桃体炎，敷鱼际治疗喉痹等。

（六）灯火灸

灯火灸又称灯草灸、油捻灸、神灯照等，是民间沿用已久的简便灸法。方法是：取 10～15 cm 长的灯芯草或纸绳，蘸麻油或其他植物油，浸渍长 3～4 cm，点燃起火后用快速动作对准穴位一点，猛一接触听到"叭"的一声迅速离开，如无爆焠之声，可重复一次。此法主要用于小儿腮腺炎、喉疾、吐泻、惊风等。

五、灸法的禁忌证

关于灸法的禁忌证，主要集中在热证是否可灸这个问题上。

从历史上来看，就有热证不可灸和热证可灸两种观点。前者的代表人物是汉代张仲景，他把热证用灸的不良后果描述的比较可怕，如《伤寒论》119 条的记载"微数之脉，慎不可灸，因火为邪，则为烦逆，追虚逐实，血散脉中，火气虽微，内攻有力，焦骨伤筋，血难复也。"认为阴虚内热之体，应忌用灸，因艾火易伤津液，可导致阴血枯耗而形成焦骨伤筋的严重后果。《伤寒论》115 条云："脉浮，热甚，而反灸之，此为实。实以虚治，因火而动，必因燥吐血。"认为实热之证不可用灸补阳，否则会伤阴动火，迫血妄行。

张仲景的观点对后世影响很大，但认为热证可灸的人也不少，唐代孙思邈所著《备急千金要方》和《千金翼方》，不仅从理论和临床上确立了灸法的一些基本原则，而且把灸法的适应证扩大至未病、急症、热证等。如《千金翼方·卷二十八》曰："凡卒患腰肿跗骨肿痛疽节肿风游热肿……即急灸之立愈"。《备急千金要方·卷十四》："小肠热满，灸阴都，随年壮"。《备急千金要方·卷十九》"腰背不便，筋挛痹痛，虚热内寒，灸第二十二"。这些都说明热证是可以灸的。金代刘完素认为灸法有"引热外出"和"引热下行"的作用，主张热证用灸。实热证用灸法属于"引热外出"法；寒热格拒用灸法属于"引热下行"法。元代朱丹溪完善了"热证可灸"的理论，认为热证包括实热与虚热，并把灸法用于热证的作用归纳为"泄引热下""散火祛痰""养阴清热"三个方面。明代龚居中在《痰火点雪》中明确指出，灸法用于寒热虚实诸证无往不宜。而至《灸赋》，更加阐明了热证可灸的机制："虚热用灸，元气周流；实热用灸，郁热能疗；表热可灸，发汗宜谋；里热可灸，引导称优。火郁宜发……同气相求，开门逐贼，顺气行舟。" 虞抟《医学正传》及汪机的《针灸问对》对热证可灸作了解释："虚者灸之，使火气以助元气也；实者灸之，使实邪随火气发散也；寒者灸之，使其气复温也；热者灸之，引邪热之气外发，火就燥之义也。"

张仲景所说的热证不可灸，主要是针对全身性的热证；而后世所说的热证可灸，则主要是针对局部性的热证，如外科疮疡疖肿，或寒热夹杂证、寒热格拒证、阴阳俱虚证。

由此看来，两种观点其实并无矛盾。对全身性的实热证或虚热证，一般不用灸法，至少要在用清热药或养阴清热药的前提下才能用灸；对其他情况的热证可以用灸，但要注意操作的方法和灸量，以及和其他方法的配合运用。

六、注意事项

1. 施灸的程序：《备急千金要方》记载"凡灸当先阳后阴……先上后下。"如果上下前后都有穴要灸，应先灸阳经，后灸阴经，先灸上部，再灸下部，依次进行。取其从阳引阴，引火归原之意，否则可能有面热、咽干、口燥等后遗症或不舒服之感觉。同时要注意：因火性炎上，凡灸上部穴位，必须在下部配穴灸之，以引热力下行。

2. 不良反应的处理：灸法的不良反应不多见，但极少数患者开始施灸时可能会有发热、疲倦、口干、全身不适等反应。轻者可不必顾虑，继续施灸可能会消失，或适当延长灸法的间隔时间，或加服中药滋阴生津之剂，重者可改用其他疗法。

3. 注意通风和保暖：施灸时不免有艾灸烟味，初灸患者多嫌恶之，因此在避免风吹的前提下，要注意通风换气。日久则患者不嫌其味，有的患者还喜欢闻艾灸的芳香气味，但也要适当地通风换气。可以服中药加味增液汤。

4. 注意消毒：直接灸时，对皮肤有轻度烧伤，为防止灸后继发感染，事先对皮肤要严格消毒，用酒精棉球消毒穴区时，擦拭的面积要大些。

5. 防止烫伤：对老年患者及皮肤感觉减退、反应迟钝者，要控制好灸温，以防烫伤。糖尿病患者一旦皮肤烫伤，很难愈合，故慎用灸法。头面部不宜使用直接灸，以免烫伤影响面容。关节部也要防止烧伤，以免影响功能活动。

6. 灸疮的处理：用直接灸法，往往发生起疱、结痂、溃烂等灸疮现象。为了保护灸疮，防止摩擦，预防感染，可用消毒敷料或淡膏药覆盖，再灸时揭开，灸后再盖上。如发生继发感染，可用消炎药膏或玉红膏涂贴。内衣要烫晒消毒，干净柔软，以免感染。

7. 防止火灾：艾绒是极易燃烧之物，燃烧之艾绒不得随便丢弃，灸毕一定要将艾火彻底熄灭。行温针灸时，灰火容易脱落烧及衣服、床单等物，事先要做好防范措施。

8. 部位禁忌：凡颜面五官、大血管部和肌腱部位不用直接灸法，以防形成瘢痕，妨碍美观及运动。乳头、阴部、睾丸，以及孕妇的腹部和腰骶部不宜施灸。

9. 晕灸的防治：晕灸者虽极少见，但发生时也和晕针一样，会出现突然头昏、眼花、恶心、颜面苍白、脉细手冷、血压降低、心慌汗出，甚至晕倒等症状。晕灸多因初次施灸或空腹、疲劳、恐惧、体弱、姿势不当、灸炷过大、刺激过重等引起，预防和处理参晕针部分。

10. 灸伤的处理：施灸过量、时间过长，可致局部出现水泡，只要不擦破，可待其自然吸收。如水泡较大，可用消毒毫针刺破水泡，放出液体，再涂以龙胆紫，外敷消毒纱布即可。若发生严重烧伤，则应到外科作专门处理。

11. 不宜灸的情况：一般在风雨雷电、严寒酷暑的日子不宜灸。如《外台秘要》载："黄帝问曰，凡灸，大风大雨、大阴大寒灸否？既不得灸，有何损益？岐伯答曰，大风灸者阴阳交错，大雨灸者经络脉不行，大阴灸者令人气逆，大寒灸者血脉蓄滞。此等日灸，乃更动其病，令人短寿。"其他，如患者极度疲乏、空腹、过饱、醉酒、情绪不定、大汗淋漓等情况下也不宜艾灸。

12. 灸后的调养：灸后，特别是瘢痕灸后要注意调养、避免风寒，保持乐观情绪，戒色欲，勿过劳，饮食清淡等。

第五章　强通之法　发微论示

第一节　强通法释义

强通法的典型方法是放血疗法，包括某些拔罐疗法。

其一，放血疗法是用三棱针或其他针具刺破人体一定部位的浅表血管，根据不同的病情，放出适量的血液。《灵枢·小针解》记载："菀陈则除之者，去血脉也"，即指以放血疗法祛除恶血，以达祛瘀滞、通经络的作用。贺普仁先生将此针法命名为"强通法"，其学术意义在于："强"有勉强、强迫的意思，又有强大、有力的意思，此法犹如河道阻塞、水流受阻，今疏浚其道，强令复通，故曰强通。

其二，强通法利用比毫针更强劲有力的、以三棱针为主的特种针具刺络放血。三棱针在《灵枢·九针十二原》等所记载的九针中属"锋针"，专为刺络出血用，刺络放血法也是针灸疗法中独具特色的一种传统针法。该法就是利用较毫针更强劲有力的特种针具，如三棱针，在人体一定的穴位或某些浅表部位，刺破血络，强迫出血，放出少量血液，以达治疗疾病目的的方法。

其三，刺络放血法颇受历代医家的重视。在《黄帝内经》中刺血疗法已有详尽的论述，其文162篇中，有40篇或多或少地论及刺络放血的内容，系统论述了刺血工具、作用功能、部位选择、主治病症、应用禁忌等内容。以后历代医家多有记载，不仅反映在针灸专著中，也反映在其他内、外各科著名医家的著作中，如《外科精要》《儒门事亲》《脾胃论》《卫生宝鉴》等。刺络放血法在我国少数民族的蒙医、藏医中也多有运用。

其四，放血疗法之所以取效，关键是它能气血双调，通过灵巧的手法，如强刺、快速，迫血外泄，祛瘀通闭，使邪随血出，同时它又能激发经气，使经络通畅，营血顺达，从而达到清热解毒、祛腐生新、活血祛瘀、醒神开窍、安神定志等多方位的功效。强通法可应用于临床各科疾病的治疗，尤其在一些危急重症的急救中，常有立竿见影的效果。

其五，拔罐疗法中的"血罐疗法"，是兼有"温通""强通"两种性质的治疗。血罐疗法为针刺后加拔火罐促进放血的一种治疗方法，多用于躯干及四肢近端能扣住火罐处。操作时，先局部用酒精棉球消毒，再用三棱针或皮肤针针刺局部见出血，然后再行拔罐。一般留罐10分钟，待罐内吸出一定量的血液后起之。本法适用于病灶范围较大的疾病，如神经性皮炎、丹毒、乳痈、白癜风、痤疮等。

其六，由于封建礼教统治对刺血治疗的压制及人们对出血的过分担忧，刺血疗法的实际运用已大为减少。近年来，由于贺普仁先生等人的大力提倡，加之人们发现刺血疗法确有良效，故运用此法的人逐渐多了起来。长久、广泛的临床观察表明：刺血疗法具有适应证广、奏效快、不良反应少和操作简便的特点。在操作上不需要特殊设备，简便易学，确实是一种值得进一步推广的疗法。

第二节　强通法的机制与临床作用

一、强通法的机制

放血疗法是临床实践中采用的重要的治疗手段之一。贺普仁先生在数十年的医疗实践过程中，对其有很深的研究，总结出一整套用放血治疗疾病的方法，并用它治愈了许多疑难重症，有时达到针到病除、立竿见影的效果。

贺普仁先生认为放血疗法的治病机制可以从两方面分析，一是经络学说；二是气血学说。

1. 经络学说

古人以为经络具有由里及表，通达内外，联络肢体的作用。人体内各脏腑组织器官之间的密切联系即由经络完成，同时经络将气血运达周身，以保证正常的生理活动。如经络不通，可以引起脏腑不和，阴阳失衡，出现各种疾病。《灵枢·经脉》中说："经脉者，所以能决生死，处百病，调虚实，不可不通。"如外邪由表入里，通过经络内传脏腑，也可引起各种病症。《素问·缪刺论》中说："夫邪之客于形也，必先舍于皮毛；留而不去，入舍于孙脉；留而不去，入舍于络脉；留而不去，入舍于经脉。内连五脏，散于肠胃。"

络脉是经脉分出的斜行支脉，大多分布于体表。《灵枢·经脉》指出："诸脉之浮而常见者，皆络脉也。"从络脉再分出的细小络脉称为"孙络"，分布于皮肤表面的络脉称为"浮络"。络脉、孙络、浮络，从大到小网络全身，具有加强十二经表里两经之间的联系和由体内向体表灌渗气血以濡养全身的作用。络脉还是外邪由皮毛腠理内传脏腑的途径，也是脏腑之间及脏腑与体表之间病变相互影响的途径。《素问·皮部论》说："百病之始生也，必生于毫毛……邪客于皮则腠理开，开则邪入客于络脉，络脉满者注入经脉，经脉满者入舍于脏腑也。"

2. 气血学说

古人认为脏腑功能紊乱、经络功能失调所产生的症状，根本原因不是气发生改变，就是血发生改变；又认为气血相互为用，气病影响到血，血病也可影响到气。放血疗法正是以这个理论为指导，形成了独特的治疗体系。由于络脉在发病与病理传变过程中均处于中间环节，故当病邪侵入人体或脏腑功能失调而致气血瘀滞时，络脉本身也会出现相应的瘀血现象。因此，针对病在血络这一重要环节而直接于络脉施用放血法，强迫恶血外出，治血以调气。一方面，能迅速达到祛除邪气的作用，另一方面，通过经络之全身调节作用以及脏腑间的生克制化、表里关系的作用，使相应的脏腑功能得到改善。《素问·调经论》中指出："刺留血奈何？……视其血络，刺出其血，无令恶血得入于经，以成其疾。"这就是说刺络放血可以有效地阻断疾病向深层发展。

贺普仁先生认为，气血与经络既为人体正常的生理基础，也是疾病产生的重要病机转化所在。凡各种疾病皆由阴阳失衡、经络不畅所致。经络不畅是指经络之中气血的运行不畅。血乃有形之物，气必须以血为基础，气属阳本主动，但必须依赖血以济，这样方可表现出它的机能活动。因此血就成为气血中的根本。而我们常说的"气为血之帅""血为气之母"是指两者相互为用，一般多强调前者的功能，但我们切不可忽视后者的作用。因为气之所以能行血，是由于血能载气，气的活力虽然很强，但却易于逸脱，所以气必须依附于血而存于体内。当气附存于血中时，血可载气并不断为气的功能活动提供水谷精微，使其不断得到营养补充，故血盛则气旺，气旺又能生血、行血、摄血。血虚则气衰，血脱气亦脱，即血病气亦病。故临床有血液瘀滞引起的气机不畅和失血过多时出现的气随血脱等现象。正如《医学入门》所云："人知百病生于气，而不知血为百病之胎也。"

基于上述观点，贺普仁先生提出了"以血行气""以血带气"的刺络放血学说，刺血以强令血气经脉通行。《灵枢·小针解》指出："菀陈则除之者，去血脉也。"即凡郁滞过久的疾病均可用刺络方法治疗。《素问·调经论》也说："气有余则泄其盛经，出其血。""病在脉，调之血；病在血，调之络。"说明了气血与经络之间有着不可分割的联系。当经络气血郁滞、经气不畅时用刺络放血的方法加以疏通。故贺普仁先生指出：凡诸证气机不调、血脉凝涩之顽证，非毫针微通所及。"气为血之帅""血为气之母"说明二者在生理上相辅相成，病理上相互影响。在治法上也当有所区别，除有"行气活血、益气活血"法外，还当有"以血行气、以血带气"的刺络放血法来调气，用于治疗病久入深的顽疾痼疴。其中因气血凝涩，不论寒热，必用放血法以强令血气通行，逼邪气随血外出，以祛瘀通闭、疏通脉络，使经气通畅、营血顺达，起到血行气通、血气调和之目的。正所谓：顽疾痼疴，其血气凝涩，如泥淤渠道，非强力掘而不通也。

随着贺普仁先生针灸学术体系核心学说的完善和在认知上的深化，提出"以血行气、以血带气"的刺络放血学说，使强通法机制学说更加全面。

二、强通法的临床作用

刺血疗法具有解表发汗、清热解毒、醒脑开窍、活血化瘀、祛腐生新、消肿止痛、安神定志等多种功能，其中最突出的是清热泻火、活血化瘀作用。由于刺血疗法具有直接祛除瘀血的功效，因此对于血瘀证，特别是病位较为表浅的血瘀证，刺血疗法可算是最为简捷有效的治疗方法。按《内经》的观点，不论什么疾病，治疗的第一步就是要祛除血脉中的瘀血，即《素问·三部九候论》篇所说的："必先去其血脉而后调之，无问其病，以平为期。"又《千金翼方》曾云："诸病皆因气血壅滞，不得宣通。"清代名医叶天士曾创"久病入络"的理论。故刺血疗法的适应病证是十分广泛的，尤其在一些危急重症的急救中，常有立竿见影的效果，对某些顽固性疾病也时有意想不到的疗效。

对于放血疗法的临床作用，贺普仁先生经过多年的临床应用，将其归纳为10个方面，凡临床使用得当，均可获满意疗效。

1.退热作用：中医认为发热主要有两种情况，其一为阳盛发热，其二为阴虚发热。此外，还有气虚发热。强通法退热作用主要适用于阳盛发热，因为阳盛必然导致血盛。阳盛发热多由外邪引起，放血疗法对外感风热、热毒壅盛、热入营血均有良好的退热作用。放血可减消血盛，以减轻体内的热邪，因而起到退热作用。人身之气是以血为本，同时又随血出入，迫血外出能泄出过盛的阳气，从而改善了阳盛的状态，使机体的气血趋于平衡，而热自平。至于阴虚、气虚发热则一般不宜使用此法。

2.止痛作用：中医学认为"通则不痛，痛则不通"，意思就是说凡是伴有疼痛症状的疾病，在其经脉中必有闭塞不通的地方。强通法可以直接迫血外出，疏泄瘀血，畅通经脉，故疼痛可以立即停止。临床很多急性病症，如咽喉痛及偏头痛等，应用放血疗法都能收到满意的疗效。

3.解毒作用：强通法对机体正气不足、机能障碍时毒邪内窜的病证，如毒火攻心的"红丝疔"，以及毒邪浸淫而生的疮疡等有很好的疗效。放血不仅使侵入机体的毒邪随血排出，而更重要的是通过理血调气，使人体机能恢复正常，抑制毒邪的扩展与再生。

4.泻火作用：中医学认为心属"火"，如果心阳过亢，人体就会出现一系列的"火谵症"，如心烦不安，口舌生疮，甚至发热昏谵语等症状。心又有主血脉的功能，所以放血可以直接减轻心阳过盛的状态，而达到泻火的目的。中医还认为，肝胆内寄相火，肝藏血，因此放血也能治疗肝胆相火妄动的疾病，如暴发火眼、头晕目眩等症。

5. 止痒作用：古人认为"痒"是因为有风气存于血脉之中的表现，故而有"治风先治血，血行风自灭"的治疗原则。放血的目的就是理血调气，血脉流通则"风"气无所存留，从而达到祛风止痒的作用。

6. 消肿作用："肿"大多是由于气滞血涩，经络瘀积而造成的。放血能直接排除局部经脉中"菀陈"的气血和病邪，以促使经脉通畅无阻，自然就达到消肿之目的。

7. 治麻作用：中医认为由于气虚则不能帅血达于肢端，可出现肢体麻木的症状。放血治疗麻木的病证，是以"血行气通"的理论为指导，以毫针刺患肢末端的腧穴，放出少量的血液，可鼓舞气机使血运达于肢端，而麻木自止。

8. 镇吐作用：恶心、呕吐多属于胃热或肝气横逆犯胃或食积停留。放血疗法能泻热平抑肝逆，并有助于疏导胃腑，帮助消化。

9. 止泻作用：放血疗法可治疗肠胃积食化热而成的热泻，或时疫流行所致的清浊不分的泄泻等，其机制是通过泻火泄降小肠热，而起到升清降浊的作用。临床上常用委中穴缓刺放血，一般 1 ~ 3 次即有显效。

10. 急症解救：临床多应用放血治疗昏迷、惊厥、狂痫及中暑等危重症，简便而有效。《乾坤生间》曾记载："凡初中风跌倒，暴卒昏沉，痰涎壅滞，不省人事，牙关紧闭，药水不下，急以三棱针刺手指十二井穴，当去恶血。又治一切暴死恶候，不省人事，及绞肠痧，乃起死回生妙诀。"可见古人多用放血疗法进行急救治疗。

三、强通法的适应证

由上可知，放血疗法的作用十分广泛，因此其适应证极其宽广。据资料统计，放血疗法的适应证多达 150 余种，现据贺普仁先生的经验和临床报道，常用放血疗法的病症如下：

1. 内科疾病：头痛、眩晕、面瘫、发热、腮腺炎、感冒、疟疾、哮喘、中风后遗症、失语、呕吐、坐骨神经痛、三叉神经痛、咳嗽、高血压、痛风、中暑、急性胃肠炎、昏迷等。

2. 骨、外科疾病：扭伤、软组织损伤、关节炎、筋膜炎、痔疮、腱鞘囊肿、肩周炎、下肢静脉曲张、下肢静脉炎等。

3. 妇科疾病：乳腺炎、痛经等。

4. 儿科疾病：疳积、夜啼、急惊风等。

5. 皮科疾病：带状疱疹、麦粒肿、痤疮、疔疮、银屑病、疣症、荨麻疹、神经性皮炎、丹毒、白癜风等。

6. 五官科疾病：急性结膜炎、电光性眼炎、急性扁桃体炎、喉炎、咽炎、牙痛、口舌生疮等。

以上病症只是举例，实际运用更为广泛。孙络出陈，放血疗法，可以说是贺普仁先生针灸疗程的序曲引言。

四、强通法的禁忌

放血疗法手段强硬，属于强通法，对实证、热证有很高疗效，但也有一些严格的禁忌。贺普仁先生认为临床上应注意四方面：患者、手法、部位和穴位。治疗中如不慎重考虑病情的需要、穴位是否妥当，即妄施放血，不仅徒增患者痛苦，而且容易贻误病情，甚至关系到患者的安危，故不可忽视。

1. 患者禁忌：阴虚血少、汗出太多或身体过于透支、脉象虚弱的患者，以及水肿、平素易出血的患者皆不宜放血。大劳、大饥、大渴、大醉、大怒等的患者，暂时不宜放血，必须休息一段时间，使身体状态恢复正常后再行放血，否则不仅无效，反而容易造成意外。《灵枢·血络论》指出："脉气盛而血虚者，刺之则脱气，脱气则仆。"《灵枢·终始》指出："大惊大恐，必定其气乃治之；乘车来者，卧而休之，如食顷乃刺之；出行来者，坐而休之，如行十里顷乃刺之。"

2. 手法禁忌：针刺的手法不宜过重，否则会因刺激过重而发生晕针。针刺时深浅需适度，禁忌针刺过深，以免穿透血管壁，造成血液内溢，给患者造成痛苦。

3. 部位禁忌：在邻近身体的重要脏腑和器官的部位，应该浅刺甚至禁刺，否则可能伤及内脏，造成内部出血，给患者造成严重损害。因动脉和大静脉不易止血，故也禁止刺血。《素问·刺禁论》载："刺臂太阴脉，出血多立死""刺郄中大脉，令人仆脱色"。故刺大血管附近的穴位，须谨慎操作，防止误伤。如果不慎刺中动脉也不必慌张，立即用消毒干棉球重压针孔，压迫止血。出血甚者须外科处理。

4. 穴位禁忌：古人有20多个穴位禁针，放血时也应慎用或禁忌，如脑户、囟会、神庭、玉枕、络却、承灵、颅息、角孙、承泣、神道、灵台、水分、神阙、会阴、横骨、膻中、气冲、箕门、承筋、手五里、三阳络、青灵等穴，还有云门、鸠尾、上关、肩井、血海等穴位不可深刺。孕妇的合谷、三阴交、石门、昆仑、至阴等穴以及下腹部、腰骶部的穴位应禁刺，以防影响胎儿。

以上都是前人从初实践中总结出来的经验教训，应予以重视。

五、操作要求

1. 放血器具

放血疗法依据不同的需要和不同的条件选择不同的针具，临床上常用的有以下3种，辅助用具2种。

（1）三棱针：古称"锋针"。一般用不锈钢制成，长约6 cm，针柄较粗呈圆柱形，针身呈三棱形，尖端三面有刃，针尖锋利。三棱针为放血泻络的主要针具，现有用采血笔和一次性采血针代替三棱针的，效果也不错。三棱针亦可用于火针疗法。

（2）梅花针：是在古代馋针的基础上演变而成的。用5～7枚不锈钢针集成一束，或如莲蓬形固在针柄的一端而成。其针柄坚固而有弹性，具有刺激面积广、刺激量均匀、使用方便等优点，适用于浅刺皮肤出血。

（3）毫针：古代九针中的毫针，由18号不锈钢丝制成，放血时一般用1寸针，适用于小儿及虚性患者。

（4）火罐：分竹罐和玻璃罐等，现临床上常用的为玻璃罐。拔罐法乃是借热力排除罐内空气，形成负压，使之吸附于体表一定部位，从而达到治病目的。火罐多用于刺络拔罐。

（5）其他：西医验血、取血用小刀等锋利器具。

2. 消毒严格

放血时因针具直接刺入血管，容易引起感染，故放血前必须严格消毒。又因三棱针的针体粗大，针孔不易闭合，如果针后不严格消毒，不注意局部洁净，也容易引起感染。儿童患者，因其刺血后不注意卫生，要叮嘱家长给予监护。

3. 点穴准确

点穴的正确与否，直接影响治疗效果，因此针刺时认真点穴，可将患者摆放一舒适体位后再点穴。取穴不熟练者可用拇指指甲按出一个"十"字，然后按此标志，准确点刺。

4. 手法刺法

依人依症，手法轻巧，深浅适度。

5. 出血适量

临床上必须根据十二经气血的多少及其运行的情况，来决定是否刺血及刺血量的多少。太阳、阳明、厥阴等多血之经，宜刺血，出血量可大一些；相反，少血之经的病变则不宜刺血或只可少量出血。《灵枢·九针十二原》指出："审视血脉者，刺之无殆。"穴位点刺出血时，出血 3 ～ 5 滴即可；若在静脉处放血，血色由深变浅或由黑变红即可停止放血。

关于刺血疗法出血量的多少，颇应值得重视，不可以为只要放出几滴血就算是在运用刺血疗法了。《内经》屡次提到放血要放到"血变为止"。清代名医徐大椿亦云："凡血络有邪者，必尽去之，若血射出而黑，必会变色，见赤为止，否则病必不除而反为害"（《医学源流论》）。显然这样的出血量不只是几滴。宋代娄全善治喉痹，刺太溪出黑血半盏，陈自明《外科精要》记载："治背疽，砭赤处，出血碗许，背重顿去。"攻下派张从正刺血以升、以斗记。而今人刺血多以滴计，其疗效可想而知。正如徐大椿所言："古人刺法取血甚多，如头痛腰痛，大泻其血；今人偶尔出血，惶恐失据，病何由除……"

目前，临床上运用大出血量的刺血疗法还是有一定的困难，这主要是人们以为血液生成极难，丢失一滴就觉可惜，大量出血更是惶恐不安。殊不知人体的血液是在不断新陈代谢之中，就拿红细胞来说，每天有新的红细胞在骨髓中诞生，同时每天有衰老的红细胞在血管中被破坏。少量出血不仅没有害处，反而能刺激骨髓的造血机能及整个人体的新陈代谢。如中医所讲"祛淤才能生新"。一般正常成人的平均血量为 4500 毫升，健康成人一次失血量不超过全身血量的 10%，对机体没有什么明显损害，一次失血量超过全身血量的 20%（约 900 毫升），才导致机体活动功能障碍。以此观之，古人放血碗许并非虚夸之辞。目前放血者较多者，一般不超过 100 毫升，因此对出血量问题不必顾虑重重，而是应该根据病情的需要来决定放血量。

六、注意事项

强通法临证需注意以下事项：

1. 消除其顾虑：首次治疗，应对患者要做好必要的解释工作，消除其思想顾虑。开始宜选取疼痛较轻的部位刺血，患者体会到疗效后，再次治疗就会积极配合。

2. 对体弱血虚者慎用，有出血病史者禁用，对脏器邻近穴位慎刺。

3. 由于三棱针所致的针眼较毫针大，针刺前后要认真消毒，以防感染。

第六章　刺穴手法　发微论示

针法传承是针灸千年传承的难点，刺法是其要点。针灸三通学术体系刺法真谛，在于前面强调过的"得心应手"，心觉手至，医功助力，气推针入。针灸三通学术体系总的刺法以"简精为上"，刺法的重点是针刺手法施法与针刺深浅问题。因人、因病、因穴制宜是针刺手法施法的根据，在此基础上的"因时"对于针刺深浅至关重要。正如《难经·七十难》所言："经言春夏刺浅，秋冬刺深，何谓也？然，春夏者，阳气在上，人气亦在上，故当浅取之；秋冬者，阳气在下，人气亦在下，故当深取之。春夏各致一阴，秋冬各致一阳者，何谓也？然，春夏温，必致一阴者，初下针，沉之至肾肝之部，得气引持之阴也；秋冬寒，必致一阳者，初内针，浅而浮之至心肺之部，得气推内之阳也。是谓春夏必致一阴，秋冬必致一阳。"三通各法刺法要则分示如下。

第一节　微通法针具与刺法要则

一、微通针具

微通法的针具为毫针，《黄帝内经》中对毫针的相关记载在《灵枢·九针十二原》中有："针，长三寸六分""尖如蚊虻喙"。在《灵枢·九针论》也有："毫针取法于毫毛，长一寸六分，主寒热痛痹在络者也。"现代毫针多用不锈钢制成，坚韧锋利，方便耐用，亦有用金、银或其他合金制成者。一般以针体长度在 4 寸以下（含 4 寸）者称为毫针。针体长度在 5 寸以上（含 5 寸）者，称为芒针（又称长针）。实际上，芒针只是在长度上比毫针延长，其操作方法与毫针相似。

二、刺法要则

毫针在临床上一般的应用技术环节包括进针、行针、留针、出针等。微通法的刺法要则分为两个层次的要求。

第一层次，对于初学者，在临证积累感悟不够的时候，按照以下标准进行刺法操作：

1.进针：进针时，一般用左右双手配合。右手持针，靠拇、食、中指夹持针柄，掌握进针时的力量和针刺角度、深度，称为刺手；左手按压针刺部位或扶定针体，以固定腧穴皮肤，防止针体弯曲，并可避免疼痛，促使针刺感应的获得，称为押手。

（1）进针的具体方法：包括指切进针法、夹持进针法、舒张进针法、提捏进针法等。指切法适于短针；夹持法适于长针；舒张法适于皮肤松弛处（如腹部）；提捏法适于皮肤浅薄处（如头面部）。

（2）角度：指针体与皮肤表面所形成的夹角。临床上，针体与腧穴皮肤呈直角（90°）垂直进针，称为直刺，适于肌肉丰厚处，如四肢、腹、腰部。针体与腧穴皮肤呈 45° 角左右，倾斜进针，称为斜刺，适于肌肉浅薄处，或内有重要脏器及不宜直刺、深刺的腧穴。针体与腧穴皮肤呈 15°～25°

角，沿皮刺入，适于肌肉浅薄处（如头面部）。一针透二穴也可用此法，称为横刺或沿皮刺、平刺。

（3）针刺深度：针体进入皮下的深度，一般以取得针感而又不损伤重要脏器为准。除根据腧穴部位特点来决定之外，临床上还需灵活掌握。如形体瘦弱者宜浅刺，形体肥胖者宜深刺；年老、体弱、小儿宜浅刺，青壮年、体强壮者宜深刺；阳证、表证、初病宜浅刺，阴证、里证、久病宜深刺；头面、胸背及肌肉薄处宜浅刺，四肢、臀、腹及肌肉丰厚处宜深刺；手足指趾、掌跖部宜浅刺，肘臂、腿膝处宜深刺等。针刺的角度和深度有关，一般来说，深刺多用直刺，浅刺多用斜刺和横刺。对项后正中、大动脉附近、眼区、胸背部的腧穴，尤其要掌握斜刺深度、方向和角度，以免造成损伤。

2 行针：又称针刺手法，是毫针刺入后，为了获得、维持和加强针刺感应（又称"得气"）所施行的操作方法。

3. 留针：行针"得气"后，将针体留置于腧穴内一段时间的方法，称为留针。在行针后仍不"得气"时，可通过留针静候"气至"，出现针感，称为候气。在行针已"得气"后，留针可保持针感，并增强针刺治疗作用。在留针过程中，还可再次行针，以加强针感，并使针感沿经脉循行方向传导。留针时间的长短依具体情况而定。如阴证、寒证、里证，病程长而邪气深入，身体强壮者，宜久留针；阳证、热证、表证，病程短而邪气浅在，身体虚弱者或小儿，宜少留针，甚至不留针。顽固性、疼痛性、痉挛性病症，和昏迷、休克等宜久留针。一般情况，留针时间为 15 ～ 30 分钟。

4. 出针：在行针或留针后，针刺达到一定治疗要求时，将针体退出体外的方法，即出针。出针时，先以左手拇、食两指用消毒干棉球按于针孔周围，右手持针做轻微捻转，并慢慢提针至皮下，最后将针完全退出体外。在出针后，一般应迅速用消毒干棉球揉按针孔，以防出血，又称为扪法。出针后亦可不按揉针孔，使邪气外逸，这是针刺补泻的一种，属于开阖补泻的泻法。出针后要核对针数，以免脱漏，并嘱患者休息片刻，注意保持局部清洁。

第二层次，对于针灸临证经验丰富者，特别是医功修炼者，须在体验中、感悟中去实践针灸三通学术体系之微通法的刺法要则。

1. 微通法在进针方面的特点与要求：强调"意法同时"，进针单手三指"努"入，快速轻巧，法随刺施，针感无痛，针效即有，针刺深浅依人、依病、依时。

2. 微通法在行针方面的特点与要求：进、行同步，同于"意法同时"。

3. 微通法在留针方面的特点与要求：静观重察，失气善补。未能达到"意法同时"，以运为矢，"得气"为的。

4. 微通法在出针方面的特点与要求：出针徐徐，分施补泻。补出：浅上深下，针孔即封。泻出：直上慢出，针孔不封。

第二节　温通法针具与刺法要则

一、温通针具

1. 火针结构

温通法的针具主要为火针，毫针火针临床也在应用，多为火针治疗中的留针之用。火针是由含钨95% 的钨锰合金丝为针体，由铜丝缠制成盘龙针柄。火针同毫针一样，是由针尖、针身、针根、针柄、针尾组成，火针经过加热方可使用，故对针具有特殊要求。

（1）针尖：针的尖端锋锐部分。火针的针尖以尖而不锐，稍圆钝为好，不能像毫针那样锋利，否则经反复烧灼使用后，针尖易折断。

（2）针体：针尖与针柄之间部分，是针具的主要部分。针身应挺直，又应坚硬。现在较为理想的材料是含钨 95% 的钨锰合金或钨铝合金，这种材料不怕烧灼，能保持不弯不折，且经久耐用，价格低廉。

（3）针根：针体与针柄的连接处。

（4）针柄：手持针处。火针针柄要求隔热，制作的方法是将细铜丝卷成螺旋形细卷，再把卷好的铜丝缠在针的另一端，铜丝两端用 502 粘合剂固定于针条上。针柄与针体缠绕的牢固程度应符合 GB2024 的标准。针柄一般不少于 4 cm 长短为宜，这样制作的针柄便于持拿，而且不会烫手。

火针疗法尚需要一些辅助工具，可备一盏酒精灯，内装 75% 或 95% 的酒精。简易的方法是用镊子或止血钳夹持酒精棉球，点燃后烧红进针。

2. 火针分类

温通法以运用传统点刺火针针具为主。点刺火针多用于点刺，针形类似普通的毫针，根据直径的大小与针体粗细分为长火针、三头火针、粗火针、中粗火针、中细火针、细火针各型。

粗火针主要用于囊性肿块、窦道、痈疽、结节、皮肤肿瘤等。三头火针主要用于外痔、皮肤肿物等，中粗火针对四肢、躯干部位皆可使用。中细火针主要用于体质虚弱及畏针者，使用这种火针疼痛较轻。细火针主要用于面部肌肉较薄的部位、老人、儿童、体质虚弱及较为畏针者可用细火针，使用这种火针可免结痂，且疼痛较轻。

二、刺法要则

温通法的火针刺法要则，是贺普仁先生根据经典记载、从多年临床实践中总结而成。贺普仁先生主张施用火针时，医者应用右手拇、食、中指持针柄，左手持酒精灯或火把，靠近穴位或施术部位，针头低下，将针尖与针体下端烧红。初涉者可用指甲将穴位掐个"十"字作为标记，针刺其交叉点。

温通法刺法的总要则为：针刺深浅依人、依病、依时。各类刺法的具体内容如下。

1. 点刺法：指将针烧红后迅速刺入选定部位。其他火针方法也是以点刺法为基础，只是针刺深度、用针疏密程度和所刺部位的不同。一般辨证取穴、循经取穴或针刺压痛点时，采用点刺法，主要用以治疗脏腑疾患等全身性病证和缓解局部疼痛。刺法要则为：手法轻巧，根据病、穴决定深浅，阿是痛点可略深。

2. 密刺法：是用火针密集地刺激病灶局部的针刺方法。一般每针相隔 0.5 cm 左右，病情重则用针密，病情轻则用针疏。针刺深度以针尖透过皮肤病变组织，刚接触到正常组织为宜。应视病损病位的皮肤厚薄来选择针具，皮肤厚硬则选用粗火针。密刺法可蓄积足够热力，强力疏通气血，促进组织再生。密刺法多用于有明确病灶的病变局部，如增生性及角化性皮肤病变。刺法要则为：手法轻巧，浅刺为主。

3. 散刺法：是用火针疏散地刺在病灶部位上的针刺方法。一般每隔 1.5 ～ 2 cm 左右刺一针。多选择细火针，以轻浅刺激为宜。此法可温阳益气、疏通局部气血，具有除麻、止痒、定痉、止痛之功，多用于治疗麻木、瘙痒、拘挛、疼痛诸症。刺法要则为：手法轻巧，根据病、穴决定深浅，深浅一致。

4. 围刺法：是用火针围绕病灶周围进行针刺的方法。进针点多落在病灶与正常组织交界之处。进针间隔以 1～1.5 cm 为宜，进针深度应视病灶深浅而定。局部红肿者可直接用火针刺络放血。围刺法以用中粗火针为宜，过细则力小，过粗则增加患者痛苦。这种刺法可改善局部气血运行，促进毒邪外泄，多用于治疗皮科、外科疾患，如臁疮、带状疱疹、白斑风、脱疽。刺法要则为：手法轻巧，根据病、穴决定深浅，深浅一致。

5. 快出法：又称快针法、速刺法，是进针后迅速出针的一种火针针法。此法最常用，火针施治一般以快针法为主，进针后迅速出针，整个过程非常短暂。快入快出具有时间少痛苦小的优点，也是火针的优势之一，虽时间短暂，只要针体有足够的热力，就可起到激发经气，温通经络的效果。刺法要则为：手法轻巧，浅刺为主。

6. 慢出法：又称慢针法，指火针刺入选定部位后留针 1～5 分钟，然后出针。留针期间，可同毫针刺法一样行各种补泻手法。慢针法主要用于淋巴结核、肿瘤、囊肿等有各种坏死组织和异常增生的一类疾病。刺法要则为：手法轻巧，根据病、穴决定深浅，迎随对位正施。

第三节　强通法针具与刺法要则

一、强通针具

强通法的针具主要是三棱针。三棱针一般用不锈钢制成，针长约 6 cm，针柄较粗呈圆柱形，针身呈三棱形，尖端三面有刃，针尖锋利。取法于古代九针之一的"锋针"。

二、刺法要则

强通法刺法总的要则，一是持针要稳，操作时右手持三棱针，必须全身全力，贯注手臂，运于手腕，达到指尖，然后方能得心应手，运用自如；二是注重针刺深度与病者、病症、四时的对位问题；三是注重出血量与病者、病症的对位问题；四是注重刺血后的消毒问题。

1. 点刺要则：根据部位直接点刺或提捏点刺，速入速出，针刺深度 0.5～1 分，挤压针孔，出血数滴。重点在于适宜的深度。

2. 缓刺要则：适用于体窝部位，用橡皮止血带在放血部位集血，针刺深度 0.5～1 分，让血自流，停放松带，消毒棉球按住针孔止血。重点在于适宜的出血量。

3. 挑刺要则：适用于疾病在身体上的反应点。夹起反应点处，刺破表皮，迫毒血与黏滞外出。重点在于适宜的深度。

4. 散刺要则：适用于体表痈肿或痹症等。以病灶为中点围转数刺，挤压出血。重点在于针刺数量的适宜。

针刺后加拔火罐吸血而出的血罐疗法，温通、强通和合而施的火针放血疗法，其共同的要则：重刺入深浅，出血量与病者、病症的对位问题。火针放血疗法在治疗下肢静脉曲张等症时，须特别注重无菌操作与针后消毒问题。

第七章　用穴心法　发微论示

第一节　贺普仁先生的用穴特点

贺普仁先生多次强调：阐明穴道是针灸传承的重中之重。深入穴道之中，可知针灸医学的内外表里，可达针灸医学的四面八方。针灸学习与针灸临证，经络是基础，腧穴是基础的基础，每个腧穴都是质点，强调精准取穴。对离经不离穴之说法，不予赞同。其认为：穴位之位，差之毫厘，疗效失之千里。对穴位主治，贺普仁先生在经典学习中下了很大的功夫研究，分门别类编辑卡片，归纳整理，总结古人的经验，但不被其所限，努力在临床上进行探索。因此，其对自己临证实际体验最为信任，在用穴上开发出了诸多前人未述之用与未述之效。概括贺普仁先生的用穴有以下特点。

一、活用经穴

贺普仁先生在临床应用上，依据针灸经典文献，参考各家学派的学术思想，结合自己的临床体验，扩大腧穴的主治范围，灵活运用经穴。同一穴位进针方向不同、进针深度不同、取穴姿势不同、三通方法运用方式不同，主治病症各异。

如手太阴肺经穴少商，微通法用毫针斜刺向上，进针 0.1 寸，针感局部疼痛，可治疗感冒、咳嗽；温通法用火针速刺少商，进针 1 分，可治疗中风、无脉症、鼻出血属实证；强通法用三棱针点刺出血豆许，可清利咽喉、开窍醒志，治疗咽喉肿痛、拇指麻木、癫证、厥证。

手阳明大肠经穴曲池，微通法用毫针顺经斜刺 1.5 寸，"得气"后大幅提插泻法，治疗咽喉肿痛、牙痛、目赤肿痛、颈部淋巴结炎；毫针泻直刺 1.5 寸，局部酸胀，治疗腹痛、泄泻、丹毒；温通法用火针点刺局部，治疗咳嗽、泄泻、头痛、中风、上肢疼痛、水肿、上肢扭伤、乳癖、丹毒、经早、阴痒、网球肘、瘾疹（荨麻疹）、瘰疬；强通法用三棱针点刺放血，治疗银屑病、面痛、麦粒肿。

足阳明胃经穴条口，微通法用毫针直刺 1 ～ 2 寸，局部酸胀针感，治疗小腿冷痛麻痹、转筋、跗肿、足缓不收；毫针直刺 2 ～ 2.5 寸透承山，治疗肩臂痛。

足阳明胃经穴伏兔，屈膝跪坐，毫针直刺 2.5 寸，酸胀针感可至膝部，治疗坐骨神经痛；仰卧，毫针直刺，局部酸胀感，治疗腿痛痹症；温通法用火针点刺 3 ～ 5 分，治疗中风、痹证、小儿痿证等。

二、发挥透穴

透穴法其理论是以经络循行腧穴主治为基础，其方法是针刺入某一穴位后，采用不同的针刺方向、针刺角度和不同的针刺深度，以同一根针作用于两个或两个以上的多个穴位，从而达到治疗疾病目的的一种针刺方法。这种针法充分发挥了两穴双重主治作用的叠加效果，提高了治疗效果，具有取穴少、针感强、疗效佳的特点。透穴法历史源远流长，早溯《黄帝内经》，正式定名"透针"的是金代的窦默，他曾著《针经指南》，内有透针的提法，《扁鹊神应针灸玉龙经》首次明确提出了透穴刺法，其记载的玉龙歌曰："偏正头风痛难医，丝竹金针亦可施，沿皮向后透率谷，一针两穴世间稀。"这是针刺丝竹空透率谷治疗偏头痛的针法。《针方六集》中也有不少透穴针法治疗疾病的记载。贺普仁先生临床上主要运用三类透法，即平透刺法、斜透刺法、横透刺法。

1. 平透刺法：从本经一穴进针，待"得气"后，针尖向着本经的另一穴位透刺，结合迎随补泻手法，可以向上透，亦可向下透。如曲池透臂臑治疗颈痛，操作上用4寸毫针，刺入曲池后将针平卧，针尖向上沿皮刺入4寸；其他如颊车透地仓治疗面瘫，丝竹空透率谷治疗偏头痛等。

2. 斜透刺法：针尖与皮肤呈60°或45°透刺，操作从一个穴位直刺3分许，再斜向另一个穴位，多用于病症涉及相邻经脉或同一经脉，如胆经的阳陵泉透胃经的足三里。

3. 横透刺法：医家一般用于四肢内外侧相应的阴阳经，从一经一穴进针，透向相对应的另一经一穴，针尖不宜穿透，以能看见针尖顶起皮肤为度。临床常用阳陵泉透阴陵泉治疗膝痛，而贺普仁先生在临床上常用丘墟透照海，此法历代医家罕见，最难操作，但疗效极佳。丘墟位于足外踝的前下方，照海位于内踝尖下方的凹陷处，操作上取3寸长针，从丘墟向照海方向深刺，穿过丘墟穴下皮肤、皮下组织、肌腱、足骨缝隙，到达照海穴下，以不穿透照海处皮肤而又感觉到针尖为度。丘墟为足少阳胆经之原穴，照海属足少阴肾经，肝肾同源，肝胆互为表里，故一针透二穴，有疏肝解郁、祛瘀通络、清热利湿、调气止痛之效，治疗胁痛、肝病、黄疸和蛇丹有显著的疗效。此外，内关透外关、后溪透劳宫、条口透承山、曲池透少海也很常用。

三、妙用奇穴

奇穴指经外奇穴，《黄帝内经》是现存文献中最早记载奇穴的典籍，如"刺十指头""两眉间""刺舌下两脉"等只有定位主治的记载。其发展在隋唐，在原有定位主治的基础上又被赋予穴名，同时也出现有定名、定位、主治的内容完整的新的经外奇穴。奇穴名称首见于《备急千金要方》，书中收录了当时医籍的经外奇穴，还增加了许多奇穴。其成熟在明清，《奇效良方》《针灸大成》《类经图翼》《针灸集成》等专列"经外奇穴"篇章。此时的奇穴已经在形式上与十四经穴发生分离，成为明确的有实用价值的穴位系统。

《太平圣惠方》载，在治疗舌头肿胀时"用手指或铍刀把舌下两边的皮肤弄破使之出血。"此法为后世医家所借鉴，用于治疗舌肿胀，而且发展为针刺金津、玉液出血、治疗构音障碍及吞咽困难。贺普仁先生特别重视经外奇穴，广泛使用，其用三棱针强通法取金津、玉液治疗高血压病、气闭引起的失音症，中风引起的舌强不语均有显著疗效。操作时强调医者左手持纱布拿住患者舌部使之上翻以暴露舌下金津、玉液两穴，医者右手持三棱针快速刺向瘀紫之血管使之出血，然后嘱患者在洗手池旁，尽其力量喋出血液，吐进水池，至血液自然停止，喋不出血而止。贺普仁先生临床上经常用的奇穴还有里内庭、腰奇、四神聪、太阳、十宣、八邪等。

四、多选阿是穴

在临床中以痛点、病理反应点作为腧穴，且无固定穴名、无所属经络、无具体位置的穴位，统称为阿是穴。

阿是穴法，早在《灵枢·经筋》中有"以痛为输"的记载，后世"不定穴""天应穴"亦是同义，如《扁鹊神应针灸玉龙经·玉龙歌》云："浑身疼痛疾非常，不定穴中细审详"，其文注释："不定穴，又名天应穴，但疼痛便针"。隋唐时期的孙思邈最早提出阿是穴"故吴蜀多行灸法。有阿是之法，言人有病痛，即令捏其上，若里当其处，不问孔穴，即得便快成（或）痛处，即云阿是，灸刺皆验，故曰阿是穴也"。贺普仁先生多在温通法、强通法应用时选用阿是穴。疼痛的产生多因"不通则痛"，温则流而通之。治疗须以"通则不痛"为法则，火针刺之疼痛的部位或穴位，可借助火力，激发经气，温通经络，调节脏腑使气血调和、经络畅通。如火针点刺最痛点治疗瘀血头痛、腰痛、坐骨神经痛、落枕、足跟痛、网球肘、腱鞘炎、阑尾炎、颈项僵痛、肩周炎；火针还常以患处作为阿是穴来取之，如点刺肿块治疗乳痈、乳岩、瘿瘤、瘰疬、痰核、胶瘤，刺患处治疗丹毒、脱疽、臁疮、舌丹、牛皮癣、白癜风、阴痒等。

五、擅长险穴

腧穴里有一些穴位在针刺治疗上存在一定的风险，《素问·刺禁论》云："刺头中脑户，入脑立死。"风府，古人曾提出"此穴入针，人即晕倒"（《扁鹊心书·中卷》）。易导致小脑及延髓损伤的穴位为哑门、风府、风池，因哑门深部为延髓和脊髓的连续部分，风池深部邻近延髓和椎动脉，针刺不当，极易伤及，后果严重，往往因抢救不及而死亡。如睛明穴位于目内眦角稍上方凹陷处，穴位下浅层有内眦动静脉的分支或属支，深层有眼动静脉的分支或属支。针刺时极易碰伤血管导致出血引起眼珠青紫。医者大都尽量不用这些穴位以回避风险。

贺普仁先生基于长期的临床经验，深知风险穴往往具有显著的临床主治疗效，非一般腧穴可替代，熟练掌握进针深度、角度、方向、手法及操作后的医嘱，才能够回避风险。如临床上用睛明穴治疗目赤肿痛、白内障、视网膜炎、视神经萎缩，操作时，嘱患者平视，眼球居中，手持 2 寸毫针，沿眼眶边缘缓慢进针，刺入 1 ~ 1.5 寸，不施手法，留针 30 分钟，缓缓出针，用干棉球按压针孔 3 ~ 5 分钟。

六、精简用穴

《医学入门》提出"明穴法"的观点，重点讨论了五输穴和八脉交会穴，倡导用穴精简，曰："百病一针为率，多则四针，满身针者可恶。"贺普仁先生临证中也常是取穴精简，"精"是指穴位要少而精，力争做到取穴最少疗效最著，甚至一病只用一个穴位，这就是贺普仁先生的"单穴成方""独穴成方"，如摇头方仅用长强穴等。

第二节 贺普仁先生的选穴方法

循经取穴、辨证取穴是针灸三通学术体系各法通用的选穴方法。但贺普仁先生不受循经取穴之垒，力行循证用穴，探索不同病症特定用穴的内在规律性。

一、微通法选穴方法

在循经取穴，辨证取穴基础上，微通法选穴方法还有：远道取穴、特定取穴、经验取穴。

1.远道取穴

远道取穴能够调动经络的功能。该取穴法根据"经脉所过、主治所及"的规律，一般是循经取穴，要做到这一点，首先必须按照经络学说来辨证，分析疾病属于哪一经或哪几经。《琼瑶神书》指出："医人针灸，不知何经受病，妄行取穴"是针灸疗效不好的重要原因之一，因此针灸选穴的一个重要依据就是要按发病部位来分析何经受累。对此早在《标幽赋》中就有"既论脏腑虚实，须向经寻"之说。《经络考》序中也指出："脏腑阴阳，各有其经……明其部以定经，循其流以寻源，舍此而欲知病之所在，犹适燕而南行，岂不愈劳愈远哉！"这就是强调针灸治病必须辨经施治，才能循经找到人体控制系统的按钮（腧穴），通过适当的刺激来调控机体的病理状态，真正做到"有的放矢"，这是循经取穴的基本原理。远道取穴要求对相关经脉上各个腧穴的特性有透彻的理解，特别是位于四肢远端的特定穴，如五输穴、原穴、络穴等对各类病症有较好的治疗作用，临证之用可重点考虑。

2. 特定取穴

古人在长期的临床实践中，发现不同经脉的腧穴，既有其特异性又有一些共同的规律，从而总结出四肢肘膝关节以下的五输穴、原、络、郄穴，以及胸腹背部的俞、募穴等。由于它们各有特定的名称和穴性，故称之为特定穴。

特定穴由于作用较强，不仅局部取穴和远道取穴常用，而且也是辨证取穴的重要对象，如五输穴中的荥穴常用于清热降火。结合五输穴的五行属性，根据"实则泻其子、虚则补其母"的原则，可选择相应穴位进行虚实补泻。

不同的特定穴，对治疗不同类型的疾病具有相对特异性，例如：原穴、背俞穴善于治疗脏病；合穴、募穴善于治疗腑病；郄穴善于治疗急性病症；络穴可治疗互为表里的脏腑、经络病症等。

3. 经验取穴

有些治病效穴，不容易用经络腧穴理论来解释，而是长期临床实践的经验积累，如大多数奇穴就是经验的结晶。有些经穴善治某病，其实也是经验积累，如手太阳小肠经的少泽比经过乳房的足阳明胃经的大多数穴位更善于通乳。要治好疾病，光背熟经络腧穴理论是远远不够的，只有不断汲取古今医家丰富的临床经验，才能不断提高临床水平。

贺普仁先生博览群书，对古人的选穴经验十分熟悉，在长期的临床实践中，不断深化对腧穴特性的认识，形成了自己独特的选穴方法。如对于左右侧半身病善用听宫穴，枕部痛善用至阴、后溪、长强穴，腰腿痛善用养老、伏兔穴等。这些选穴经验是极其珍贵的，需要认真学习，并在临床实践中加以总结提高。

二、温通法选穴方法

温通法的选穴方法与微通法相似，而火针疗法则更强调针对病灶的"局部取穴"。

关于局部取穴，主要是每个腧穴的共同特点是均有局部治疗作用，只要明确病灶所在，局部取穴是相对容易的，但要考虑针刺对组织器官的安全性。

三、强通法选穴方法

在循经取穴、辨证取穴的基础上，由于放血疗法在治疗上的特殊性，决定了其取穴处方的特点。

放血疗法的取穴大体可分为两个方面，即按传统腧穴理论和按病变部位来选穴。它们又各自分为3类。这些分类在临床上可相互结合，根据具体情况灵活处方。

1. 取腧穴

（1）用经穴：又分为特定穴和非特定穴。十四经穴中有一部分特定穴，如五输穴、郄穴、络穴、俞穴、募穴及交会穴等，这些穴位与脏腑经脉紧密相连，有特殊的功用，故为放血疗法所常用。其中五输穴有清热泻毒的功效，多用于治疗高热毒盛之证。古人云："病在脏，取之井""病在腑，取之合""荥输治外经"。《针灸大成》载："凡初中风跌倒，卒暴昏沉，痰涎壅滞，不省人事，牙关紧闭，药水不下，急以三棱针刺手指十二井穴，当去恶血；又治一切暴死恶候，不省人事及绞肠痧，乃起死回生妙诀。"在临床上，特定穴常配合使用，使疾病全面迅速地得以治疗。

另外，根据经络气血循行的理论，放血疗法还常取本经或异经穴来治疗疾病，即病在何经，取何经的穴，或取与其互为表里或与其相连结的经脉的穴位。如《灵枢·热病》载："风痉身反折，先取足太阳及腘中及血络出血，中有寒，取三里。"以上说明角弓反张，腰脊疼痛，可取足太阳经的委中放血来治疗。《素问·刺热论》载："肺热病者……身热，热争则咳，刺手太阴、阳明，出血如豆大，立已。"这是说病在肺经，可取与之相表里的大肠经穴位，在表里两经的穴位上放血，可治疗肺热病。

（2）用奇穴：奇穴指有穴名，有位置，但分布较分散，大都在经脉外的腧穴。因这些穴位常对某些病症有特殊的治疗作用，故放血疗法也多取用。如现代临床常用金津、玉液放血治疗中风失语，耳尖、太阳放血治疗红眼病，四神聪放血治疗高血压等。古人也有这方面的论述，如《玉龙歌》载："两眼红肿痛难熬，怕日羞明心自焦，只刺睛明鱼尾穴，太阳出血自然消"等。

（3）用经验穴：经过历代医家对于放血疗法的实践研究，发现在一些穴位处放血，对某些病症有特殊的疗效，这些经验仍被现代医家沿用。如身柱、大椎放血治疗疟疾，大椎、合谷、曲池放血退热，耳背血管放血治疗头痛、眩晕。

2. 取特殊部位

（1）取病理反应点或痣点：经络有一定的循行部位和脏腑属络，它可以反映脏腑的病症，在某些疾病的过程中，常可发现在经络循行的通路上，或在经气聚集的某些穴位上，有明显的压痛、结节，这就是反应点。十二经脉功能活动反映于体表的部位是十二皮部，也是经脉之气散布的所在，故当体内脏腑病变反映在皮肤上，可出现瘢痕，也可呈青、红、褐色斑点或有突起，这就是痣点。所以在胸、腹、背部出现的反应点或痣点上放血，可以治疗脏腑病变。《针灸聚英》载："偷针眼，视其背上有红点如疮，以针刺破即瘥。"临床上在背部痣点放血拔罐，可治疗多种疾病，如白癜风、痤疮等，效果良好。

（2）血管显露处：头面、舌下、腘窝、肘窝都为静脉显露之处，有些穴周的静脉也较明显，当体内有病变时，以上部位的静脉形态、颜色均可发生变化，在该处放血，出血容易，操作便捷，往往效果极佳。如《灵枢·厥病》载："厥头痛，头脉痛……视其头动脉反盛者，刺尽去血。"《医林改错》记载："瘟毒流行……用针刺其胳膊肘里弯处血管，流紫黑血，毒随血出而愈。"

（3）取病灶处：在瘀血肿胀处或疮疡疖肿局部放血，可治疗急性挫伤及多种皮肤病。如《疮疡全书》中治丹毒"三棱针刺毒上二三十针"，此即为直接在病灶处放血治疗。

贺普仁先生强调：用穴的水准与对于腧穴的认知水准成正比，目前在对穴性的认识上还有很多课题待研究，例如：对穴位定位的确定性与不确定对立统一关系的认识问题；穴位定位的确定性，是指人体结构的确定性；穴位定位的不确定性，是指个体差异、经气流注的不确定性。

第八章　针方组法　发微论示

第一节　针方理念

针灸三通学术体系针方组法具有独具匠心的理念与法则，这是贺普仁先生 70 年临证经验的精华，是在辨证论治、辨经论治以及针灸治疗基本法则指导下的最佳穴位组合，体现了贺普仁先生针灸学术体系独特的学术价值。临证组建针方时，要知生命变化的根本，以阴阳化合为纲，据脉循程，人病同参，方变无穷。

一、用穴如用兵

贺普仁先生一直强调用穴如用兵，针灸组方如同排兵布阵，针方精宜显效者，上工也；针方疏精慢效者，中工也；针方粗大微效、无效、反害者，粗工也。针方中，穴穴均奇兵，妙在协同之用。

针方配伍是在一个腧穴无法独自治疗疾病的情况下，选取两个以上主治作用相近，或针对疾病的不同方面具有协同作用的腧穴加以配合应用的方法，其目的是为了作用更强、更好地治疗疾病。贺普仁先生认为针灸处方配伍时类似排兵布阵，要围绕一个中心，依据四个原则。

1. 一个中心

一个中心就是实现一针一穴作用值的最大化。

2. 四个原则

第一，扶正与祛邪。疾病的减轻和消失是依靠人体正气的抗病能力。扶正以祛邪，祛邪不伤正的法则常是制定针方的首要原则。《黄帝内经》中多处谈到扶正的重要性。《灵枢·刺节真邪》云："用针之类，在于调气。"《素问·疟论》指出："因而调之，真气得安，邪气乃亡。"在临床中，贺普仁先生常用合谷和太冲，或足三里、中脘等，均是通过调理气血，健运后天之本来鼓舞正气。

第二，局部与整体。即用整体观念来认识疾病病症与全身的有机联系。针灸通过穴位和经络，除了作用于局部的肢体和内脏器官外，还给机体以整体性的影响。如足阳明胃经行于身前，联系头面、胸腹和下肢部，其穴位均能治疗局部的病变；面部穴位治疗口眼㖞斜。一些部位穴位还可以治疗其远端部位的疾病，如膝以下穴位多能治肠胃、胸腹、咽喉、口鼻各部位病症等。由于经络脏腑之间相互联系，针灸胃经穴位，能对脾起一定的作用，同时对全身也有广泛的作用。因此，贺普仁先生从经络的整体观念出发，选穴组方时充分考虑到机体的整体性，尤其是四肢肘膝以下的特定穴的选择组方。

第三，治标与治本。《灵枢·本病》云："病发而有余，本而标之，先治其本，后治其标；病发而不足，标而本之，先治其标，后治其本。谨详察间甚，以意调之，间者并行，甚者独行。"即必须衡量病情的缓急轻重，急病治其标，缓病治其本。贺普仁先生治疗高血压病，如患者血压很高时，针灸处方中首选放血疗法，使血压先降下来，先治其标，后考虑针对病因辨证治疗。在衡量病情的缓急轻重时要注意邪正消长情况，如正气极虚，应以扶正为先，因为正气充盛，邪气乃消。

第四，补虚与泻实。在针灸治疗中，通过多种方法来实现"虚则补之，实则泻之"。贺普仁先生在针方组成时不仅充分考虑到穴位的虚实特性，还强调相应的手法和针刺方法，临床针刺时采用不同角度、方向和深度，以及不同的刺激强度、时间和不同的针灸方法，产生不同的刺激量和作用特点，进而激发机体的调节机能，从而产生补泻作用。

二、针方无主配

针方的穴位组成上，贺普仁先生明确提出"针灸处方无主穴配穴之分"的理念，反对现代教材中针方主配穴组成之说：强调各个穴位均具有重要作用，无主次之分。虽然处方中的穴位有针对主证、主症或主病而选用，有根据疾病的病机选用穴位，有根据兼病或兼症选用穴位，有根据穴位的特殊属性和功用而选穴，但这些穴位都是重要的，不是辅助的。对于非必要的腧穴要尽量不用，能少用一穴，就绝不多用一穴，做到针方中的每一个腧穴都是必要的，是针方中不可缺的有机组成部分。针方精简为上，独穴亦成，以平为期，以效为凭。

针灸处方不仅是腧穴功能的集合，更是对腧穴主治的升华和穴间配合加效作用的追求。针灸处方主要由两部分组成：一为穴位组合，二为穴法结合。所谓"穴法结合"，"穴"指精选穴位，"法"指综合运用三通法。由于一个或一组穴位采用不同的疗法和操作手法效果是大不相同的，因此贺普仁先生强调三通针方的组成不仅只有腧穴，而且也包括操作方法，特别是要依据病情综合运用三通各法，穴法有机结合，以使疗效达到最佳。

第二节　针方组法

针灸三通学术体系针方在上述理念的指导下，具体的组方必须遵循施治大法和组方法则等要求。

一、施治大法

施治大法包括辨证施治和辨经施治。

1. 辨证施治

辨证施治是中医学的精髓，普遍适用于临床各科，针灸学也不例外。辨证，即是根据四诊所收集的资料，运用中医学理论进行分析、综合，概括、判断为某种性质的证，证是对机体在疾病发展过程中某一阶段病理状况的概括，包括病变的原因、部位、性质及邪正之间的关系，反映这一阶段病理变化的本质，因而辨证是在中医整体观念指导下的对机体疾病状况的总的概括。只有辨别脏腑气血阴阳的虚实状况，疾病的寒热性质，以及痰、瘀、风、湿等病理因素的情况，才能确定相应的治疗法则和治疗方法。如头痛的辨证可分为外感头痛、肝阳上亢头痛、痰浊头痛和气血不足头痛，相应的治疗法则是祛邪通络、平肝潜阳、涤痰降逆和益气养血。《灵枢·经脉》云："盛则泻之，虚则补之，热则疾之，寒则留之，陷下则灸之，不盛不虚，以经取之。"《灵枢·九针十二原》记载的："凡用针者，虚则实之，满则泄之，菀陈则除之……"就是辨证后应采用的治疗大法。

2. 辨经施治

辨经施治是依据经络学说来选穴或用药的一种治疗方法，针灸医生根据各经脉的循行部位及其异常变动时所发生的征象来确定与疾病相关的经脉，"经脉所过，主治所及"，所以选用相关经脉循行线上的腧穴来进行治疗。如牙痛，由于手阳明大肠经循行到下齿中，足阳明胃经循行到上齿中，因此，上牙痛多选用胃经上的内庭穴，下牙痛多选用大肠经的合谷穴。如果牙痛同时伴有侧头部胆经腧穴的压痛反应，则中医认为是胆经失调或有胆火导致了牙痛，这时可取侧头部胆经穴，或足背上胆经的泻火穴侠溪等。若牙痛隐隐、牙齿松动，按太溪穴有压痛，这说明牙痛是由肾经虚火上炎所致，可取肾经原穴太溪治疗。辨经施治是针灸治疗的主要方法，它常和辨证施治结合运用。如治筋病，肝经与心经穴位并重；治胃疾，脾经、心包经、肾经，同时并举。

运用辨经施治首先要明确病灶所在，其次熟悉经过病灶或病灶周围的经络、经筋、经别等，然后在相关经脉上运用"审切循扪按"的方法，对经脉循行经过的部位进行检查，检查的内容包括异常的感觉反应，皮肤色泽的变化，局部的凹陷、突起、肿胀，皮下的结节、条索状物，血络的异常，脉动的异常等。这些异常变化反映了经络病变，是临床针灸选经、选穴的主要依据。对没有具体病灶的疾病，经络诊察显得尤为重要。《灵枢·经脉》所载的"是动则病，所生病"是古人观察到的经脉病候，对辨经施治有重要的参考。现代运用经络电测定法，探测经络、腧穴皮肤导电量或电阻值的变化，也有助于辨经施治。

二、组方法则

贺普仁先生认为，针灸处方的配伍法则，从本质论只有两大类，一是针对病位的远近配穴法，二是针对病位和病性的经证配穴法。

1. 远近配穴法

从临床实践经验来看，一般仅用局部穴或远离病灶的腧穴均没有将两者结合起来运用的效果好。远近配穴法运用，根据远端穴的取法不同，又分为以下几种情况。

（1）本经配穴法：当病情较为轻浅时，只用位于病灶局部的腧穴和病经上的远道穴，如偏头痛可近取三焦经的丝竹空，远取三焦经的外关穴，这又称"本经配穴法"。

（2）表里经配穴法：当病情较重时，远道穴除了取本经腧穴外，还可加取其互为表里经脉的腧穴，如偏头痛再加心包经的大陵穴，这时称其为"表里经配穴法"。原络穴配穴法是表里经配穴法的常见形式。

（3）同名经配穴法：由于同名经具有"同气相通"的原理，可将手足同名经的腧穴相互配合，如治疗偏头痛的远端穴，除了取手少阳三焦经的外关穴外，可再加足少阳胆经的丘墟穴、侠溪穴等，这叫作"同名经配穴法"。

（4）左右配穴法：如果一侧病痛，取两侧腧穴，可称之为"左右配穴法"，较为常见的是取两侧同名腧穴。

（5）上下配穴法：为了加强治疗作用，对有些病症往往需要人体上下部的腧穴同时并用，如尿频症，除了取局部的关元、中极穴外，上可取百会穴，下可取三阴交；咽喉不利，上肢穴取列缺，下肢穴取照海。这就叫"上下配穴法"。八脉交会穴的配对运用即属于此类配穴法。

（6）前后配穴法：前后配穴法包括俞募配穴法，属于局部配穴的范畴。

2. 经证配穴法

前述诊治大法中提到，辨经施治、辨证施治是三通法的两个基本诊治大法。此外，还有辨病施治来确定病位，可以说是为辨经施治服务的。辨经施治是针对病位的，能够直达病所，治疗针对性极强，但是为了更好地祛除病因，改善病理状态，调动机体整体的抗病能力，往往需要配合辨证施治，这样可以提高疗效，缩短病程。如针对体质虚弱、食欲不振的偏头痛患者，除上述远近配穴外，可加中脘、足三里，以健脾益气，并消除生痰之源；如有心肾不交的失眠，可加四神聪、神门、三阴交；如有肝郁不舒，可加期门、太冲，这些辨证取穴，有助于减少、减轻偏头痛的发作。辨经取穴和辨证取穴相结合的方法，就可称为"经证配穴法"。

三、针方特点

针灸三通学术体系针方的特点是"效、精、宜"。

"效"就是指所取的腧穴对治疗本病要有确凿的疗效。对某病症有效的腧穴一般有数个，三通法要求选用效果最显著的穴位，不论这个穴位是经穴、奇穴，或者阿是穴，抑或是"险穴"。

"精"是指穴位要少而精，力争做到取穴最少疗效最著，甚至一病只用一个穴位，这就是贺普仁先生的"单穴成方"。也有多病只用一个处方甚或一个腧穴的，即贺普仁先生处方的"一方多用"，这是基于对穴性的深刻认识和多种方法的灵活运用。

"宜"是指取穴时要考虑穴位所处的位置，以适宜患者治疗及医生施术。一般来说，一个方子所选用的腧穴最好能在同一体位可取到，以免反复变换体位增加治疗时间。如仰卧位时不取背腰部的穴位，俯卧位时不取腹部的穴，或取用这些穴位时只采用快针方法。当然，"宜"要在保证"效"的前提下进行。

第九章 临证法度 发微论示

第一节 辨证求正

辨证，即是根据四诊所收集的资料，运用中医学理论进行分析、综合，并概括、判断为某种性质的证。证一般由一组相对固定的、有内在联系的症状和体征构成，这一组症状和体征可称之为证候。证是对机体在疾病发展过程中某一阶段病理状况的概括，包括病变的原因、部位、性质，以及邪正之间的关系，反映这一阶段病理变化的本质，因而证比症状更全面、更深刻、更正确地揭示人体疾病状态的本质特点。

辨证是中医认识疾病的基本方法，但是中医辨证主要依据患者的主观症状和医者对患者的主观感觉，不像西医凭借客观的理化检查，因而辨证的结论有较大的变异性，如果没有扎实的中医基本功和丰富的临床经验，很难得出全面而正确的判断。由此，贺普仁先生提出了"辨证求正"的概念。

辨证求正，即通过辨证、辨体、辨病求解正确的结论，这个"正"字包括：病因的正确推断、病变的精确定位、病性的正确判断和邪正关系的正确认识等，这是正确制定"分调合施"治疗方案的前提，更是治好疾病的前提。

如何辨证，中医各家均有详细论述，这里仅就贺普仁先生辨证的重点做一简单介绍：

其一，望神。关于望诊，贺普仁先生首重望神。这个"神"指的是狭义之"神"的概念。贺普仁先生认为，神是人体生命活动总的外在表现，反映了人的精神状态，同时又反映了以精气为物质基础的最高层次的身体机能状态，是五脏精气的外荣，所以望神还可以了解五脏精气的盛衰和病情的轻重。望神应重点观察患者的面目表情、形体动作、反应能力等，尤应重视眼神的变化。望神的内容包括得神、失神、假神。此外，神气不足、神志异常等也应属于望神的内容。

其二，望体态。这也是贺普仁先生望诊的重点。体态主要是人体活动时的各种姿势和动态行为，反映了筋、肉及骨骼系统的状态。肝主筋，脾主四肢肌肉，肾主骨，因此，体态与肝、脾、肾的关系最为密切。健康或病情较轻的人应该是体态自如，能随自己的意愿做各种各样的动作。当肝、脾、肾对运动系统的支配、控制发生障碍时，就会导致各种体态的异常，出现某些活动障碍、活动丧失或者不自主的活动。这时，通过对这些体态特性的观察，就能够分析、判断肝脾肾功能的状态。如脾虚的人可出现动作无力、肌肉萎缩；肝风内动的人可出现肌肉跳动、手足震颤、关节拘挛，甚者出现肢体瘫痪、口眼㖞斜、角弓反张、目睛上吊、四肢抽搐等体态；肾虚的人常出现腰部转动不灵活，甚者垂头驼背、站立不稳。正如《素问·脉要精微论》所言："头者精明之府，头倾视深，精神将夺矣。背者胸中之府，背曲肩随，府将坏矣。腰者肾之府，转摇不能，肾将惫矣。膝者筋之府，屈伸不能，行则偻附，筋将惫矣。骨者髓之府，不能久立，行则振掉，骨将惫矣。得强则生，失强则死。"此外，有些疾病会导致一些特殊的体态，了解这些体态也能帮助诊断疾病。如胸痹患者常会以手护心，不敢多动；腰腿痛患者常用手护腰，脊柱侧弯以减轻疼痛。一些体态可作为辨证的依据或参考，如畏缩、厚衣往往是阳虚患者的表现，常欲揭衣、烦躁不安则见于阳盛患者，胖人多痰湿，瘦人多肝郁等。总之，通过望诊，对特殊的体态进行观察，对了解疾病的部位和性质都有很大帮助。

其三，问诊。贺普仁先生在问诊时十分注重了解患者的境遇与情绪、饮食与睡眠的情况，同时也注重问二便的情况。二便异常，或糟粕不能正常排泄，以致浊气上犯，扰乱气血的运行，或生痰生火，酿生他疾，或精华流失，导致气血津液的亏损。

其四，切诊。贺普仁先生特别注重切脉的功夫，认为这是"治神"的根本，"切而知之者谓之巧。"这个巧，不是熟而能生的，而是认识和实践的不断结合、不断升华而产生的。脉象是诊断与治疗效果的"客观指标"，通过切诊，首先根据脉象的浮沉、迟速、强弱来进行表里、寒热、虚实等八纲辨证，然后根据其他脉象来判断病位、推断病理因素，再结合其他四诊，首先就对患者的病情有一个正确的断定；其次正如前面在论示学术体系"治神在实"的核心学说时所言，针灸疗效最直接的显现也是在切中察知。为了纠正针灸从业人员普遍忽视脉诊的现象，贺普仁先生在2002年特地用毛笔手写了一本中医《切诊》。注重脉察，"治神在实"，是针灸治疗的根本宗旨。

其五，辨体。贺普仁先生的"辨证求正"，有一项重要内容就是辨体。辨体除了辨体态外，还有辨体质的内容。不同的体质，针法是有区别的，《黄帝内经》中有多处论及这一点。如《灵枢·根结》记载的"帝曰：夫王公大人，血食之君，身体柔脆肌肉软弱，血气剽悍滑利，其刺之徐疾，浅深多少，可得同之乎？岐伯答曰：膏粱藿菽之味，何可同也？气滑即出疾，气涩则出迟，气悍则针小而入浅，气涩则针大而入深，深则欲留，浅则欲疾。以此观之，刺布衣者，深而留之，刺大人者，微以徐之，此皆因其气剽悍滑利也。"说明不同的人，由于其体质状况的不同，所采用的针法是很不相同的。贺普仁先生对气虚、阳虚体质的患者多用灸法；对抑郁体质的患者多用内关、太冲；对痰湿体质的患者多用中脘、丰隆等穴。这种对偏颇体质的纠正，有助于疾病的治疗，可缩短针灸治病的疗程。

其六，辨病。"辨证求正"另一项重要的内容就是辨病。贺普仁先生从不保守，不排斥西医对针灸有用的东西，而是广泛吸纳，为我所用。他认为，中医善于从宏观上把握人体的生理、病理过程，而西医善于从微观上确认病变部位、病理性质，故中医擅长辨证，西医擅长辨病。贺普仁先生多采用西医的病名，认为这样做有以下几方面的益处：①能够从微观上把握疾病的性质，避免误诊误治。如腰痛，涉及的西医病名有几十种，腰部肿瘤、腰椎结核、腰椎骨质增生均可引起腰痛，而治疗方法是大不相同的。②能够利用西医的检查手段，并做出定量分析。贺普仁先生虽然能熟练运用中医的四诊，对绝大多数疾病能正确判断出疾病的性质、病位，但由于受五官的限制，对一些临床症状不明显的疾病、某些难治性疾病，以及许多疾病的微观变化，还是要借助西医的理化检查，以便于有针对性的治疗。③有利于明确针灸治疗的适应证，把握治疗的难易度。针灸擅长治疗功能性病变，对部分器质性病变也有治疗作用，但对严重的器质性病变和恶性病变还是要采用其他疗法。如对腰椎间盘膨出的针灸取效很快，腰椎间盘突出的针灸治疗则需要一段时间，而腰椎间盘突出的大都需要手术治疗。④有利于针灸的临床研究。通过西医的辨病方法，有助于病证结合，以病统证，使"诊断标准""纳入标准""剔除标准"变得可行，促进针灸研究的标准化、规范化、客观化，便于设立对照组，将研究尽可能地在可以控制的条件下进行，使疗效评价有客观统一的标准，利于针灸研究成果的交流和推广。贺普仁先生借用西医的方法和检查手段，目的还是为了辨证求正。

总之，辨证求正，就是要透过症状的表象，找到疾病的病因病位的症结所在，特别是要在病程变化中正确把握病机，这样才能提供正确施治的前提。所以，贺普仁先生认为辨证求正是最重要的临证能力之一，这也是针灸临证的基本前提。

第二节　用法守法与法无定法

一、关于用法守法

贺普仁先生一再强调针灸治疗要遵守中医治疗的基本法则，注重分清寒热虚实、标本缓急，要因人、因时、因地制宜。针灸三通学术体系治疗的基本法则来自《黄帝内经》，即《灵枢·经脉》的"盛则泻之，虚则补之，热则疾之，寒则留之，陷下则灸之，不盛不虚，以经取之。"《灵枢·九针十二原》的"凡用针者，虚则实之，满则泄之，菀陈则除之……"《素问·阴阳应象大论》的"治病必求于本"。

贺普仁先生强调必须坚守上述传统的针灸治疗大法，注意治病求本，急则治标，缓则治本，标病与本病俱急或并重时标本同治。此外，贺普仁先生还从经典中搜寻其他针灸法则为己所循，如针灸治疗后1小时内不要喝水，就是经反复查找，才在《针灸资生经》中查证出来的，并一直遵守的要则之一。贺普仁先生认为：针后立即饮水，会影响刚刚通过针灸治疗建立起来的良好的气血运行状态，从而影响治疗效果。

二、关于法无定法

贺普仁先生一生都在不断提高自己的学术水平。例如，他以前对气血关系的认识是气为主导，血是从属，气行则血行，气滞则病，故提出"病多气滞"，后来才逐渐认识到血在气血关系中的重要作用，故又提出了"以血行气，以血带气"的重要观点。

贺普仁先生通过临证的观察研究还发现，他对学生讲的内容和自己的针灸操作有所不同，后来才体会到这是因为层次的不同。对学生所授的内容，要坚持规范化，强调针灸的基本法则，讲常规的东西。这就好比练字，开始时要横平竖直，规规矩矩，等基本功打扎实，然后才能逐步连笔快写，不可一开始就练习草书，龙飞凤舞。贺普仁先生针刺时，一针下去往往不施手法就可"气至、得气"。他解释说，这是因为用针久了熟能生巧，就好比写草书一笔就成一字，还有就是他有深厚的"医功"方能达此。初学的针灸医生要想针刺"得气"，还得老老实实地提插捻转，补泻手法也得按规定的操作去做，"法无定法"是对于针灸技术水平到达很高境界的人而言的。贺普仁先生晚年临床，有时完全没按以前的常规用穴，两次用穴可能完全不同，有时看似就是随意一刺，不施手法，可却极为"得气"且"气至病所"，效果极佳。这是因为他的针灸技艺已炉火纯青，针灸知识和经验极为丰富，临证时迅即形成治疗方案，才能做到得心应手，手到针到，针到病除，达到法无定法、出神入化的境界。

第三节　德术功貌礼并重

贺普仁先生多次强调，针灸几千年传承不衰依靠的根本是文化。只有懂中国传统文化的人，才能弄懂针灸，用好针灸。今天的针灸只有回归到植根的中华传统文化沃土中去，才能传承有方向，发展有动力。因此，贺普仁先生提出了"德、术、功、貌、礼并重"的理念。

医术、医德对一个医生的重要性是不言而喻的。医功是贺普仁先生首次明确提出的作为针灸医生的必要条件，对此有专章论述，这里重点论示医貌和医礼。

医貌是指医生的外在形象，包括精神面貌、神态表情和衣冠服饰，其中衣冠整洁是最起码的要求，试想一个衣冠不整、蓬头垢面，甚至身有污渍血迹的医生能不把患者吓跑吗？因此，服饰整洁是医貌的基本要求。人们一般对医生精神面貌的要求有所忽视，其实这一点对患者有着重要影响。《大医精诚》中指出："夫大医之体，欲得澄神内视，望之俨然，宽裕汪汪，不皎不昧。"就是要医生给患者以神态自如、神情庄重、内敛、富有智慧的感觉，这样患者就容易放心地和医生交流，积极配合治疗。医生出诊到患者家里时，孙思邈对医生的医貌也有明确要求："又到病家，纵绮罗满目，勿左右顾眄，丝竹凑耳，无得似有所娱，珍馐迭荐，食如无味，醽醁兼陈，看有若无。所以尔者，夫一人向隅，满堂不乐，而况患者苦楚，不离斯须，而医者安然欢娱，傲然自得，兹乃人神之所共耻，至人之所不为，斯盖医之本意也。"这就是要求医生在看病时只专注于诊病治疗，对其他事情都要熟视无睹、不闻不问。但医生对着患者，也不能紧锁双眉，这样会给患者造成的巨大压力，而应该"宽裕汪汪"，给人以自信的感觉。在抢救患者时，医生要镇定自若，不失容度，这样不仅医生自己举措不易错乱，患者也不至紧张、恐惧。总之，医生的容貌会给患者以巨大的暗示，从而对治疗产生或正面或负面的影响。

医礼，不只是医生对患者待之有礼，而是一整套医生在诊疗过程中对患者有益的行为举止、语言态度。良好的医礼，首先出自医生内心对患者的同情和尊重，所谓"先发大慈恻隐之心，誓愿普救含灵之苦。"因此，医礼是医德的外在表现，修礼要先修德。

医生的不良言行，古已有之，孙思邈描述并痛斥道："夫为医之法，不得多语调笑，谈谑喧哗，道说是非，议论人物，炫耀声名，訾毁诸医，自矜己德，偶然治瘥一病，则昂头戴面，而有自许之貌，谓天下无双，此医人之膏肓也。老君曰：人行阳德，人自报之；人行阴德，鬼神报之；人行阳恶，人自报之；人行阴恶，鬼神害之。寻此贰途，阴阳报施，岂诬也哉？"由此可见，医礼不仅是针对医生和患者的关系，也包括医生和医生之间的关系，相互尊重而不是随意攻击他医、抬高自己，这也是医生要遵循的基本医礼。

医生在询问病情时，不能问及与病情无关的隐私，更不能在他人面前泄露、宣扬患者的隐私。针对患者的不良心理和生活习惯，不能肆意训斥，而应循循善诱，耐心劝导。总之，只有尊重患者，患者才能尊重医生，先有尊重之心，辅之以适当的言语技巧，才能使医患之间的交流顺畅，医生就能更好地了解患者病情，患者也能更加信任医生，积极配合治疗。因此，医礼不仅是道德的需要，也是为了更好地治疗的需要。

贺普仁先生首先在传统医术、医德的基础上提出了医功概念，要求针灸医生需要做到"医术、医德、医功"三位一体。后来，他认为医貌和医礼对于针灸医生也是非常重要的，因此又进一步提出了"医术、医德、医功、医貌和医礼"五位并重的自律理念。这是对针灸医生的高标准、严要求，是"术功双全、德貌双馨、讲究医礼"承古理念的全面体现。因为针灸医生素质全面、整体的提高，不仅是辨证求正、取得良好临床疗效及针灸医生自我养护的根基，同时也是针灸事业发展的根基。

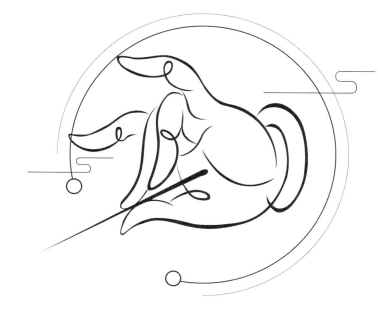

法用篇

篇前小叙

  临证之用是针灸三通学术体系根本要素，是"穴道"之轮的出发点和归宿点。

  本篇从十二原穴起始，接连下合六穴，按体表分布，对贺普仁先生腧穴临证效验，作出发微论示，对贺普仁先生及其传人的 100 份临证针方做出总结明理。这是贺普仁先生及其传人在长期、大量临证中的重要积累。本篇旨在帮助读者知其然，知其所以然，借鉴针灸三通学术体系临证宝贵成果。

第十章 穴道精深 发微论示

第一节 腧穴发微 十二原穴

一、原穴

十二原穴最早出自《黄帝内经·灵枢》第一篇《九针十二原》"五脏有六腑，六腑有十二原，十二原出于四关，四关主治五脏。五脏有疾，当取之十二原。十二原者，五脏之所以禀三百六十五节气味也。五脏有疾也，应出十二原。十二原各有所出。明知其原，睹其应，而知五脏之害矣。阳中之少阴，肺也，其原出于太渊穴，太渊二。阳中之太阳，心也，其原出于大陵穴，大陵二。阴中之少阳，肝也，其原出于太冲穴，太冲二。阴中之至阴，脾也，其原出于太白穴，太白二。阴中之太阴，肾也，其原出于太溪穴，太溪二。膏之原，出于鸠尾穴，鸠尾一。肓之原，出于脖胦，脖胦一。凡此十二原者，主治五脏六腑之有疾者也"。文中明确十二个原穴是：肺经太渊穴二，心包经大陵穴二，肝经太冲穴二，脾经太白穴二，肾经太溪穴二，膏之原鸠尾穴，肓之原气海穴，共十二原穴，分属五脏阴经和任脉。十二原的部位在四关（肘膝以下），其作用是五脏接受全身精微营养的部位所在，所以五脏有病，必然反映到十二原穴，观察十二原穴的变化，可以诊断五脏的疾病。运用十二原穴可以治疗五脏的疾病。文中未提心经原穴，《灵枢·邪客》岐伯云"外经病而脏不病"。文中还提到六腑有十二原，但本篇未展开论述。《灵枢》第二篇《本输》论腑经五输穴云："膀胱经原穴京骨二，胆经原穴丘墟二，胃经冲阳穴二，三焦经阳池穴二，小肠经原穴腕骨穴二，大肠经原穴合谷二，共十二原穴。"

《难经·六十六难》提出完整十二经十二原穴，"曰：经言，肺之原，出于太渊；心之原，出于大陵；肝之原，出于太冲，脾之原，出于太白；肾之原，出于太溪；少阴之原，出于兑骨；胆之原，出于丘墟；胃之原，出于冲阳；三焦之原，出于阳池；膀胱之原，出于京骨；大肠之原，出于合谷；小肠之原，出于腕骨。"

二、原穴与原气和三焦体系

先天真元之气即原气源由先天之精所化生，然化生充足的原气又需后天脾胃化生的水谷之精的滋养补充。"命门者，诸神精之所舍，原气之所系也"（《难经·三十六难》），原气源自下焦的肾脏，汇合中焦脾胃的营气，和上焦的卫气通过三焦的气化传输至全身脏腑和经脉，所有脏腑经络必得原气，才能发挥各自的功能，维持人体的正常生命活动。原气越充沛，脏腑经络功能越旺盛。经脉中原气经过和留止的腧穴即是原穴，正如《难经·六十六难》解说："脐下肾间动气者，人之生命也，十二经之根本也，故名曰原。三焦者，原气之别使也，主通行三气，经历于五脏六腑。原者，三焦之尊号也。故所止辄为原。"《灵枢·九针十二原》云："十二原者，五脏之所以禀三百六十五节气味也。"《灵枢·刺节真邪》云："真气者，所受于天，与谷气并而充身也。"

三、临床应用

1. 诊断疾病

《灵枢·九针十二原》："五脏有疾也，应出十二原。十二原各有所出。明知其原，睹其应，而知五脏之害矣。"内经寓意了原穴在诊断疾病中的应用，脏腑有病，可以反映到十二经原穴上，而此十二经原穴也有所属脏腑，明了脏腑原穴的性质，观察他们的反应，就可以知道脏腑的病变情况。《灵枢·经水》云："审切循扪按，视其寒温盛衰而调之，是谓因适而为之真也。"这是指明如何观察原穴，治疗施术前应对原穴循扪按。循者，巡也。思考疾病的所在部位，知病之所在的经络；扪者，摸也（王冰注）。用手触摸疾病所在经络；《说文解字》提到"按者，下也"，按压疾病所在的深层结构。通过循扪按原穴，轻重不同的手法，探索疾病所在经络以及其深浅部位。

2. 临床功效

主治所属脏腑疾病：《灵枢》《难经》反复强调指出五脏六腑有疾，当取之十二原。取用原穴，能使三焦原气通达，从而激发原气，扶正祛邪。例如，手阳明大肠经原穴合谷可以治疗所属胃腑的胃疼、呃逆的病症；手少阴心经原穴神门可以治疗所属心脏的病症如失眠健忘、心慌心悸等。主治所属经络疾病：根据经脉所行，主治所及的原理，原穴可以治疗经脉所循行部位的疾病。例如，手阳明大肠经因"其支者，从缺盆上颈，贯颊，入下齿中；还出挟口，交人中——左之右，右之左，上挟鼻孔"，故其原穴合谷可治疗鼻渊、鼻衄、齿痛、面肿、咽喉肿痛、失音、牙关紧闭等。主治所络脏腑疾病：临床上贺普仁先生常用合谷治疗咳嗽病症，源于大肠经原穴合谷所络肺脏之理。

3. 应用配伍

原穴在临床应用时，经常和一些特定穴位相互配合使用。原俞配穴常取本脏腑经络的原穴，如足少阴肾经的原穴太溪，配上背俞穴肾俞，取其主治上的共性，相互的协调作用，增强临床疗效，二穴合用常治疗久病虚证如腰膝酸软等症。原络相配可以分为表里原络相配和同经原络相配的形式，如足少阳胆经发病，出现肋胁疼痛，口苦呕吐；观头晕目眩等足厥阴肝经病候，则取胆经原穴丘墟为主，辅以肝经络穴蠡沟为客的方法。根据久病及络和久病多虚原理，常用同经的原穴加络穴共同使用以增强效果，如久咳不愈不仅取肺经原穴太渊，还需配伍肺经络穴列缺，操作上太渊透列缺共奏佳。"咳嗽风痰，太渊列缺宜刺。"（《玉龙赋》）

脏腑原穴相配也是临床常见形式，五脏原穴配六腑原穴，内脏有病反映到体表器官的情况下，如郁怒伤肝出现的手足拘挛，病位在肝反映在四肢，故取肝经原穴太冲配大肠经原穴合谷，二穴相合，阴阳相配，上下共济，收效颇佳。

4. 贺普仁先生临床经验

贺普仁先生临床擅长应用各种原穴，尤其是太冲、太溪、丘墟和合谷。

（1）肝经原穴太冲：《丹溪心法》提到"气血冲和，百病不生，亦有佛郁，诸病生焉，故人身诸病多生于郁。"临床上常见到各种情志类疾病如抑郁、焦虑和失眠，多因肝气郁结引起，郁久化火，日久伤阴致脏腑失调。肝气郁结：表现为精神抑郁，情绪不宁，善太息，胸胁胀痛，腹胀纳呆或呕吐，苔薄腻，脉玄；治则为疏肝理气解郁；选穴太冲、合谷、中脘、膻中。气郁化火：表现为性情急躁易怒，胸闷胁胀，口干而苦，或头痛，目赤，耳鸣，舌质红，苔黄，脉玄数；治则为清肝泻火，解郁和胃；选穴太冲、行间、阳陵泉、丘墟。气滞痰郁：表现为咽中不适，如有物梗阻，咳之不出，咽之不下，苔白腻，脉弦滑；治则为化痰利气解郁；选穴太冲、膻中、内关、神门。忧郁伤神：表现为精神恍惚，心神不宁，悲忧善哭，舌质淡，苔薄白，脉玄细；治则为养心安神；选穴太冲、神门、大陵、足三里。心脾两虚：表现为多思善虑，心悸胆怯，少寐健忘，舌质淡，脉细弱；治则为健脾养心，益气补血；选穴太冲、太白、神门、足三里。阴虚火旺：表现为眩晕，心悸少寐，心烦易怒，舌质红，脉弦细而数；治则为滋阴清热，镇心安神；选穴太冲、太溪、神门、内关。

综上所述，郁症可分虚、实两类。初起多实，无不以理气为主，久病多虚，则以养血滋阴，益气扶正为主。首选太冲，辨证选配穴。

（2）肾经原穴太溪：太溪者水也，擅长治疗肾阴亏虚所导致的虚火上炎病症。肾精亏虚之头痛：表现头痛且空，每兼眩晕，腰痛酸软，神疲乏力，耳鸣少寐，舌红少苔，脉细无力；治则为养阴补肾；选穴太溪、百会、涌泉。肾精不足之眩晕：表现精神萎靡，少寐多梦，健忘烦躁，腰膝酸软，舌质红，脉弦细数；治则为补肾滋阴；取穴太溪、气海。肾阴亏虚之消渴：尿频量多，口干唇燥，舌红，脉沉细数；治法为滋阴固肾；取穴太溪、照海。肾精亏虚之耳鸣耳聋：表现多兼见眩晕，腰膝酸软，手足心热，舌红，脉细弱；治法为滋肾降火；取穴太溪、筑宾、听宫。阴虚火旺之失眠：表现为心烦不寐，心悸不安，健忘心烦，头晕耳鸣，口干经少，舌红，脉细数；治则为滋阴降火，镇静安眠；取穴太溪、神门、三阴交。

《会元针灸学》云："太溪者，山之谷通于溪，溪通于川，肾志而喜静，出太溪之深，以养其志，故名太溪。"顾名思义，太溪为滋阴补肾之主穴。

（3）胆经原穴丘墟：丘墟透刺照海，疏肝解郁止痛，是贺普仁先生的独门绝招之一，其治疗胁痛有其显著的疗效。丘墟为足少阳经脉之原穴，照海为足少阴经穴，肝胆为表里关系，肝肾为母子关系，母能令子实，也能令子虚，故一针透二穴，丘墟透照海，虽非肝经本经之穴，但均与肝有关。运用泻法，起到疏肝解郁、调气止痛的作用。治疗各种病因引起的胁痛。

病例1：唐某，女，40岁，主诉左肋下疼痛3年，经常发作，脚痛难忍，大汗淋漓，近来加剧，伴恶心呕吐，经胆囊造影后诊断为胆囊结石，内有两枚1cm×1cm的结石，因患者拒绝手术而来本院。舌苔白，脉细玄，正系肝郁气滞，胆道失其通利致结石，不通则痛。治以疏利肝胆，通调经脉，取丘墟透照海。经过一个月治疗，共针12次，经复查，结石消失，胆囊大小恢复正常。

病例2：国际友人，女性，70岁。主诉左胁疼痛数年，咳嗽或深呼吸时加重，曾查肝功能及肝胆B超，十二指肠引流均未发现异常，西医治疗无效，舌苔白，脉玄滑，正系肝郁气。经气阻塞不畅，治以调达肝气，通调经络气血，取穴丘墟透照海（患侧）。手法以捻转补泻，先补后泻。针后即刻疼痛减轻。

病例3：周某，男性，50岁。主诉，参加劳动时，突然感到左侧肩胛缝处疼痛，五到六日后痛势加剧，继之波及左胸胁部疼痛不已，呼吸加剧，咳则更甚，经服药无效而来本院。舌质紫暗，苔薄黄，脉弦紧，证系气机不畅，劳动时用力不当，致使气滞，阻塞经络，不通则痛。法当通经活络，行气止痛，取穴丘墟透照海、曲池（患侧）。手法行捻转手法，先补后泻，留针30分钟，起针后气舒而痛止，欣然而去。

以上由贺普仁先生亲自治疗的3个病例选自《针灸临证指南》（主编胡熙明）。

（4）大肠经原穴合谷：合谷属于多气多血的阳明经之原穴，临床常用于治疗外感发热等病症，以及和原穴太冲相配，调理全身气血。如临床常用的退热方，由大椎、曲池和合谷组成。贺普仁先生认为，大椎、曲池、合谷三穴组成为清热之要方，大椎是督脉要穴，为诸阳之会，针之能振奋人体正气，驱邪外出而解热，风热上受。首先犯肺，太阴与阳明互为表里。曲池、合谷为手阳明大肠经的合穴、原穴，二穴并用，有疏散风热、清理肺气的作用。合谷作为主穴，可以治疗诸多因素引起的偏头痛和巅顶痛。偏头痛病因较复杂，但无论何一，其病位均在少阳，对于各型偏头痛均疏风止痛、通经活络为治疗原则。

贺普仁先生选择具有宣散手足少阳、疏风止痛作用的一组效穴：丝竹空透率谷、合谷、列缺、足临泣。把这一组穴位作为治疗各型偏头痛的基本穴位。若为外风型，则多见头侧持续性胀痛，遇风寒加重，项部拘紧等，常可配风池、曲池、绝骨等穴治疗。若为肝胆湿热型，可见头侧疼痛，痛如刀割，常配丝竹空、内迎香放血，针刺四神聪、行间等穴。对于脾胃虚弱型，多见偏头痛、胀闷如裹，胸闷纳少等，常配悬颅额厌中脘、足三里和丰隆、气海针灸并施。巅顶痛为足厥阴肝经感受风寒所致，肝阳上亢亦可现此证。治疗以四神聪，合谷太冲相配，以达柔肝散寒，降逆化浊之功。肝阳上亢者，采用四神聪锋针点刺放血，常可即刻止痛。

合谷、太冲、二穴相配堪称经典配穴，一阴太冲、一阳合谷，一气合谷一血太冲、一藏一府，一升一降，一上一下，共同调理全身气血。合谷、太冲配用泻法，治疗因凡肝阳上亢，风火相煽，或内热炽盛，引动肝风，或肝肾阴虚，气血亏虚，筋失所养，虚风内动或瘀血内阻，血行不畅，筋脉失养所致的中风、半身不遂病症。有平肝熄风，抗痉止搐的功能。用补法，适用于气血亏虚、筋脉失养之症，如眩晕、高血压、癫痫等病症。

第二节　腧穴发微　下合六穴

一、合穴和下合穴

合穴和下合穴均属于特定穴之类。合穴为五输穴之一，是十二经脉在肘膝以下各有五个重要腧穴，分别为井、荥、输、经、合穴的总称。经气发于五输，经脉气血犹如水流自源而出，由小到大，由浅入深的循行过程。所入为合，合穴位于肘膝关节附近，喻作江河水流归入湖海，是经气由此深入，进而汇合于脏腑的部位。阴经五输穴之合穴：肺经—尺泽，心包经—曲泽，心经—少海，脾经—阴陵泉，肝经—曲泉，肾经—阴谷。阳经五输穴之合穴：大肠经—曲池，三焦经—天井，小肠经—小海，胃经—足三里，胆经—阳陵泉，膀胱经—委中。

下合穴源自灵枢，是指六腑之气下合于足三阳经的六个腧穴，又称六腑下合穴。《灵枢·邪气脏腑病形》提到"黄帝曰：合各有名乎？歧伯答曰：胃合于三里，大肠合入于巨虚上廉，小肠合入于巨虚下廉，三焦合入于委阳，膀胱合入于委中央，胆合入于阳陵泉。"因大肠、小肠、三焦三经在上肢原有合穴，而以上六穴都在下肢，故以下合穴命名。其中胃、胆、膀胱三腑的下合穴和本经五输穴中的合穴为同一穴位。大肠、小肠的下合穴位于胃经，三焦的下合穴位于膀胱经。六个穴位都分布在足三阳经膝关节及以下部位。

手三阳经下合穴分布在下肢的原因，《灵枢·本输》云："大肠小肠，皆属于胃，是足阳明也。"从生理而言，大肠小肠皆承受从胃腑传化而来的水谷之气，这种关联作用使其下合穴皆分布于胃经。三焦归属手少阳经，为中渎之府，水道所出，而膀胱为州都之官，主藏津液，二者均参与水液的调节，关系紧密相连，故三焦的下合穴在膀胱经上，正如《灵枢·本输》云："三焦者……属膀胱，是孤之府也。"

二、临床应用

由于六阳经脉的经气是从六腑的下合穴处别入于内而分属于六腑的，故下合穴主要用于治疗六腑疾病，《灵枢·邪气脏腑病形》详细介绍了下合穴的主治病症"黄帝曰：愿闻六府之病。岐伯答曰：大肠病者，肠中切痛，而鸣濯濯。冬日重感于寒即泄，当脐而痛，不能久立，与胃同候，取巨虚上廉。胃病者，腹䐜胀，胃脘当心而痛，上肢两胁，膈咽不通，食饮不下，取之三里也。小肠病者，小腹痛，腰脊控睾而痛，时窘之后，当耳前热，若寒甚，若独肩上热甚，及手小指次指之间热，若脉陷者，此其候也。手太阳病也，取之巨虚下廉。三焦病者，腹气满，小腹尤坚，不得小便，窘急，溢则水留，即为胀。候在足太阳之外大络，大络在太阳少阳之间，亦见于脉，取委阳。膀胱病者，小腹偏肿而痛，以手按之，即欲小便而不得，肩上热，若脉陷，及足小指外廉及胫踝后皆热，若脉陷，取委中央。胆病者，善太息，口苦，呕宿汁，心下淡淡，恐人将捕之，嗌中吤吤然数唾。在足少阳之本末，亦视其脉之陷下者灸之；其寒热者取阳陵泉。如何取下合穴才能符合经典要求？黄帝曰：取之奈何？岐伯答曰：取之三里者，低跗取之；巨虚者，举足取之；委阳者，屈伸而索之；委中者，屈而取之；阳陵泉者，正竖膝予之齐下，至委阳之阳取之；取诸外经者，揄申而从之。同时提出下合穴针刺法则，不仅需要取穴部位准确还需要深度精确。黄帝曰：刺之有道乎？岐伯答曰：刺此者，必中气穴，无中肉节。中气穴，则针游于巷；中肉节，即皮肤痛；补写反，则病益笃。中筋则筋缓，邪气不出，与其真相搏乱而不去，反还内着。用针不审，以顺为逆也。"

三、贺普仁先生临床经验

六腑的生理作用是受纳和腐熟水谷、传化精微和排泄糟粕。其特点是泻而不藏，以通为用。以下行为顺故，其病多实。临症时常用下合穴以通降腑气，多获良效。贺普仁先生按部位应用下合穴治疗胃腹疼痛病症，胃经下合穴足三里治疗胃部和上腹部疼痛病症，大肠经下合穴上巨墟治疗中腹部脐周疼痛，小肠经下合穴下巨墟治疗下腹部疼痛，三焦下合穴委阳治疗小腹胀痛，膀胱经下合穴委中治疗因膀胱气化不利引起的少腹疼痛。胆经下合穴阳陵泉治疗肋胁疼痛。贺普仁先生运用足三里、天枢为治疗腹痛的基础针方，因天枢为大肠募穴可分离水谷糟粕，清导滞浊，与足三里配合，具有调节肠胃、理气止痛之功。如寒邪内积，常见腹痛急爆、得温痛减、遇冷更甚，加取中脘、合谷；如脘腹胀满，痛处拒按或腹痛欲泻，泻后痛减，多为饮食停滞，加下脘、里内停；如脘腹胀痛，连及肋胁、痛无定处，多为肝郁气滞，可加章门、行间。黄疸胁痛是常见病症，可发生于急性胆囊炎和胆石症的疾病过程中。

贺普仁先生认为，阳陵泉是治疗上述病症的主要穴位，如见肝气瘀滞型，表现为右肋胁阵发性绞痛或串痛，口苦咽干，食欲不振，舌苔薄白或薄黄，脉弦或弦数。取泻阳陵泉、丘墟、太冲以疏肝理气，清热利胆；如遇肝胆湿热型，表现为右胁持续性胀痛，阵发性加剧，口苦咽干，发热恶寒，或寒热往来，身目色黄，尿黄便秘，舌质红，舌苔黄腻，脉象弦滑。取泻阳陵泉、丘墟共奏清胆利湿、疏肝理气之功效。

第十一章　腧穴分部　发微论示

第一节　腧穴发微　头项部位

1. 百会（图 11-1）

督脉穴

正坐位取穴。在头部，当前发际正中直上 5 寸，或两耳尖连线的中点处。

足太阳、手足少阳、足厥阴、督脉之会；三阳五会（《针灸甲乙经》）；督脉、足太阳之会（《针灸大成》）。

【主治及刺法】

微通法：主治不寐、头痛、眩晕、中风、痫证、脱肛、阴挺、遗尿、慢惊风、弱智、夜啼。毫针平刺，针尖向前或向后，进针 0.5 ～ 1 寸，局部酸胀针感或轻度针感。

温通法：主治头痛、脱肛、阴挺。火针点刺，或温灸 10 ～ 15 分钟。

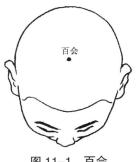

图 11-1　百会

【穴性原理】

百会为三阳五会，即是足厥阴、足太阳、手足少阳与督脉交会穴。厥阴、少阳内属肝胆，肝胆内寄相火，为风木之脏，主风主动为内风；太阳主开，为一身之外藩，多为外风有关。据此，百会有祛风熄风的作用，为治风要穴，可用于各种内外风病的治疗，如外风引起的头痛、眩晕等；内风引起的中风、痫证等。

头为诸阳之会，百会穴居巅顶正中，督脉、足太阳经均入络于脑，故可治疗头痛和眩晕等症；督脉入络脑，上贯心，脑为元神之府，心主神明，故可治疗神志病变如不寐等。

督脉起于胞中，经肛门部，贯脊而上行；足太阳经络于肾，其经别入于肛门；足少阳经系于带脉；足厥阴经筋结于阴器。督脉总督诸阳经脉，带脉约束诸经，维系胞宫，经筋维持器官的正常运动，肾开窍于二阴。若肾气虚弱，下元不固，经筋弛缓，带脉失于约束，则会发生脱肛、阴挺等病。根据"经脉所通，主治所及"的原理，以及《灵枢·终始》记载："病在下者，高取之"的治疗原则，百会可治之。

【临床应用】

贺普仁先生认为百会是治疗眩晕症的重要穴位。该病可见于内耳性眩晕、颈椎病、椎基底动脉供血不足、高血压和贫血等病。多因郁怒伤肝，肝阳偏亢，风阳内动，或嗜食甘肥，湿盛生痰，风阳、痰浊上扰清窍而致实证眩晕；或因素体虚弱，思虑过度，心脾两虚，气血失荣；或肝肾之阴耗伤，髓海空虚而致虚证眩晕。

如见眩晕耳鸣，头胀痛，易怒，失眠多梦，口苦，舌红苔黄，脉弦滑。辨证为风阳上扰，穴取百会、合谷、阳陵泉和太冲以平肝熄风。

如见头重如裹，视物旋转，胸闷作恶，呕吐痰涎，苔白腻，脉弦滑。辨证为痰浊上蒙，穴取百会、内关、足三里和丰隆，以蠲化痰浊。

如见头晕目眩，神疲乏力，心悸少寐，面色淡白，舌淡苔薄白，脉弱。辨证为气血亏虚，穴取百会、气海、足三里和三阴交，以补气养血。

如见眩晕久发不已，视力下降，少寐健忘，腰酸膝软，耳鸣，舌红苔白，脉细。辨证为肝肾阴虚，穴取百会、气海、三阴交和太溪，以滋补肝肾。

百会还适用于器官下垂病症，如脱肛病症。虚证可见发病缓慢，病初便后能自行回纳，久则稍有劳累即发，不能自行回缩，伴有神疲乏力，心悸头晕，面色萎黄，舌苔薄白，脉濡细；实证见便秘、痢疾急性期，痔疮发炎时发作，伴局部红肿、灼热、痛痒等症，舌红苔黄，脉弦。穴取百会穴，虚证用补法，实证用泻法，起到益气固脱和清热利湿的作用。

【文献摘要】

《玉龙赋》：原夫卒暴中风，顶门（囟会）、百会。

《席弘赋》：小儿脱肛患多时，先灸百会次鸠尾；咽喉最急先百会，太冲、照海及阴交。

《行针指要歌》：或针风，先向风府百会中。

2. 四神聪（图 11-2）

经外奇穴

正坐位取穴。在头顶部，当百会前后左右各 1 寸，共 4 个穴位。

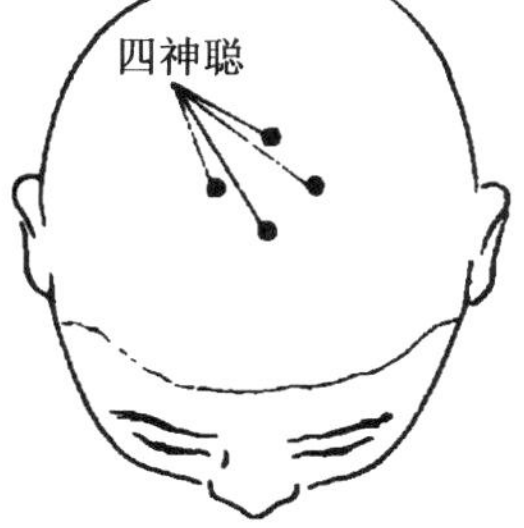

【主治及刺法】

微通法：主治痫证、中风、青光眼。毫针斜刺，针尖向百会穴，进针 1 ～ 1.5 寸，局部酸胀针感或轻度针感。

温通法：主治头痛、眩晕，火针点刺不留针。

强通法：主治头痛、中风先兆，三棱针点刺放血。

图 11-2 四神聪

【穴性原理】

四神聪为经外奇穴，没有所属的经脉，故不具备经穴远治作用。它有固定的名称和部位，所以具有腧穴的共性，即治疗局部病症的作用；该穴位于头顶部，头为元神之府，故可以治疗头部和神志病变。

【临床应用】

贺普仁先生认为四神聪具有疏通经络、平肝熄风的作用，尤其用三棱针放血方法治疗中风，效果良好。

如治疗一名 35 岁的李先生，初诊时患高血压症数年之久，血压不稳定，时高时低，昨晚突然头晕目眩，仆倒于床，随即语言謇涩，口眼歪斜，流涎不止，左半身不遂，经外院诊断为脑出血。查患者神清面赤，口角向右倾斜，左眼不能闭合，语言不利，左半身活动丧失，血压 220/120 mmHg，舌苔黄燥，脉象弦滑。辨证为阴虚阳亢，肝风内动。穴取四神聪点刺放血，合谷、太冲用泻法，太溪用补法。

二诊，患者病势减轻，左眼已能活动，脉较昨天缓和，舌苔黄但燥已解，血压降为 130/90 mmHg，穴加曲池、阳陵泉、环跳、足三里、金津、玉液放血。

三诊，患者语言謇涩大有好转，已能讲话，但吐字不清，诸症均见好转。穴减金津、玉液，加颊车、地仓。

四诊，患者已能步履，患手已可持物，说话有进步，脉弦象已减，舌苔转白但厚腻，取穴同前。

五诊，患者症状基本消失，舌苔薄白，脉和缓微滑，治疗同前。

六诊，患者上下肢功能及语言均已恢复正常，舌苔薄白，血压120/80 mmHg。穴取同前，以固疗效。

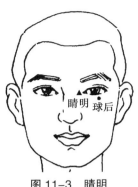

图 11-3　睛明

【文献摘要】

《圣惠方》：理头风目眩，狂乱风痫。

《类经图翼》：主治中风，风痫。

3.睛明（图11-3）

足太阳膀胱经穴

正坐或仰卧位取穴。在面部，目内眦角稍上方凹陷处。

手、足太阳，足阳明、阳跷、阴跷之会。

【主治及刺法】

微通法：主治目赤肿痛、白内障、视网膜炎、视神经萎缩。嘱患者直视，针尖刺入后，不宜提插和捻转，沿目眶鼻骨边缘缓缓刺入，深1～1.5寸，局部酸胀针感或轻度针感，并扩散至眼球后面及周围。

注意此穴易出血，退针后用棉球压迫局部3～5分钟，以防出血。针刺时医者注意手下感觉，若进针时毫无阻力，为进针顺利，若针下有阻力，应停止进针，或改变角度。如针后出血，局部可出现青紫，可先用冷敷法止血，待血止后改用热敷法。眼周青紫，约1周可消退，但并不影响视力。

【穴性原理】

睛明是治疗眼病的重要穴位，首先该穴是手足太阳经，足阳明经、阳跷和阴跷的交会穴。阳跷脉循行为出于足太阳经申脉穴，沿小腿外侧，股外侧上行，经髋部、肋胁部、肩部、颈部、口旁面部，到达目内眦睛明穴，与手足太阳经，阴跷脉会合后入发际到项后风池；阴跷从照海穴分出，沿内踝后直上，经大腿内侧入前阴部，经腹部入胸内，上缺盆、人迎部、鼻旁，属目内眦睛明，合于太阳、阳跷而上行。跷脉有濡养眼目，司眼睑之开合的功能。阴阳跷主病如《灵枢·脉度》所云："气并相还则为濡目，气不荣则目不合。"该穴又为手足太阳经，足阳明经之交会穴，太阳主一身之藩篱，太阳经多血少气，手太阳小肠经与心经相表里，泻之可散风清热，清心泻热，补之可补血以明目；足太阳经与肾经相表里，补之可益肾明目，通过睛明穴调节阴阳跷脉治疗眼疾，此为原理之一，足阳明经多血多气，可益气化血以养目，此为原理之二；该穴位于眼部，取其局部作用治疗眼疾，此为原理之三。

【临床应用】

白内障是部分或全部晶体混浊而影响视力的一种常见眼科慢性疾病，可分为先天性和后天性。尤以后天老年性白内障最为多见，年龄在50岁以上，为双侧性，可先后发生，从发病到成熟的时间可数月到数年不等。中医称之为"如银障""枣花翳"等。此病多因年老肝肾渐亏，目窍失养；或脾胃虚弱，精血无以化生，目失血荣发为本病。患者自觉眼前有固定不移的黑点，或如蝇飞蚊舞，或如隔轻烟薄雾，久之视力逐渐下降，视物昏花，眼球酸痛，最后可仅余光感。贺普仁先生只选睛明一穴治疗此病，取其通调眼部经脉，促进气血循行，营养目窍之功效。用细毫针沿眼眶边缘缓慢进针，刺入1.5寸，不施手法，留针30分钟，出针时用干棉球按压针孔，以免出血。每天1次，10次为1个疗程。临床上针灸对早期老年性白内障有较好疗效，可控制其发展，延缓晶体混浊病情的发展。若翳障影响视力严重，仅存光感，可行金针拨障术。

贺普仁先生曾治张姓80岁女患者，近3年来双眼视物不清，视力逐渐下降，以致影响家务劳动，经某医院眼科诊断为"早期白内障"，患者面黄，舌苔白，脉眩滑。辨证为肝肾亏虚，目失所养。治以补肝益肾，通络明目。取睛明，针治 6 次，视力停止下降，又针治 4 次，视力提高，能操持家务劳动。后追访，视力仍正常。

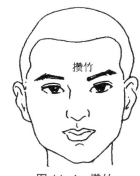

图 11-4　攒竹

【文献摘要】

《铜人腧穴针灸图经》：治攀睛，翳膜覆瞳子。

《针灸大成》：主小儿疳眼，大人气眼冷泪。

《百症赋》：观其雀目肝气，睛明行间而细推。

4. 攒竹（图 11-4）

足太阳膀胱经穴

正坐或仰卧取穴。在面部，当眉头陷中，眶上切迹处。

【主治及刺法】

微通法：主治头痛、感冒、产后发热、急惊风、急性结膜炎、流泪、眼睑震颤、面瘫。刺法：①直刺，深 0.3 ～ 0.5 寸，局部酸胀感或轻度针感；②治眼病时，可向下斜刺透睛明，进针 0.5 寸，局部及眼眶周围胀感或轻度针感；③治面瘫和头痛，可横刺透鱼腰，进针 1 ～ 1.5 寸，局部及眼眶周围胀感或轻度针感。

强通法：主治产后发热，三棱针点刺放血。

【穴性原理】

攒竹位于眼眶，其近治作用能治疗该穴所在部位及邻近组织、器官的病症，故可以治疗眼病和前额、眉棱骨疼痛。穴属足太阳膀胱经，穴位于上、太阳主开，风毒之邪易先沿经脉侵犯头部，故该穴具清热解表之功、镇静安神之功，可治疗感冒、急惊风。足太阳膀胱经止于至阴，而交与足少阴肾经，膀胱经脉属膀胱络肾。《素问·奇病论》言："胞脉者系于肾。" 攒竹因其清热之功，经脉与肾及胞脉相关，故可清胞宫之毒邪治产后发热。

【临床应用】

产后发热系指产褥期内出现发热持续不退，或突然高热寒战的主症，其中医辨证可以分为感染邪毒、外感风寒、血瘀内停、阴虚血亏等。单纯血瘀或里虚证者，多为低烧；外感邪毒者为高烧。贺普仁先生取攒竹等穴治疗感染邪毒型产后发热，此型是因产妇在分娩时，损伤产道或护理不慎，邪毒乘虚侵入胞宫，正邪相争以致发热不解。临床可见患者高热不退、小腹疼痛拒按、恶露臭秽，兼见烦躁口渴、便结溲赤，舌红苔黄，脉洪数。取攒竹、大椎放血以清热解毒，阴陵泉、曲池、合谷凉血解毒。若热度较高，并伴神昏等危重症候，要及时采取综合措施给予救治，对因会阴部损伤而发热者，要定时换药，防止感染的扩散或加重，妇女产后要适当补充营养，以使阴血尽快得复。

【文献摘要】

《针灸甲乙经》：头风痛，鼻鼽衄，攒竹主之。

《针灸大成》：治泪出目眩，瞳子痒。

《百症赋》：目中漠漠，即循攒竹、三间。

5. 承泣（图 11-5）

足阳明胃经穴

正坐或仰靠、仰卧位取穴。在面部，瞳孔直下，当眼球与眶下缘之间。

任脉、阳跷脉、足阳明经之交会穴。

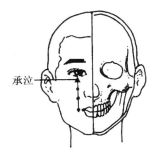

图 11-5　承泣

【主治及刺法】

微通法：治疗急性结膜炎、视神经萎缩、眼球震颤时，毫针直刺，嘱患者眼向前看，固定眼球，针尖沿眼眶下壁缓慢刺入，深1寸。治疗近视、胞睑肿胀、面瘫、眼肌痉挛、睑缘炎时，可横刺，透向内眦角出，针感为局部酸胀或轻度针感，有时流泪。

本穴易于出血，退针后可用棉球压迫局部2～3分钟以防出血。

【穴性原理】

《素问·五脏生成篇》云："诸脉者，皆属于目。"承泣为任脉、阳跷脉、足阳明经之交会穴，阳跷脉至目内眦；任脉循面入目，足阳明经旁纳足太阳之脉，足太阳起于目内眦，该穴又为足阳明经起始穴，位于目眶缘，故脏腑经络反映的眼疾，均可取本穴施治。眼病有虚实寒热。本穴对于属实属热之眼病，收效迅速；对于属虚属寒之眼病，收效缓慢。

【临床应用】

贺普仁先生常用该穴治疗睑缘炎。睑缘炎可因细菌、脂溢性皮炎或局部的过敏反应所引起，且常合并存在，导致睑缘表面、睫毛、毛囊及其腺组织的亚急性或慢性炎症。根据临床的不同特点，睑缘炎可分为3类：鳞屑性睑缘炎、溃疡性睑缘炎、眦角性睑缘炎。

鳞屑性睑缘炎：是由于眼睑皮脂腺及睑板腺分泌旺盛以致皮脂溢出而发生轻度感染。各种物理化学刺激（风尘、烟、热等）、全身抵抗力降低、营养不良、睡眠不足、屈光不正以及视力疲劳等，加之眼部不卫生，容易导致该病发生。临床表现为睑缘充血、刺疼、干燥、奇痒感，睫毛及睑缘表面附着上皮鳞屑，睑缘表面可有点状皮脂溢出，

皮脂集于睫毛根端，形成黄色蜡样分泌物，干后结痂，鳞屑与痂皮除去后，露出充血之睑缘表面，但无溃疡及脓点，睫毛易脱落，但能复生。

溃疡性睑缘炎：常为金黄色葡萄球菌感染引起睫毛毛囊和腺体的急性或化脓性炎症。睑缘皮脂腺分泌很多，干后结痂，并将睫毛黏着成束，痂皮除去后，睫毛根部可见出血性溃疡及小脓包。因病变，形成秃睫，即使睫毛再生位置也不正。

眦角性睑缘炎：为莫-阿双杆菌感染，常为双眼病变，限于眦部，以外眦部最为常见。常与体质差、贫血、结核等有关或因缺乏核黄素所致。睑缘及附近皮肤显著充血糜烂，自觉干燥刺痒和异物感，常合并慢性结膜炎，称眦部睑缘结膜炎。

中医称该病为睑弦赤烂、风弦亦烂或烂弦风，病变局限于眦部者称眦帷赤烂。有风湿型和湿热型两种：风湿型症见眼睑潮红多泪，多痒少痛少屎，加刺曲池、攒竹以祛风利湿；湿热型症见睑缘赤烂，痛痒并重，眼屎或多，加刺合谷、阴陵泉以清热渗湿。

【文献摘要】

《针灸甲乙经》：目不明，泪出，目眩瞀，瞳子痒，远视晾晾，昏夜无见，目𥆧动，与项口参相引，㖞僻口不能言，刺承泣。

《外台秘要》：禁不宜灸，无问多少，三日以后眼下大如拳，息肉长桃许大，至三十日即定，百日都不见物，或如升大。

6.太阳（图11-6）

经外奇穴

正坐或侧伏坐位取穴。在颞部，当眉梢与目外眦之间，向后约一横指的凹陷处。

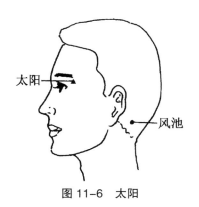

图11-6　太阳

【主治及刺法】

微通法：主治头痛、目赤肿痛，毫针直刺，进针 0.5～1 寸，局部酸胀感或轻度针感。也可向下透刺上关、下关穴，治疗牙痛、面瘫等。该穴针后易出血，要注意按压，但若为了泻火，也可让其出血自止。

强通法：主治头痛、面瘫、瘿气，三棱针点刺出血，或再加拔火罐。拔火罐后，可能留下紫黑血印，影响美观，宜事先征得患者同意。

【穴性原理】

太阳位于目外眦旁，头颞部，其局部治疗作用体现在治疗穴位所在处和邻近处病变，适用于治头痛，眼部疾病。

【临床应用】

贺普仁先生认为太阳是治疗头颞部疼痛的有效穴位。临床上凡属于风热、风寒、风湿、瘀血、痰火、肝阳上亢，以及感冒、眼病、高血压等病因和病症所导致的颞部疼痛或伴有颞部疼痛症状者，均可泻本穴，或用三棱针点刺出血，视病情而定。刺络拔罐可收泻血散热，通络行血，祛邪散滞等功效。对角膜炎、青光眼、白内障、面神经炎、牙痛、眩晕、小儿惊风、三叉神经痛等病也有一定的治疗作用。

【文献摘要】

《圣惠方》：理风，赤眼头痛，目眩涩。

《圣济总录》：太阳穴不可伤，伤即令人目枯，不可治也。

《银海精微》：目睛斜视，太阳、颊车、耳门、听会、耳尖、风池。

《扁鹊神应针灸玉龙经》：忽然眼痛血贯睛，隐涩羞明最可憎，若是太阳出毒血，不须针刺自和平。

《奇效良方》：治眼红肿及头痛，宜用三棱针出血。出血之法，用帛一条紧缠其项，紫脉即见，刺见血立愈。

《针灸集成》：头风及偏正头痛，风目眶烂。

7. 下关（图 11-7）

足阳明经穴

正坐或仰卧位取穴，在面部耳前，当颧弓与下颌切迹所形成的凹陷中。

足阳明、少阳之会。

【主治及刺法】

微通法：直刺，针尖略向下，深 1.5 寸，周围酸胀针感或轻度针感，并有麻电感向下牙扩散，治疗面痛，咬肌痉挛。

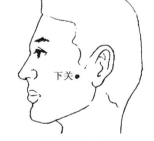

图 11-7　下关

斜刺，斜刺向前或向后进针 0.8～1 寸，酸胀针感可扩散至整个颞颌关节，治疗下颌关节炎，耳病。

横刺，沿下颌骨向口角或颊车方向，进针 2 寸，针感可扩散至上下齿，治疗牙痛。

温通法：火针点刺 2 分，治疗面瘫、牙痛。

强通法：三棱针点刺出血，治疗面瘫、面痛。

【穴性原理】

下关穴的主治症，均属其局部作用。足阳明经入于上齿中，下关又位于上齿部，故治疗以上牙痛为主。阳明经脉经筋分布于面部，故可治疗口眼歪斜、面痛等症；下关穴邻近耳部，又是足阳明、少阳之会，少阳经入于耳中，故可治疗耳病。下关穴位于下颌关节处，是下颌骨运动的机关，故可治疗口噤和牙关不利之症。

【临床应用】

下关是贺普仁先生治疗牙痛选用的显效穴。诸多因素可引起牙痛，因手足阳明经分别入于上下齿中，如饮食不节，嗜食辛辣肥甘，可致肠胃蕴热，引发胃火牙痛；或风邪外袭经络，郁于阳明而化火，火热之邪循经上炎而发为牙痛实证；肾主骨，齿为骨之余，肾阴不足，阴虚生内热，虚火上炎亦可致牙痛虚证。

虚、实证之牙痛表现各异：实证之风火牙痛为牙痛阵发，遇风发作，得冷痛减，牙龈红肿；胃火牙痛剧烈，牙龈红肿较甚，或有溢脓口臭；虚证之虚火牙痛，隐隐作痛，时作时止，牙龈无明显红肿，牙齿松动，牙痛日轻夜重。以下关、颊车、合谷为基础穴，加外关以疏风散热；加内庭以清胃泻火；加太溪以滋养肾阴。若牙龈红肿较甚者，可用三棱针点刺下关出血，放血使热随血散，肿痛得消。针刺治疗牙痛效果显著，止痛快效力强。对因龋齿感染、坏死性牙髓炎、智齿等所致的牙痛，应同时进行病因治疗。

【文献摘要】

《备急千金要方》：牙齿龋痛，耳痛。

《铜人腧穴针灸图经》：偏风，口目㖞，牙车脱臼。

8. 颊车（图 11-8）

足阳明经穴

正坐或仰卧位取穴。在面颊部，下颌角前上方约一横指，当咬肌隆起，按之凹陷处。

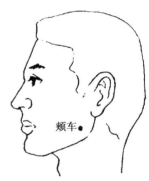

图 11-8　颊车

【主治及刺法】

微通法：直刺 0.5 寸，局部酸胀针感或轻度针感，治疗咬肌痉挛；横刺 2～3 寸透地仓，局部酸胀，并向周围扩散，治疗面瘫；针尖向上齿或下齿，局部酸胀或微针感，治疗上牙或下牙疼痛。

温通法：火针点刺 2 分，治疗面瘫。

强通法：三棱针点刺放血，治疗面瘫、面痛。

【穴性原理】

颊车是主治穴位所在处和邻近病变的常用穴位，多条经脉和经筋均经过此处，如足阳明经，入上齿中……出大迎，循颊车。手阳明之筋……其支者，上颊，结于頄；手少阳之筋……其支者，上曲牙，循耳前，属目外眦；手太阳之筋……其支者，上曲牙，循耳前，属目内眦；足阳明之筋……其支者，从颊结于耳前。依其穴位所在，经脉的循行和经筋的分布，本穴主治局部病变如面瘫、面痛、齿痛、咬肌痉挛。

【临床应用】

面痛即三叉神经疼痛，多发于一侧，亦有少数两侧俱发者。临床见眉棱骨痛、颧痛、下颌及颊痛，以上三部位可同时发病，亦可单一或两个部位并发疼痛。辨证分型为风邪外袭，脾胃实火，阴虚阳亢。贺普仁先生临床上多用三棱针点刺颊车、太阳、地仓，挤出少量血，若风寒型加针列缺；风热型加针合谷；脾胃实火型加针内庭；阴虚阳亢型加针照海；诸穴应用可使脉络疏通，气血通畅，疼痛自止。

针灸对原发性三叉神经痛有一定的治疗作用。如遇有感觉障碍、口眼歪斜、颈部肿块等，则需做进一步检查，以确诊是否属于继发性三叉神经痛。

【文献摘要】

《针灸甲乙经》：颊肿，口急，颊车痛，不可以嚼。

《类经图翼》：颊车、地仓、水沟、承浆、听会、合谷，主口眼歪斜。

《百症赋》：颊车、地仓穴，正口㖞于片时。

9. 水沟（图 11-9）

督脉穴

患者仰靠坐位或仰卧位，于人中沟的上 1/3 与下 2/3 交点处取穴。

督脉、手足阳明经之会。

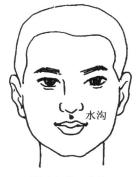

图 11-9 水沟

【主治及刺法】

微通法：主治昏迷、晕厥、痉证、面瘫，毫针点刺穴位，或指甲掐按穴位。

强通法：主治高热、腰痛、急惊风，三棱针点刺放血。

【穴性原理】

水沟居口鼻之间，地气通于口，天气通于鼻，本穴可沟通天地之气。人身之任督脉，犹如天地，故本穴通任督脉。任脉总纳诸阴经，督脉总督诸阳经，督脉又入络于脑，其分支和心相联系。如二脉经气失调，阴阳失于交合，就会导致昏迷晕厥等症。故水沟有开窍启闭、宁心安神和疏通经络的功效，是临床常用的急救穴，治疗昏迷、晕厥、痉证和急惊风等症。督脉循行又贯行腰脊，故对腰痛、腰扭伤效果良好。

【临床应用】

贺普仁先生选用水沟穴治疗晕厥，穴取水沟、内关、合谷、太冲，以毫针刺入穴位 0.5 寸，虚补实泻，具有回阳醒脑、清心开窍的功能；还用于治疗水肿病，穴取水沟、支沟、中脘、足三里、三阴交、太溪，毫针刺入 3 分～1 寸，用补法，具有宣肺健脾、补肾利湿、化气行水之功效。其他可运用于休克、呼吸衰竭等急危重症，癔症、癫狂等神志病症，面部虚肿、口㖞等面鼻口部病症，以及闪挫腰痛等。

【文献摘要】

《针灸甲乙经》：癫疾互引，水沟及龈交主之。

《备急千金要方》：水沟、天牖，主鼻不收涕，不知香臭。

《铜人腧穴针灸图经》：风水面肿，针此一穴，出水尽即顿愈。

《灵光赋》：水沟、间使治邪癫。

《百症赋》：原夫面肿虚浮，须仗水沟前顶。

10. 金津、玉液（图 11-10）

经外奇穴

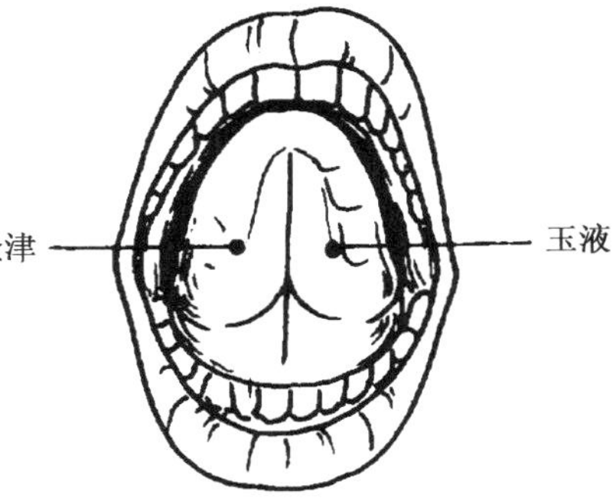

正坐张口取穴，舌转卷向后方，于舌面下，舌系带两旁之静脉上取穴。左称金津，右称玉液。

金津 —————— 玉液

图 11-10 金津、玉液

【主治及刺法】

微通法：主治呕吐、中风，舌翘起，毫针直刺，进针 0.5 寸。

强通法：主治中风、失音、口疮，用刺血法。让患者伸出舌头，左手持纱布，固定舌体，舌翘起，选择较粗大、最明显的静脉上点刺，以一次出血为最好，如一次未成功时，须使静脉逐渐恢复后，可进行第二次。三棱针点刺出血，喝出血吐出，反复喝血数次，待其自然止血，喝不出血后，用清水漱口。

【穴性原理】

金津、玉液不仅具备腧穴的共性即局部治疗作用，还因其位于血络内，具有直接通经活络，行气活血的作用，适用于中风引起的语言不利和气闭失音病症。

【临床应用】

贺普仁先生常取舌下金津、玉液治疗气闭失音、心脾积热所致的口疮，以及中风引起的语言不利。

如失音症，多因感受外邪，肺气壅遏，声道失于宣畅；或精气耗损，肺肾阴虚，声道失于滋润所致。金津、玉液适用于因忧思郁怒，或突受惊恐，则致气机郁闭，声哑不出，表现为猝发失音，心中明了，口不能言。三棱针点刺该穴，使其出血，喝出血吐出后，待其自然止血。

如心脾积热型口疮症，表现口疮三五不等，灼热疼痛，表面多黄白分泌物，周围鲜红微肿，同时伴有心烦失眠、口渴口臭、大便干少、小便黄短。舌质红，苔黄，脉滑数。常因酒食燥热，七情刺激而诱发加重。用金津、玉液刺血法以清热健脾止痛。

【文献摘要】

《备急千金要方》：治舌卒肿，满口溢出如吹猪胞，气息不得通，须臾不治杀人方……刺舌下两边大脉，出血，勿使刺著舌下中央脉，出血不止杀人。

《针灸大成》：口内生疮，金津、玉液。

11. 听宫（图11-11）

手太阳小肠经穴

耳屏正中前方，张口时呈凹陷处取穴。

手足少阳，手太阳之会。

【主治及刺法】

微通法：张口取穴，直刺1.5寸，患者感应局部酸胀，可扩散至半侧面部，有时有鼓膜向外鼓胀的感觉或微针感。多用于耳鸣耳聋、落枕、颈痛、下颌关节功能紊乱、斜视、失音、上肢活动不利、上肢震颤、眩晕、面痛、牙痛。

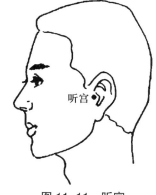

图11-11 听宫

温通法：火针点刺，直刺2分即出针。多用于落枕、颈痛、下颌关节疼痛。如落枕、颈痛、下颌关节疼痛病症轻时间短，首选毫针，直刺1寸，不做提插捻转，患者感觉开始胀痛后转为局部热感，留针30分钟。如病症持续，疼痛加重，即用火针刺法，针刺时患者无特殊感觉，针后即觉局部温热，颈项肌肉松弛。

【穴性原理】

听宫穴是贺普仁先生常用的独特穴位之一，是交会穴理论的临床应用。因该穴为手足少阳手太阳的交会穴，三脉均入耳中，该穴又位于耳前，针之可以疏调三经经气，为治疗耳病要穴。故可治疗局部病症的耳聋耳鸣。

手太阳小肠经，起于小指之端，沿手外侧上腕，直上循臑外后廉，出肩解，绕肩胛，交肩上，循咽下膈；其支者，从缺盆循颈上颊，至目锐眦；其支者别颊上颧，至目内眦。手少阳三焦经，起于小指次指之端，循出臂外，上贯肘，循臑外上肩；其支者上颈；其支者至目锐眦。足少阳胆经，起于目锐眦循颈，至目锐眦后；其支者，别目锐眦，下加颊车，下颈，络肝属胆。其中，手太阳、手少阳均循臂外肩上，三经均过颈目，三经均会于听宫，故可以治疗诸经脉所循病症，如上肢牙面颊咽眼病症。

【临床应用】

听宫穴用于治疗因中风引起的半身活动不利或上肢震颤，操作上运用毫针施以补法，予轻刺激量，留针 30 分，每日治疗 1 次。如伴有下肢病变常加条口穴，一上一下配合应用。

贺普仁先生治疗小儿耳聋耳鸣均多取听宫穴，小儿耳病西医多诊断为药物中毒性耳聋、神经性耳聋。刺法均以毫针，行速刺法，及气出针。每周治疗 2 ～ 3 次。一般经长期治疗，症状会明显改善。

临床上选用听宫治疗眼部疾患，如一名 6 岁女孩，两月前因车祸撞伤头部，扶起后呕吐数日，脑无外伤，仅感双眼胀痛。低头时尤甚，诊断为脑震荡。两月来其症不见好转。辨证为脉络受损，髓海不安，气血淤滞，故应通经活络，行气活血，安髓定志。选取听宫、臂臑穴，以毫针刺法，行捻转补泻之泻法，留针 30 分钟，隔日治疗 1 次。二诊时患儿家长带诉，症状明显减轻，低头时两眼已不胀痛，针法穴不变，三诊时诉其症状完全消失，无不适感。

治疗失音配用听宫可获速效。贺普仁先生曾治疗声音嘶哑 20 年的吴姓 63 岁男性患者，讲话时语音低微，伴口干、失眠、舌苔薄白、脉沉细。辨证为肾阴不足，治以滋阴增液。先仅用毫针向上斜刺液门穴 2 寸，治疗 4 次后症状稍有改善，第 5 次治疗加双侧听宫穴，直刺 1.5 寸。当起针后，嗓音明显洪亮，唾液增多，共治疗 10 次痊愈。

火针点刺听宫穴治疗落枕、颌关节功能紊乱可获得明显效果。

【文献摘要】

《针灸甲乙经》：癫疾，狂……听宫主之。

《针灸聚英》：主失音，癫疾，心腹满，聤耳，耳聋如物填塞无闻，耳中嘈嘈慅慅蝉鸣。

《百症赋》：听宫、脾俞，祛残心下之悲凄。

12. 风池（图 11-12）

足少阳胆经穴

正坐俯伏或俯卧位取穴。在项部，当枕骨之下，与风府相平，胸锁乳突肌与斜方肌上端之间的凹陷处。

足少阳、阳维之会。

【主治及刺法】

微通法：主治感冒、咳嗽、头痛、水肿、目赤肿痛、青光眼、视网膜炎。毫针直刺，平耳垂水平，略斜向下，进针 1 寸，局部酸胀针感并向头顶、颞部、前额或眼眶扩散；毫针斜刺，针向对侧风池穴，进针 1 寸，局部酸胀针感，可扩散至项部。

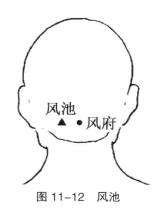

图 11-12 风池

温通法：主治咳嗽、面痛、痉证、水肿，细火针点刺，或温灸 5 ～ 10 分钟。

【穴性原理】

风池穴为治风之要穴，因其足少阳胆经与足厥阴肝经相表里，肝为风木之脏，极易化火动风，所产生之内风表现为头痛等症；该穴为足少阳与阳维之会，阳维脉维络诸阳经而主表，应于肺，多与外风有关，风邪袭人，上先受之；巅顶之上，唯风可到，说明头面五官病症多与风邪有关，如外风引起的头痛、感冒、咳嗽等症。

足少阳经脉起于目外眦，足少阳经别系目系，足少阳经筋结于目外眦，故该穴又为治眼疾之要穴，治疗目赤肿痛、青光眼和视网膜炎等眼疾。

【临床应用】

风池穴是治疗眼病的重要位。贺普仁先生尤善用此穴治疗眼科疑难病症——视网膜炎。临床常见有两种：

一种是原发性视网膜色素变性，这是一种慢性进行性损害视网膜色素上皮和光感受器细胞的具有明显遗传倾向的眼病。主要表现为进行性夜盲、视野逐渐狭窄、中心视力下降、在视网膜上出现骨细胞样色素沉着。一般于儿童期或青春期发病。属眼科疑难病、致盲眼病之一，其发病机制和确切病因尚不明了，针灸可缓解病情。

另一种是中心性视网膜炎，为一种较常见的眼底病，受累部位主要局限于黄斑区。一般认为是黄斑区附近的小动脉收缩，使周围的毛细血管扩张，导致浆液渗入附近组织内，从而形成周围组织的积滞现象。其主要临床特点以视力模糊及视物变形，可不同程度地影响中心视力，但一般不会致盲。

中医认为视网膜炎多由暴怒惊恐，气机逆乱，血随气逆；或因情志抑郁，肝失调达，气滞血瘀，脉络阻塞；或因嗜好烟酒，恣食肥甘，痰热内生，上壅目窍；也有外感风热之邪，内传脏腑，邪热内炽，上攻于目；病程日久或素体肝肾阴亏，阳亢风动，风火上逆，上扰清窍。此外，撞击伤目也可致本病。

临床可见视力模糊，眼前似有纱布遮盖，并有阳性盲点，视物变形。发病初期往往伴有同侧偏头痛。眼底检查首先出现黄斑水肿。在水肿边缘可见圆形、椭圆形或不规则的反射光晕，中心窝反射消失。在水肿区常见有黄白色或灰白色圆形渗出小点。治疗原则宜活血化瘀，清肝明目，病久者养血明目。穴取风池、睛明、光明和太阳。

【文献摘要】

《针灸甲乙经》：诸瘿，灸风池百壮。

《备急千金要方》：主喉咽偻引项挛不收。

《针灸大成》：主洒淅寒热，伤寒温病汗不出，目眩苦，偏正头痛，疟，颈项如拔，痛不得回顾……胬肉攀睛，风池、睛明、合谷、太阳。

《玉龙歌》：偏正头风有两般，有无痰饮细推观，若然痰饮风池刺，倘无痰饮合谷安。

第二节　腧穴发微　胸腹部位

1. 中脘（图 11-13）

任脉穴

仰卧位取穴。在上腹部，前正中线上，当脐中上 4 寸。

胃募穴，八会穴之腑会，手太阳、少阳、足阳明、任脉之会。

【主治及刺法】

微通法：主治痛证、不寐、脏躁、头痛、痹症、痿证、水肿、冻疮、脱发、咳嗽、胃痛、腹痛、黄疸、痢疾、便秘、胸痹、慢惊风、疳积、小儿泄泻、夜啼。毫针针刺，进针 1.5 ～ 2 寸，上腹部

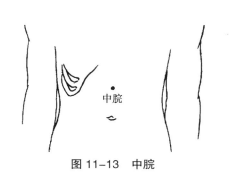

图 11-13　中脘

闷胀沉重，或紧缩针感，或轻微针感。

温通法：主治咳嗽、头痛、胸痹、胃痛、胃缓、腹痛、黄疸、痢疾、便秘、冻疮。中粗火针点刺，或灸3～7壮，或温灸10～15分钟。

【穴性原理】

中脘是胃之募穴，是胃的精气结聚的部位，又是手太阳、少阳、足阳明、任脉之会穴，该穴又正当胃部，有调理胃气的作用，是治疗胃病的要穴。胃主受纳和腐熟水谷；胃气主降，以降为和，若其功能失司，可取中脘来调之，适用于胃痛、胃缓和小儿疳积等病症。

脾与胃相表里，脾胃为后天之本，气血生化之源，故可用于脾胃虚弱，气血亏虚，筋脉失养之痿证；皮肤失养之冻疮和斑秃；脾胃虚弱不能运化水湿，蕴而成痰，上犯于肺致咳嗽；侵犯于经络致头痛、水肿和痹症；上犯于心，致情志病变，又因其为交会穴，手太阳和手少阴相表里，其经脉络属于心，足阳明经别上通于心，手少阳经脉布膻中，散络心包，故中脘穴可治疗不寐、脏躁和胸痹。

该穴又为八会穴之腑会，六腑皆禀赋于胃，胃为六腑之长，大肠主传送糟粕，吸收水分；胆具有储藏和排泄胆汁功能，中脘为胃之募穴，故中脘与六腑的生理功能有密切关系，见于六腑的病症如大肠功能失司所致的腹痛、痢疾、便秘；胆汁排泄障碍的黄疸等症。

总之，根据中脘腧穴的特性，与其相关的脾胃生理功能，脏腑的关系和经脉的联系，该穴可用于胃、脾、心、肺、肠和胆的病症。

【临床应用】

贺普仁先生认为中脘具有健脾安神益气养血的功能，故常用它治疗失眠和脱发症。

失眠为常见病症，引起原因复杂繁多。中脘适用于饮食不节所致的脾胃失和型失眠，可兼见脘闷嗳气，吞酸恶心，舌苔黄腻脉滑。穴取中脘、内关、脾俞、胃俞、百会、神门、三阴交，诸穴合用以和胃安中。

脱发症多因素体虚弱，脾胃不健，气血化源不足，风邪乘虚侵袭，以致血虚风燥，毛发失养而脱落，或因情志不畅，肝气郁结，气滞血瘀或肝肾阴亏导致，其中血虚风燥者最为多见。临床可见头发突然成片脱落，脱发部位的形状不一，大小不等，多见圆形或不规则形，边界清楚，继续发展，则损害的数目，范围均可增多、扩大。穴取中脘。上廉、足三里，以健脾益肾，养血祛风。

贺普仁先生曾治1例脱发患者，王女士，27岁，主诉为毛发稀疏3年余。3年前自觉头发脱落较多，每次洗头掉一大团，逐渐毛发越来越少，几见头皮，一般情况好。患者可现头发稀少，舌淡苔白腻，脉沉细。辨证为脾肾不足，血不养发。应补脾益肾，养血荣发。穴取中脘、足三里、上廉。患者隔日治疗1次。经治疗3次后，停止脱发，洗头时仅掉少量头发。共针刺12次，已有毛发新生。

【文献摘要】

《千金翼方》：中管（中脘）、建里二穴，皆主霍乱肠鸣、腹痛腹胀。

《针灸聚英》：便血，灸中脘、三里、气海等穴。

《行针指要歌》：或针痰，先针中脘、三里间；或针吐，中脘、气海、膻中补；翻胃吐食一般针，针中有妙人少知。

2.天枢（图11-14）

足阳明经穴

仰卧位取穴。在腹中部，距脐中2寸。

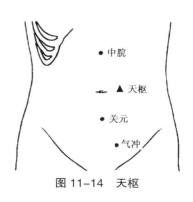

图 11-14　天枢

大肠之募穴。

【主治及刺法】

微通法：毫针直刺，深 1.5 ～ 2.5 寸，有局部酸胀针感或轻微针感，可扩散至同侧腹部。治疗泄泻，便秘，腹满，腹痛。

温通法：火针点刺，进针 0.5 寸，治疗胃痛、腹痛、泄泻。

强通法：三棱针点刺出血 3 ～ 5 滴，治疗肠痈。

【穴性原理】

天枢穴其经脉属胃络脾，胃为六腑之长，即六腑的生理功能和病理反应为胃所概括，正如《灵枢·本输》所言："大小肠，皆属于胃。"而反映大肠生理功能和病理反应的募穴与下合穴，都分布在足阳明胃经上，所以足阳明胃经穴可治大肠腑证。天枢又是大肠的募穴，是大肠经气汇集之处，为调理胃肠气机之枢纽，善治大肠腹证。

本穴位于腹部，可治疗局部病症如腹痛腹胀。

【临床应用】

贺普仁先生临床应用天枢穴治疗小儿泄泻。取天枢、中脘、上巨虚和足三里作为基础方，乳食停滞型加四缝穴三棱针点刺出血；湿热及食积型加曲池、阴陵泉用泻法，脾肾阳虚型加肾俞、长强针灸并施，用补法。天枢、中脘艾条温和灸 10 分钟。毫针刺入 0.5 寸左右。捻转 1 分钟左右即出针。长强穴可刺入稍深，沿尾骨与直肠之间直刺。

天枢是大肠募穴，在临床上具有双向调节作用，既能治疗泄泻，又能治疗与之相反的便秘。如气虚不运之虚秘，针泻天枢，补合谷、足三里，以益气通便；血虚津少之虚秘，泻天枢，补复溜、三阴交，以补益津血，润肠痛便；阳虚内寒之冷秘，泻灸天枢、上巨虚，以温通开秘；气阻不畅之气秘，针泻天枢、太冲，以理气通便；阳明热盛，肠胃热结之热秘，泻天枢、内庭，以清热通便；食滞闭阻之食秘，针泻天枢、中脘，以消食导滞，攻下通便；肺气不降之便秘，泻天枢、尺泽，以降气通便。

【文献摘要】

《备急千金要方》：小便不利……灸天枢百壮。天枢，主疟振寒，热盛狂言。天枢，主冬月重感于寒则泄，当脐痛，肠胃间游气切痛。

《针灸大成》：妇人女子癥瘕，血块成结，漏下赤白，月事不时。

《百症赋》：月潮违限，天枢、水泉细详。

3. 气海（图 11-15）

任脉穴

仰卧位取穴。在下腹部，前正中线上，当脐中下 1.5 寸。

肓之原穴。

【主治及刺法】

微通法：主治舞蹈病、呃逆、眩晕、中风、痹症、癃闭、经早、经迟、痛经、崩漏、不孕症、产后腹痛。毫针斜刺，针尖向下，进针 2 ～ 2.5 寸，局部酸胀感，可扩散至外阴部。

温通法：主治阴挺、小儿遗尿。细火针点刺或灸 3 ～ 7 壮或温灸 10 ～ 15 分钟。

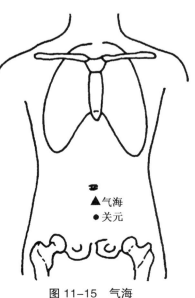

图 11-15　气海

【穴性原理】

气海为任脉经穴，任脉与冲脉同起于胞宫，向后与督脉、足少阴之脉相并，同时任脉和足三阴、手三阴经脉联系，故又称为诸阴之海，可治疗生殖泌尿系疾病。

气海穴又位于任脉之小腹，是"男子生气之海，元气之聚，生气之源"之处，为下焦的气会穴、元气要穴，主治脏气虚备，真气不足和下焦气机失畅所出现的病症，所以有调气机、益元气、补肾虚、固精血的作用，故本穴为强壮要穴，有保健作用。

【临床应用】

贺普仁先生认为气海是治疗一切气病的要穴，具有培补元气、补益虚损和疏理气机的功效，故临床上适用于气机不利病症，脏气虚备诸症，与气有关的血症。气机不利病症，如呃逆、眩晕、中风、癃闭；与气有关的血症，如经早、经迟、痛经、崩漏、不孕症；脏气虚备病症，如舞蹈病、阴挺、小儿遗尿。

贺普仁先生曾治疗1位患有舞蹈病的患者，11岁白姓男孩。两年前起双眉不自主抖动，舌部、口唇、鼻梁不也动，踝部不动即觉不适，一日多次。近来抖动加重，四肢也有不规则抖动，经医院诊为舞蹈病，伴食欲不振，有时腹痛，大便正常，小便频，患者面黄、苔白、声息正常，脉细。中医辨证为先天不足，经脉空虚，应培补元气，温煦经络。穴取气海、关元、中脘，行补法，不留针，隔日1次。该患者经过12次针灸治疗，病情逐渐减轻，终使之停止抖动。

【文献摘要】

《铜人腧穴针灸图经》：气海，治脐下冷气上冲，心下气结成块，状如覆杯……治脏气虚备，真气不足，一切气疾久不瘥，悉皆灸之。

《席弘赋》：气海专治五淋，更针三里随呼吸。

《百症赋》：针三阴与气海，专司白浊久遗精。

4. 关元（图 11-16）

任脉穴

仰卧位取穴。在下腹部前正中线上，当脐中下 3 寸。

小肠募穴，足三阴、任脉之交会穴。

【主治及刺法】

微通法：主治经早、经迟、经乱、痛经、经闭、带下病、阴挺、石瘕、恶露不下、产后腹痛、遗精、阳痿；淋证、癃闭；痢疾、便秘；胸痹、中风、痹症；遗尿、夜啼。毫针斜刺，针尖向下，进针 2～2.5 寸，局部酸胀针感，有时可扩散至阴部。

温通法：主治遗精、阳痿、经迟、经乱、闭经、子宫肌瘤；小儿遗尿；胃痛、痢疾、便秘；痹症、胸痹。中粗火针穴位点刺，或灸 3～7 壮，或温灸 10～15 分钟。

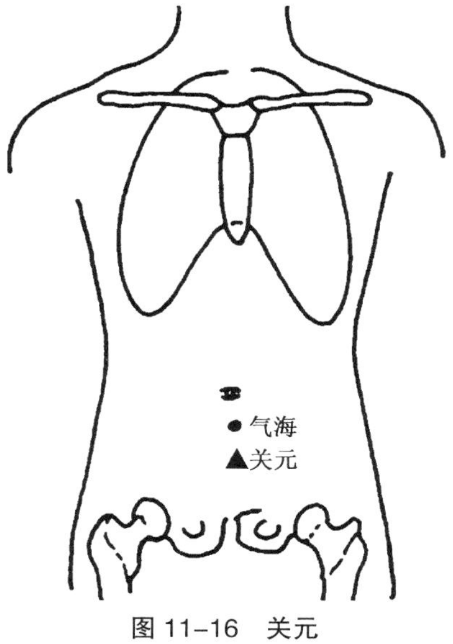

【穴性原理】

图 11-16 关元

关元是足太阴脾经、足少阴肾经、足厥阴肝经和任脉交会穴，故本穴可治疗四经关联病症。肾藏精，主生殖，开窍于二阴，与膀胱互为表里；肝藏血，主疏泄，其经脉入毛中，过阴器，抵小腹；脾主运化，为气血生化之源，脾可统血，使血液正常运行于脉内。若三脏功能失调，可导致生殖病、妇科病、泌尿系疾病。关元因其交会穴作用，又因其位于小腹，位于三焦之气所出的部位，脐下肾间动气之处，此处乃十二经之根，元气之所系，生气之源，五脏六腑之本。正如《难经·八难》云："十二经脉者，皆系于生气之源，所谓生气之源者，谓十二经之根本也，谓肾间动气也，此五脏六腑之本，十二经之根，呼吸之门，三焦之原，一名守邪之神。" 所以关元具有培肾固本、补益元气、回阳固脱的作用，可作为强壮要穴，用于治疗中风脱证、虚劳羸瘦病症。关元又是小肠之募穴，具有调节小肠、分泌清浊的功能，可治疗二便病症。

总之，依关元所属经脉、穴下脏器、小肠募穴、穴位所在，其主治下焦、中焦、小腹、小肠腑病，以及男女生殖、泌尿系疾病，对于真阳虚衰、脏腑虚备的病症具有一定的功效。

【临床应用】

贺普仁先生选用关元治疗以下多种疾病。

淋证：穴取关元、肾俞、大赫、气冲、三阴交、中封、关元，进针 1.5 寸用补法，诸穴合用以补肾疏肝，通利膀胱。

癃闭：穴取关元、气海、水道、大赫、阴陵泉、关元，进针 1.5 寸用补法，诸穴合用以行瘀利水，通利小便。

遗尿：穴取关元、中极、气海、三阴交、肾俞、关元，进针 1.5 寸用补法，诸穴合用以调补脾肾，固摄下元。

阳痿：穴取关元、环跳、大赫、三阴交、关元进针 1.5 寸用补法，诸穴合用以益肾壮阳。

子宫脱垂：穴取关元、大赫、曲骨、水道、关元，进针 1.5 寸用补法，诸穴合用以益气固本。

不孕症：穴取关元、气海、中渚、水道、归来、三阴交、关元，进针 1.5 寸用补法，诸穴合用以补益肾气，调理气血。

【文献摘要】

《针灸甲乙经》：气癃溺黄，关元及阳陵泉主之。

《备急千金要方》：关元、涌泉，主胞转气淋，又主小便频；关元、太溪，主泄痢不止。

《针灸资生经》：关元、秩边、气海、阳纲，治小便赤涩。

5.水道（图 11-17）

足阳明经穴

仰卧位取穴。在下腹部，当脐中下 3 寸，距前正中线旁开 2 寸。

【主治及刺法】

微通法：毫针直刺 1 ～ 1.5 寸，酸胀针感可扩散同侧下腹部。治疗小腹胀满，小便不利，水肿。

温通法：火针点刺 5 分深，治疗子宫肌瘤、淋证。

【穴性原理】

水道位于下腹部，腹部有气街，《灵枢·卫气》"气在腹者，止之背腧。"阐明腹部是经气会合通行的共同通道。《素问·灵兰秘典论》又曰："膀胱者，州都之官，津液藏焉，气化则能出矣。该穴邻近膀胱，故可治疗局部病症。"

【临床应用】

贺普仁先生临床应用水道作为基础穴常治疗小便不利，称为淋证。表现为小便频数，短涩淋漓，

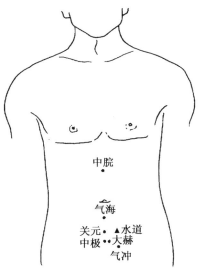

中脘

气海

关元 ▲水道
中极 ••大赫
气冲

图 11-17 水道

尿道刺痛、胀痛，甚则点滴难出。常取水道、关元、中极和三阴交作为基础方。如尿中见血之血淋，加血海、膈俞；小便混浊，色如米泔之膏淋，加足三里；小便淋漓不已，遇劳即发之劳淋，加脾俞、肾俞；小腹及茎中胀急刺痛，尿中有砂石之石淋，加中封和蠡沟。

【文献摘要】

《针灸甲乙经》：三焦，大小便不通，水道主之。

《备急千金要方》：三焦膀胱，肾中热气，肩背痛。

《百症赋》：脊强兮，水道、筋缩。

6. 气冲（图 11-18）

足阳明经穴

仰卧位取穴。在腹股沟稍上方，当脐中下 5 寸，距前正中线 2 寸。

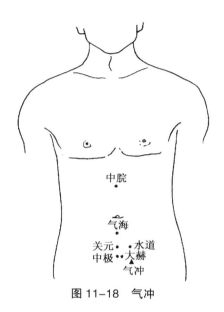

图 11-18 气冲

【主治及刺法】

微通法：毫针直刺 0.5～1 寸，局部重胀感，治疗癃闭、腹痛、疝气。向外阴部斜刺 2 寸，局部酸胀针感并向生殖器扩散，治疗阳痿、阴肿、茎痛、月经不调、不孕症及胎产诸疾。

【穴性原理】

气冲，又名气街。《素问·痿论》曰："阳明者，五脏六腑之海，主润宗筋；冲脉者……于阳明合于宗筋……会于气街……故阳明虚则宗筋纵，带脉不引，故足痿不用也。"又《素问·水热穴论》："气街，三里，巨虚上下廉，此八者，以泻胃中之热也。"以上说明本穴与冲脉、带脉均有联系，故主少腹、阴部、妇科病症。由于属阳明经穴，故还可以泻胃。

女子生长发育与冲任带脉，肝肾脏器密切相关。女子十四，任脉通，太冲脉盛，月事以时下，女子七七，冲任虚衰，天癸枯竭，月事生育停止。肝为藏血之脏，性喜调达，肝气冲和，则血脉通畅，经血正常；若木郁不达，化而生火，则血横溢或内烁津液而成血枯；肾主藏精而系胞，又为冲任之本。冲脉起于气街并少阴之经，夹脐上行；肝经之脉……循股阴入毛中，过阴器抵小腹，上行之巅顶与冲任之脉并行。

妇科疾病多为冲任所伤，冲任损伤可影响肝脾，而肝肾有病，又可影响冲任，如经闭、崩漏、带下、滑胎等，常以治疗肝肾，即治疗冲任，是治疗妇科疾病的法则之一。同理，也是治疗男科病的重点用穴。

【临床应用】

贺普仁先生临床应用此穴，常治疗老年肾气虚备，命门火衰，阳气无以化阴；或中气不足，膀胱传递无力导致小便潴溜的虚型癃闭。临床可见：小便淋漓不爽、排出无力、面色白、神气怯弱、腰膝酸软、舌质淡、脉沉细而尺弱。方取水道、气冲、气海、关元和大赫。气冲直刺 0.5～1 寸，余穴直刺 1.5 寸左右，使下腹和会阴部有较强得气感，甚至出现尿意为佳。针灸对神经性。功能性尿潴留效果较好，对阻塞性尿潴留需对病因综合治疗。

气冲也常治疗痛经。痛经是临床常见病症，月经前后或正在经期小腹及腰部疼痛，甚则剧痛难忍。其辨证取穴可分 5 种。

气滞痛经：经前脐痛或乳房胀痛，胀多而通少，精神抑郁，宜行气止痛。取气冲，手厥阴之太冲，足太阴之三阴交；

瘀血痛经：经前及初行时，脐腹急痛。按之更甚，经色紫暗夹穴块，下血块后即觉痛减，宜调气活血，行淤止痛。取气冲，足太阴之血海，任脉之中极。

血虚痛经：经后少腹隐痛，喜热喜按，宜健脾益气，理气止痛。取气冲，足阳明之足三里，任脉之关元。

肝肾亏虚之痛经：经色淡量少，经后小腹作痛，俩肋胀，宜调补肝肾，兼固肝肾。取气冲，足太阴之三阴交，足少阳之带脉。

风冷痛经：经前或行经期，感受风冷，少腹痛，经行不爽，色暗红，宜温经活血，散寒行滞。取气冲督脉之肾俞，足太阳之肺俞。

在针刺气冲时，因穴下有旋髂浅动脉和腹壁下动脉行径，针不可深。

【文献摘要】

《素问》：刺气街，中脉。血不出为肿鼠仆。

《备急千金要方》：主腹中满热，淋闭不得尿。

《百症赋》：带下产崩，冲门、气冲宜审。

《铜人腧穴针灸图经》：炷如大麦，禁不可针。

《针灸聚英》：吐血，多不愈，以三棱针于气街出血，立愈。

7. 会阴（图11-19）

任脉穴

仰卧屈膝取穴。在会阴部，男性当阴囊根部与肛门连线的中点；女性当大阴唇后联合与肛门连线的中点。

任脉别络，侠督脉、冲脉之会。

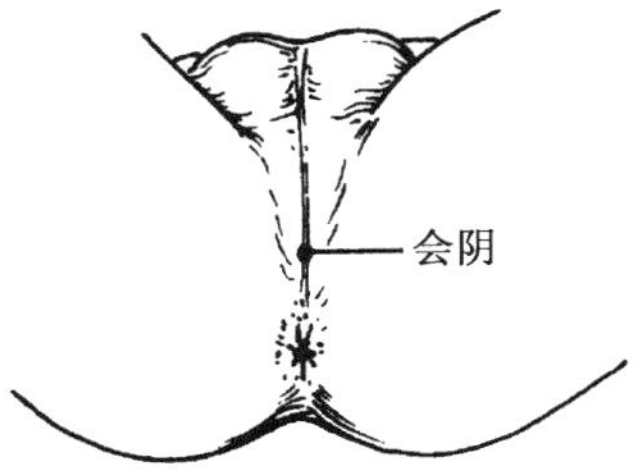

【主治及刺法】

温通法：主治外阴白斑。细火针局部点刺，局部热痛感。

图11-19 会阴

【穴性原理】

《针灸大成》曰："两阴间，任督冲三脉所起，督由会阴而行背，任由会阴而行腹，冲由会阴而行足少阴，故名会阴。"任脉、冲脉皆起源于胞宫，二脉皆主治妇科疾病；任脉总统诸阴经，可调节肝肾阴经；该穴又位于会阴部有局部治疗作用，故善治以阴痒为主症，因肝肾功能失调所引起的外阴白斑病。

【临床应用】

贺普仁先生认为火针点刺会阴局部是治疗外阴白斑最有效的针刺方法。

外阴白斑又称女阴白斑，女阴上皮内非瘤样病变，是由一种或多种病因引起的阴部皮肤黏膜营养障碍色素变性样皮肤病。该病病程长，疗效差，反复发作，迁延难治，绝大多数患者阴部瘙痒，严重影响工作和休息。其皮损特点为皮肤黏膜萎缩变薄，脱色，变白或粗糙增厚，皮纹增深，色素沉着，弹性差，干裂，疼痛。部分患者外生殖器变形，阴道口狭窄，影响性生活。有的病变波及尿道口及肛门周围，影响排尿，排便功能。女性任何年龄组均可发病，极少数患者可发展成为外阴癌。国内外对其治疗有过不少研究，但目前仍无比较理想的治疗方法，属于中医阴痒、阴疮、阴蚀等范畴。

中医认为本病多因肝肾阴虚，肝气失和，会阴失去气血濡养，以致局部血不润肤。早期见阴部红肿，继而皮肤变厚、变白，并发生裂纹，伴局部瘙痒或疼痛，夜间加重。治疗可取中粗火针点刺会阴穴和白斑局部数针，每周 1～2 次，此法可调和气血，温通经脉。

会阴穴还可用于溺水窒息、产后晕厥等急危重症，以及其他前后二阴诸疾。

【文献摘要】

《普济方》：女子经不通，男子阴端寒冲心。

《铜人腧穴针灸图经》：会阴、谷道瘙痒。

《资生经》：产后暴卒，灸会阴、三阴交。

第三节　腧穴发微　背腰部

1. 大椎（图 11-20）

督脉穴

俯伏坐位取穴。在后正中线上，第 7 颈椎棘突下凹陷中。

手足三阳、督脉之会。

【主治及刺法】

微通法：主治感冒、咳嗽、痫证、脏躁、痹症、疟腮、产后发热、急惊风、弱智。毫针直刺，针尖微斜向上，进针 0.5～1 寸，局部酸胀针感或轻微针感，或向下或向两肩部扩散。在一般情况下，进针不应过深，如有上肢麻电感，应立即退针。

温通法：主治咳嗽。中粗火针点刺，或温灸 10～15 分钟。

强通法：主治高热、痹症、面痛、痫证、疟疾、毛囊炎。三棱针点刺出血。

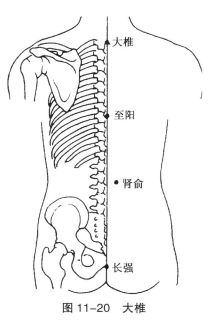

图 11-20 大椎

【穴性原理】

大椎是督脉、手足三阳经的交会穴，督脉总督诸阳。大椎为诸阳之会，阳主表，外邪入侵，多犯阳经，所以大椎有通阳解表，退热祛邪的作用，为全身退热之要穴，可治疗高热、产后发热等症。

大椎穴邻居心肺，有理气降逆的作用，故可用于感冒、咳嗽等症；又因督脉入于脑，其分支联络于心，故大椎可治神志病及脑部疾病，如痫证、脏躁、弱智等。

疟疾是由疟邪侵袭人体，伏于半表半里，入于阴争则寒，出于阳争则热。因大椎为督脉和三阳交会穴，所以该穴既可助少阳之枢，又能启太阳之开，和解少阳祛邪外出。

【临床应用】

贺普仁先生认为强通法于大椎穴是全身退热之重要的有效的方法。用于外感内伤疾病引起的发热、高烧、流脑、毛囊炎病症，用三棱针挑刺大椎穴，挑 3 下，用手挤出血若干滴，并拔火罐，使血液充分流出，并且让出血自行停止，留罐 15 分钟，此法可起到清热解毒，熄风泻热，行气活血的功效。如属高烧发热，可加三棱针点刺攒竹穴；属流脑者，加用速刺放血法于攒竹、印堂、十宣和人中；如属毛囊炎者，可加锋针缓刺法，委中放血排毒。

大椎和经外奇穴的腰奇，为一对穴，贺普仁先生常用之治疗间歇期的痫证，用 4 寸毫针刺入大椎皮下后针尖向下将针卧倒向下沿皮刺入 3.5 寸深，再用 4 寸毫针刺入腰奇穴皮下后，针尖向上将针卧倒，沿皮向上刺入 3.5 寸深，二穴合用，一上一下，以治本为主，健脾化痰，补益肝肾。

【文献摘要】

《伤寒论》：太阳少阳并病，心下鞕，颈项强而眩者，当刺大椎、肺俞、肝俞。

《杨敬斋针灸全书》：伤寒发热，大椎、合谷、中冲。

《针灸大成》：脾寒发疟，大椎、间使、乳根。

2. 大杼（图 11-21）

足太阳膀胱经穴

正坐或俯卧位取穴。在背部，当第 1 胸椎棘突下，旁开 1.5 寸。

足太阳、手太阳之会。八会穴之一，骨会。

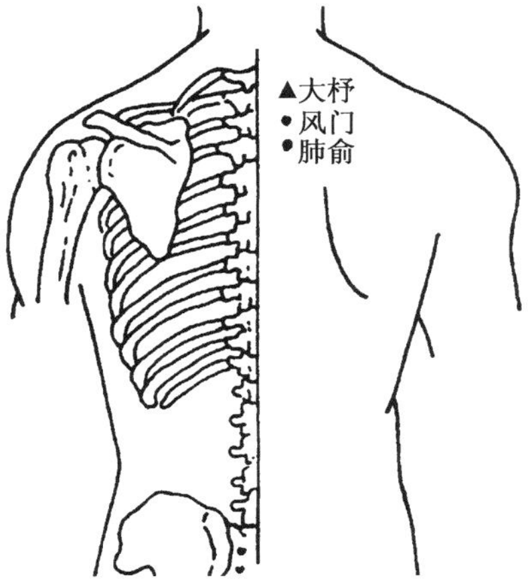

▲大杼
●风门
●肺俞

图 11-21　大杼

【主治及刺法】

微通法：主治咳嗽、项背痛。操作时，毫针斜刺向椎体方向刺入，进针深 0.5 ～ 1 寸，针感为局部酸、麻、胀，有时向肋间放散或轻微针感。

温通法：主治咳嗽、痿证。速刺法火针点刺，灸 3 ～ 7 壮。

【穴性原理】

大杼穴是足太阳、手太阳之会，太阳主开，有宣散外邪的作用，其位置邻近肺脏，故善长治疗外邪犯表伤肺所引起的咳嗽发热。大杼为背俞穴之首，接近大椎。"肩能任重，以骨会大杼也。"这是从任重作用来说明骨的作用，故可以治疗项背疼痛。

【临床应用】

大杼、风门、肺俞是贺普仁先生治疗咳嗽的最常用针方。咳嗽因外感病邪或内脏失调引起。临床辨证分型如为风寒袭肺，可加风池、合谷；风热犯肺加大椎和曲池；痰湿蕴肺加中脘和丰隆；肝火灼肺加阳陵泉和行间；肺阴亏耗加太渊和太溪。

贺普仁先生曾治 48 岁王姓女患者，她一年前出现咳嗽，吐白色痰，夜间及晨起后症状加重，冬季寒冷时病情也加重，经胸透诊断为慢性气管炎。患者舌苔白，脉沉滑。中医辨证是肺气不足，外受风寒，肺失清肃，治以益肺祛寒，宣肺止咳。取大杼、肺俞、风门，均以毫针刺法，先补后泻，留针 30 分钟，隔日治疗 1 次。一诊后症状减轻，咳嗽减少，痰量未减。穴法不变，加用大椎拔罐，六诊后症状明显减轻，咳嗽少，痰量减少。继续治疗，经 12 次治疗，症状消失。

【文献摘要】

《针灸大成》：主筋挛癫疾。

《肘后歌》：风痹痿厥如何治，大杼、曲泉真是妙。

《席弘赋》：大杼若连长强穴，小肠气痛即行针。

3. 风门（图 11-22）

足太阳膀胱经穴。

正坐或俯卧位取穴。在背部，当第 2 胸椎棘突下，旁开 1.5 寸。

督脉、足太阳之会。

【主治及刺法】

微通法：主治感冒、咳嗽、牛皮癣、产后发热、百日咳、肩背痛。操作时，针尖斜向脊柱，深 0.5 寸，局部酸胀针感，有时向肋间扩散；治疗肩背痛，可用平刺，针尖从上往下沿肌间平刺，进针 1 ~ 2 寸，局部酸胀感。不宜直刺过深，以免刺伤肺脏。

温通法：主治咳嗽、痿证、牛皮癣（风湿热型）。火针点刺，艾炷灸 3 ~ 5 壮，或温和灸 5 ~ 15 分钟。

【穴性原理】

太阳主一身之表，为风邪入侵之藩篱，风门为风邪侵入人体之门户，又主治风疾，因疏风而得名，常用于外风侵袭之感冒咳嗽；若风湿入里，湿久化热，湿热发于肌肤，皮肤失养而导致牛皮癣。风门散风调经，促进气血运行，利于肌肤营血分布；穴近肺脏，其近治作用可治疗肺失宣降之咳嗽哮喘；足太阳筋脉，上结头项，受

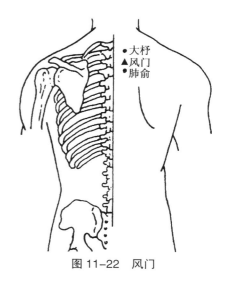

图 11-22　风门

之于风，则项强不适，故可用风门疏风散筋以治之。风门散风调肺，促进气血运行，利于肌肤营血分布，可治疗风湿入里，湿久化热，湿热发于肌肤，皮肤失养所导致的牛皮癣。

【临床应用】

牛皮癣是一种慢性瘙痒性皮肤病，本病初起多由风湿热邪阻于肌肤经络，皮肤失养所致，日久耗伤营血，血虚生风化燥而使病情难愈，每因情志不遂或瘙痒等诱因而使病情加剧。临床可分外邪蕴阻型和血虚风燥型。贺普仁先生治疗此病选曲池、血海、风市作为基础方，如是外邪蕴阻型则加风门。肺俞和阴陵泉，取风门可驱散表邪，固扩卫气。

【文献摘要】

《素问·水热穴论》：大杼、中府、缺盆、风门，此八者，以泻胸中之热也。

《针灸甲乙经》：风眩头痛，风门主之。

《玉龙歌》：腠理不密咳嗽频，鼻流清涕气昏沉，须知喷嚏风门穴，咳嗽宜加艾火灸。

《针灸大成》：主上气喘气……伤寒热退后余热，风门、合谷、行间、绝骨；肩背酸痛：风门、肩井、中渚、支沟、后溪、腕骨、委中。

4.肺俞（图 11-23）

足太阳膀胱经穴

正坐或俯卧位取穴。在背部，当第 3 胸椎棘突下，旁开 1.5 寸。肺之背俞穴。

【主治及刺法】

微通法：主治咳嗽、哮喘、痿证、牛皮癣、痤疮、产后发热、百日咳。操作时，针尖斜向脊柱，深 0.5 寸，局部酸胀针感或轻度针感，有时向肋间扩散。不宜直刺过深，以免刺伤肺脏。

温通法：主治咳嗽、哮喘、痿证、牛皮癣（风湿热型），火针点刺不留针。慢性咳喘，可用蒜泥灸 5 ~ 9 壮，瘢痕灸 5 ~ 9 壮；风寒所致感冒、咳嗽，火罐留罐 3 ~ 10 分钟或温和灸 30 ~ 60 分钟。

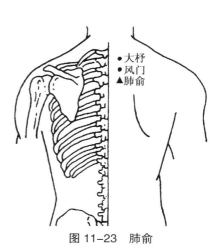

图 11-23　肺俞

强通法：主治咳嗽。三棱针点刺或挑刺，挤出血数滴加火罐治疗 15 分钟。

【临床应用】

肺俞是治疗肺系疾病的重要腧穴，贺普仁先生常用该穴治疗哮喘。例如，某陈姓女患者，41 岁，约 20 岁时，在春季出现喘憋气短，经治未愈。以后每逢春季及秋季冷热变化时，喘憋加重，且喉中有声，痰多。发作前有胸闷、鼻塞、流涕等先兆。哮喘终日不休，需用氨茶碱药物注射方能止喘。待夏季气候变热时哮喘方止。查患者痛苦面容，呼吸急促，张口抬肩，汗多，舌苔薄白，脉沉细。辨证为肺气不足，气机失调。仅取肺俞一穴，用中等粗细火针，施用速刺法，每日 1 次。三诊后，患者自觉喘憋好转，喉中痰鸣减轻。七诊后喘憋基本消失，听诊哮鸣音减轻。约十诊后喘憋哮鸣音基本消失。巩固治疗数次。火针点刺肺俞可使火针的特点与肺俞的特点结合而使肺气充盛，气机调畅，气血经气通散达到痰消喘定之目的。

【文献摘要】

《针灸甲乙经》：肺胀者，肺俞主之，亦取太渊。

《铜人腧穴针灸图经》：治骨蒸劳，肺痿咳嗽。

《针灸资生经》：哮喘，按其肺俞穴，痛如锥刺。

《玉龙歌》：咳嗽须针肺俞穴，痰多宜向丰隆寻。

《行针指要歌》：或针嗽，肺俞、风门须用灸。

《百症赋》：咳嗽连声，肺俞须迎天突穴。

《针灸大成》：久咳不愈，肺俞、三里、膻中、乳根、风门、缺盆。

5. 心俞（图 11-24）

足太阳膀胱经穴

正坐或俯卧位取穴。在背部，当第 5 胸椎棘突下，旁开 1.5 寸。

心之背俞穴。

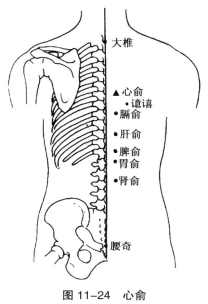

图 11-24　心俞

【主治及刺法】

微通法：主治癫狂、失眠、脏躁、遗精、弱智。操作时，针尖斜向脊柱，深 0.5 寸，局部酸胀针感或轻微针感，有时向肋间扩散。不宜直刺过深，以免刺伤肺脏。

温通法：主治头痛（气血亏虚）、遗精。火针点刺。

强通法：主治痫症。梅花针叩打局部 5 分钟至潮红或出小血滴。

【穴性原理】

心俞是心气转输、转注之穴，具有养心宁神，调理气血的作用。心主血藏神，心神失养，或心神失宁，就会导致癫狂、失眠；心肾相连，水火共济，若水火不济，心肾不交，虚火内扰精宫，可致遗精。

【临床应用】

贺普仁先生常用心俞配譩譆成对穴治疗情志疾病，如癫狂症。癫狂是精神失常的病症，癫症多呆喜静，可见沉默痴呆，精神抑郁，表情淡漠，或喃喃自语，语无伦次，或悲或喜，哭笑无常，不知秽洁，不思饮食；狂症多躁动，可见性情急躁，头痛失眠，面红目赤，继则妄言责骂，不分亲疏或毁物伤人。患者以青、壮年较多。该病大多为情志所伤引起。忧思恼怒，肝失调达。肝壅克脾，脾虚生痰，痰蒙心窍，以致神志逆乱而发癫狂。穴取心俞、譩譆可斜刺 0.8 寸，合谷、太冲、内关可直刺 1 寸，丰隆穴可直刺 2 寸，平素体虚弱者加气海，施以补法，直刺 1 寸，长留针 1 小时。狂症发作时点刺上穴不留针。诸穴合用以醒脑开窍，化痰安神，清心泻热。

【文献摘要】

《外台秘要》：主心痛，与背相引而痛。

《针灸大成》：主呕吐不下食。

《玉龙歌》：胆寒由是怕惊心，遗精血浊实难禁，夜梦鬼交心俞治，白环俞治一般针。

6. 膈俞（图 11-25）

足太阳膀胱经穴

正坐或俯卧位取穴。在背部，当第 7 胸椎棘突下，旁开 1.5 寸。

八会穴之血会。

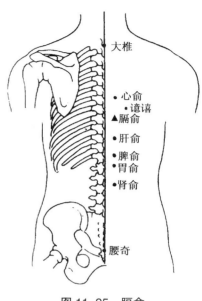

图 11-25　膈俞

【主治及刺法】

微通法：主治痹症、淋证、湿疹、牛皮癣、产后发热、产后腹痛、呃逆、呕吐、胃出血等。操作时，针尖斜向脊柱，深 0.5 寸，局部酸胀针感或轻微针感，有时向肋间扩散。不宜直刺过深，以免刺伤内脏。

温通法：主治牛皮癣（血虚风燥型）、经早、经闭（血枯）。火针点刺。

强通法：主治斑秃。三棱针点刺或挑刺，挤出血数滴加火罐 15 分钟。

【穴性原理】

膈俞为血会，善于调理气血，妇人以血为本，故产后气血虚弱，阴虚内热可导致的产后发热、产后腹痛、经早、经闭均可选膈俞治疗。湿疹、牛皮癣可因血分郁热，久而不愈，血燥生风所致，用膈俞治之，取其治风先治血，血行风自灭之意。膈俞内应横膈，为上中二焦升降之枢纽，关于水液代谢，运化水湿。痹症多因风寒内侵，气血运行不畅，不通则痛，膈俞即可运化水湿，又可调理气血，故可治疗痹症、淋证。

【临床应用】

贺普仁先生取血会膈俞治疗斑秃等皮肤疾病是其临床特色之一。斑秃是指头部突然发生的局限性脱发。其发病的原因之一是饮食不节，进而脾胃积热，造成风盛血燥，临床表现为头发突然成片脱落，头皮轻度瘙痒，伴头晕、失眠、心悸、健忘，舌淡苔薄白，脉眩细。除用梅花针点刺局部病变外，重要的是选用膈俞、足三里，以养血祛风。

【文献摘要】

《针灸甲乙经》：癫疾，膈俞及肝俞主之。

《备急千金要方》：膈俞主吐食，又灸章门、胃管、膈俞、京门、尺泽，主肩背寒痉，肩胛内廉痛。

《针灸大成》：主吐食翻胃。

《类经图翼》：诸血病者，皆宜灸之，如吐血、衄血不已，虚损昏晕，血热妄行，心肺二经呕血，脏毒便血不止。

7. 肝俞（图 11-26）

足太阳膀胱经穴

正坐或俯卧位取穴。在背部，当第 9 胸椎棘突下，旁开 1.5 寸。
肝之背俞穴。

【主治及刺法】

微通法：主治咳嗽、泄泻、失眠、痿证、痤疮、经乱、痛经、产后发热、青光眼、视网膜炎、视神经萎缩。操作时，针尖斜向脊柱，深 0.5 寸，局部酸胀针感或轻微针感，有时向肋间扩散。不宜直刺过深，以免刺伤肺脏。

温通法：主治泄泻（肝郁乘脾）、痿证（肝肾阴虚）、经乱（肝郁型）、痛经（肝郁气滞）、经闭（血枯），火针点刺。

强通法：治疗痫证，梅花针叩打 5 分钟至皮肤潮红或出小血滴。治疗黄褐斑（肝郁气滞），背部痣点挑刺出血数滴加拔罐 15 分钟。

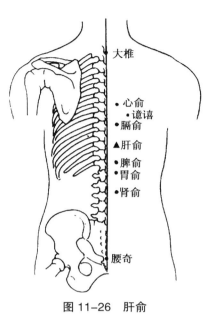

图 11-26 肝俞

【穴性原理】

肝俞之所以能主治多种疾病，与肝脏功能密切相关。肝为风木之脏，体阴而用阳，其性刚劲，主动主升，如肝阳生动，上扰肺金，可引起咳嗽；上扰心神，神不守舍则致失眠、癫痫；肝木横克脾土可致泄泻，肝气郁结，经血不畅可致经乱；肝开窍于目，肝火上炎或肝血不足，均可致目失所养。肝气输注的部位为肝俞，故取肝俞是治疗肝脏功能失调的重要穴位。

【临床应用】

肝开窍于目，肝之经脉系于目，肝之精血濡养于目，"肝气通于目，肝和则目能辨五色矣"（《灵枢·脉度》）。"肝受血而能视"（《素问·五脏生成篇》）。因肝的功能失常引起的眼病，贺普仁先生常取本穴施治。如肝肾两虚，精血不能上荣于目之青盲、暴盲，取补肝俞、肾俞、太溪和风池。如暴怒伤肝，肝气上逆，气血郁闭，精明失用之暴盲，取泻肝俞和太冲。如肾虚肝热，水亏火旺所致之夜盲、青盲，取泻肝俞、行间，补复溜。

肝藏血主筋，为罢极之本，肾藏精主骨，为作强之官，精血充盛则筋骨坚强。肝肾亏虚，精血不能濡养筋骨经脉，临床表现为下肢及腰脊酸软等肝肾不足型之痿证。取补肝俞、肾俞、太溪，以补肝肾益精血以益筋骨；或补肝俞、肾俞、阳陵泉，以补肝肾壮筋骨。

【文献摘要】

《针灸甲乙经》：肝胀者，肝俞主之，亦取太冲。

《针灸大成》：黄疸、鼻酸。

8. 脾俞（图 11-27）

足太阳膀胱经穴

正坐或俯卧位取穴。在背部，当第 11 胸椎棘突下，旁开 1.5 寸。

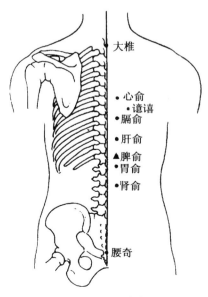

图 11-27 脾俞

脾之背俞穴。

【主治及刺法】

微通法：主治咳嗽、泄泻、失眠、淋证、痛经、产后腹痛、疳积、百日咳。操作时，针尖斜向脊柱，深 1 ~ 1.5 寸，局部酸胀针感或轻微针感，有时向腰部扩散。不宜直刺过深，以免刺伤肝和肾脏。

温通法：主治胃下垂、腹痛（脾阳不振）、泄泻（脾胃虚弱）、头痛（气血亏虚）、牛皮癣（风湿热型）、经闭（血枯）。火针点刺，灸 3 ~ 7 壮，或温灸 5 ~ 15 分钟。

强通法：治疗痛证，梅花针叩打。治疗黄褐斑（脾虚血瘀），背部痣点挑刺加拔罐吸血。

【穴性原理】

脾俞是脾气输注的部位，能主治各种脾胃疾病，与脾胃的生理功能密切相关。脾主运化，输布水谷精微，生清降浊，为生化之源，具有益气、统血、主四肢肌肉等功能。如运化功能失常，气机阻滞则腹痛；生化失职，气血亏虚则头痛、腹痛、经闭；水湿停聚，凝练成痰，上致咳嗽，外发皮癣；传导失司，清浊不分，则泄泻。以上诸症均可取脾俞以调节脾胃功能以治之。

【临床应用】

贺普仁先生取补本穴等，主治心脾两虚型失眠。其临床特点为多梦易醒，常伴心悸健忘、面黄、纳减等心血及脾气虚的征象。取百会、神门、三阴交为基础针方，加上脾俞和心俞补法，以健运脾土，养心安神。

咳嗽病位在肺，但有些咳嗽病源在脾，取补脾之背俞穴脾俞治疗痰浊阻肺型和肺脾两虚型咳嗽。如脾失健运，痰浊内生，壅塞于肺的痰浊阻肺型咳嗽，取脾俞、肺俞、丰隆和中脘。如脾虚及肺，脾肺两虚型咳嗽，补脾俞和肺俞，加补太渊和太白，以补脾益肺，培土生金。

【文献摘要】

《备急千金要方》：虚劳尿白浊，灸脾俞一百壮。脾俞、胃管，主黄疸。

《针灸大成》：黄疸，善欠，不嗜食。

9. 肾俞（图 11-28）

足太阳膀胱经穴

正坐或俯卧位取穴。在背部，当第 1 胸椎棘突下，旁开 1.5 寸。

肾之背俞穴。

【主治及刺法】

微通法：主治泄泻、失眠、痿证、腰痛、水肿、淋证、遗尿、遗精、经乱、痛经、产后发热、产后腹痛、小儿泄泻、青光眼、视神经萎缩。操作时，针尖斜向脊柱，深 1.5 ~ 2 寸，腰部酸胀针感或轻微针感，或有麻电感向臀部或下肢扩散。不宜向外斜刺过深，以免刺伤肾脏。

温通法：主治头痛（气血亏虚）、痿证（肝肾阴虚）、膏淋、水肿、遗精、腰痛、经乱（肾虚）、经闭（血枯）、带下病（肾虚型）。火针点刺。灸 3 ~ 7 壮，或温灸 5 ~ 15 分钟。

强通法：主治痛证，梅花针叩打；治疗黄褐斑（肾阳虚衰），背部痣点挑刺加拔罐吸血。

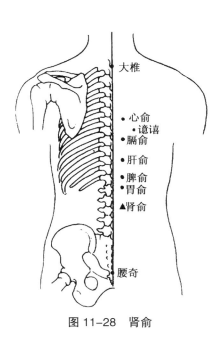

图 11-28 肾俞

【穴性原理】

肾俞是足太阳经位于腰部的穴位，与肾脏有内外相应的联系，为肾经经气输注于背部之处。肾为先天之本，生殖发育之源。"男子以藏精，女子以系胞"（《难经·三十六难》）。"胞脉者系于肾"（《素问·奇病论》）。与肾虚有关的胎、产、经、带、阳痿、遗精等，都属本穴主治范围；肾主骨藏精生髓，为作强之官，髓藏骨中充养骨骼，齿为骨之余，腰为肾之府，脑为髓海资生于肾。肾脉循喉咙，挟舌本，肾之津液出于舌下，肾开窍于耳，"目者，五脏六腑之精也"。肾精亏耗，髓海不足和精血亏虚引起的骨、髓、脑、齿、耳、目、腰的病症均可由本穴治疗；足太阳之经筋"上挟脊上项"。足太阳为病的角弓反张和所在处的经筋拘急、弛缓、麻痹或劳损等都属本穴治疗。

【临床应用】

腰痛是患者的一个自觉症状，病因诸多，贺普仁先生选取本穴施治以下两型腰痛。肾虚型腰痛，表现为腰痛绵绵不休，以酸痛为主，劳累时加重，多伴有下肢酸软无力，耳鸣脱发，足跟痛；风寒湿痹腰痛，患者多有手寒冷史，痛在腰骶，时有僵硬感，与气候有关，阴雨寒冷天腰痛加重。腧穴共取肾俞、委中，肾虚型加大肠俞和命门，寒湿型加风府和腰阳关。

贺普仁先生曾治疗王姓41岁的男患者，患腰痛6年。患者于6年前渐渐发生原因不明的腰痛，其痛时轻时重，呈酸痛状，稍事休息后可缓解。不能久立、久坐、久行，弯腰困难，有时感局部发凉畏寒，冬季尤甚。常服补肾中药。曾诊为腰肌劳损。现主要症状为腰酸痛、下肢软、畏寒、乏力、精神差、夜寐不安、多梦，舌苔白，脉沉细。取肾俞、中空加腰局部阿是穴，均用毫针刺法，施用捻转补法。每次留针30分钟，隔日治疗1次。治疗3次后患者感腰部轻松，发僵、发板感明显减轻，酸痛消失。穴法不变，共治疗7次，腰痛消失，局部症状消失，患者精神好。再以数次巩固治疗，临床告愈。

【文献摘要】

《玉龙歌》：肾虚腰痛不可挡，施为行止甚非常，若知肾俞二穴处，艾火多加体自康。

《备急千金要方》：消渴小便数，灸肾俞二处三十壮……主喘咳少气百病。

《类经图翼》：色欲过度，虚肿，耳痛耳鸣，肾俞刺三分，得气则补。

10. 膏肓俞（图11-29）

足太阳膀胱经穴

俯卧位取穴。在背部，当第4胸椎棘突下，旁开3寸。

【主治及刺法】

微通法：主治咯血、漏肩风、百日咳。毫针斜向脊柱，进针0.5～1寸，局部酸胀感或轻微针感，针刺不宜过深，以免刺伤内脏。

温通法：主治慢性咳嗽、哮喘。一般用温和灸30～60分钟，重者艾炷灸5～9壮，蒜泥灸5～9壮，瘢痕灸5～9壮。风寒感冒咳嗽，火罐留罐3～10分钟，或用穴位贴敷法。

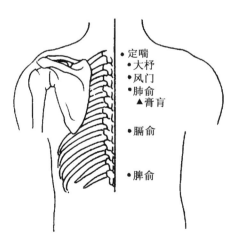

图11-29 膏肓

【穴性原理】

心下为膏，心下膈上为肓，膏为膏脂，肓为肓膜，膏肓俞即指膏脂，肓膜之气输注于体表的部位。《左传》："公（晋景公）疾病，求医于秦。秦伯使医缓为之。未至，公梦疾为二竖子，曰：'彼良医也，惧伤我，焉逃之？'其一曰：'居肓之上，膏之下，若我何？'医至，曰：'疾不可为也！在肓之上，膏之下，攻之不可，达之不及，药不至焉，不可为也。'公曰：

'良医也。'厚为之礼而归之。"说明膏肓是人体深处要害部位，对应膏肓俞为重要穴位。膏肓俞主治很广，能扶助正气，位于胸背部，故其临床一般用于治疗肺脏之虚损劳伤，病久体弱则为虚，久虚不复为损，咯血、百日咳即为肺痨表现。其近治作用对漏肩风，颈背痛也有佳效。

【临床应用】

由于该穴临近肺脏，故现代临床膏肓俞用之很少。但贺普仁先生常取之治疗咯血症。咯血是肺络受伤，血脉外溢，以咳嗽、咯血或痰中带血等为主要临床表现的病症，多见于支气管扩张、肺结核等疾病过程中。穴取膏肓俞、肺俞、脾俞和膈俞为基础方，如因燥热伤肺可加尺泽和孔最；如肝火犯肺可加阳陵泉和行间；如属阴虚肺热可加鱼际和水泉。诸穴合用，可清热润肺；清肝泻肺；滋阴养肺而宁络止血。

【文献摘要】

《备急千金要方》：膏肓俞无不治，主羸瘦虚损，梦中失精，上气咳逆，狂惑忘误。

《铜人腧穴针灸图经》：发狂健忘。

《行针指要歌》：或针劳，须向膏肓及百劳。

《采艾编翼》：无所不疗，劳伤积病。

11. 次髎（图 11-30）

足太阳膀胱经穴

俯卧位取穴。在骶部，当髂后上棘内下方，适对第 2 骶后孔处。

【主治及刺法】

微通法：主治痛经、石瘕。毫针直刺，毫针稍斜下刺，进针深 1 ～ 2 寸，骶部酸胀针感，刺入第 2 骶后孔针感可放射至小腹部，有时向下肢放散。

温通法：主治寒湿凝滞型痛经、闭经，火针点刺或灸 3 ～ 7 壮；温和灸 15 ～ 30 分钟。

强通法：主治痛经、神经性皮炎。三棱针挑刺出血数滴，加玻璃火罐 15 分钟。

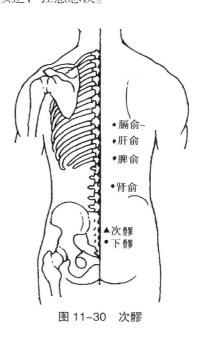

图 11-30　次髎

【穴性原理】

次髎穴近胞宫，为足太阳膀胱经穴，属膀胱络肾，肾主生殖，该穴的近治作用和经络作用使其治疗痛经和胞宫疾病有特效。

【临床应用】

贺普仁先生认为次髎可通调冲任，引经穴下流，为治疗痛经的经验效穴。治疗肝郁气滞和寒湿凝滞所致之经期小腹疼痛连及腰骶者。前者取次髎、中极、地机、血海和行间，毫针治疗。后者次髎和中极，火针速刺法，点刺不留针，次髎深度 1 ～ 3 分，中极深度 3 ～ 5 分，诸穴合用，共奏温散寒湿，通经活血之效。

【文献摘要】

《素问·骨空论》：腰痛不可转摇，急引阴卵，刺八髎与痛上，八髎在腰尻八间。

《针灸甲乙经》：腰痛怏怏不可俯仰，腰以下之足不仁，入脊腰背寒，次髎主之。

《备急千金要方》：次髎、绝骨、承筋，主腰脊痛恶寒。

《针灸大成》：次髎主妇人赤白带下。

12. 长强（图 11-31）

督脉穴

跪伏，或屈膝俯卧位取穴。在尾骨端与肛门连线的中点处。

络穴，督脉，足少阴交会穴。

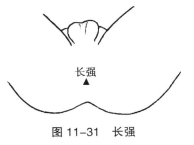

图 11-31　长强

【主治及刺法】

微通法：主治痢疾、泄泻、摇头风、痔疮、小儿泄泻、弱智。毫针平刺，沿尾骨和直肠之间刺入，深为 1.5 ～ 2.5 寸，局部酸胀针感，可扩散至肛门。

温通法：主治脱肛、泄泻、痢疾、痔疮。细火针点刺，不留针；或温灸 5 ～ 10 分钟。

【穴性原理】

长强穴位于肛门处，肛门为大肠之门户，有调节大肠之功能，故可用于泄泻、痢疾、脱肛和痔疮。

长强是督脉和足少阴经的交会穴，督脉入络于脑，其支脉和心相联系；足少阴经脉注入于心。脑为元神之府，心主神明，故与人之神有关，可治疗弱智。肝肾同源，肾精亏虚，肝之阴血亦不足，血不养筋，肝阳偏亢，肝风扰动而致摇头风。

【临床应用】

贺普仁先生常选用长强穴治疗摇头风。该病多因年事已高，脾肾渐亏，精血不足，髓海空虚所致；肝肾同源，肝之阴血亦亏，血不养筋，肝阳偏亢，肝风扰动而致头摇不止。表现为摇头，不能自控，每于情绪激动、紧张及见生人后加重，睡时摇头停止，醒后又作，舌淡红苔薄白，脉细弦。穴取长强，用 4 寸毫针，沿尾骨后缘向上刺入 3 ～ 4 寸，行补法，此法起到益阴养血，平肝熄风的作用。

贺普仁先生曾治疗患摇头风 56 岁的裴女士。该患者头部摇动，自己不能控制数年，病情时轻时重，一般在发怒、情绪波动时加剧。曾诊为脑动脉硬化，未做治疗。后来症状加重，头摇动终日不休，曾服熄风中药 3 剂，效果不显，时有头晕，烦躁易怒，苔白，脉弦滑。中医辨证为肾阴不足，肝风内动，穴取长强，毫针深刺 4 寸，行补法，不留针。针后自觉头不自主摇动明显好转，精力集中时自己可以控制。二诊后每天摇动 2 ～ 3 次，较前减轻。治疗 5 次后，症状缓解，头摇自止。

【文献摘要】

《备急千金要方》：长强、小肠俞，主大小便难，淋癃。

《针灸资生经》：长强、身柱，灸痔最妙。

《百症赋》：刺长强于承山，善主肠风新下血。

《杂病穴法歌》：热秘气秘先长强，大敦阳陵堪调护。

第四节　腧穴发微　上肢部位

1. 少商（图 11-32）

手太阴肺经穴

在拇指末节桡侧，距指甲角 0.1 寸。

五输穴之井穴。

【主治及刺法】

微通法：毫针斜刺向上，进针 0.1 寸，针感局部疼痛，可治疗感冒、咳嗽。

温通法：用火针速刺少商，进针 1 分，可治疗中风、无脉症、鼻衄属实证者。

强通法：用三棱针点刺出血豆许，可清利咽喉，开窍醒志。治疗咽喉肿痛、拇指麻木、癫证、厥证。

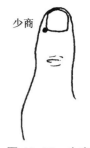

图 11-32 少商

【穴性原理】

少商是手太阴肺经的井穴，用三棱针或火针点刺出血，具有清热凉血，泻血开闭的作用，是治疗热迫血行之实证和神志突变，意识昏迷等阳实郁闭之证的急救穴。

该穴为肺经穴，向内属肺。咽喉连气道，与肺相通，为肺气之通道，肺系之所属。外感为患，常首犯咽喉，或肺脏内伤，传至咽喉。因此，凡外感或内伤引起的感冒咳嗽，咽喉疾患，都可取施本穴。

【临床应用】

鼻衄是鼻腔疾病的常见症状。鼻出血多为单侧，亦可为双侧。本病有虚实之分。实证多因风热犯肺，或嗜食辛辣，胃肠积热，或肝郁化火等因素，致热灼经络，迫血妄行。鼻出血多见血色鲜红、量多鼻干、口渴烦躁、身热便秘、舌红苔黄脉数，当以火针速刺少商，随挤出少量血，此法以清热凉血而止血。

贺普仁先生曾治疗刘姓女患者，42 岁。昨日突然感到心中不适，继而鲜红的血液从口鼻中衄出，当即用冷水淋头而血止。下午稍活动后衄血复出，出血量多，不止，感头胀痛、烦闷、大便干燥、小便黄赤、月经正常。患者声息正常，面苍黄，舌质稍紫，无苔，脉弦数。诊断为肝郁不舒，郁久化热上冲，破血妄行。取中粗火针，用速刺法，点刺少商穴，并挤出少量血液，以达到平肝泻火，清热凉血之目的。

咽炎有急慢性之分。急性咽炎中医称之为喉痹，常因火热客于上焦，而致咽喉肿胀。取本穴点刺放血，用以清肺热、利咽喉、疏卫解表，消散郁热和通畅经络气血，可收辨证取穴和循经取穴之效果，多用于治疗急性咽炎。若是内蕴邪热，外感风热，上蒸咽喉所致者，证见发热、恶风、头痛、咳嗽等症，配泻曲池和合谷。若肺胃积热，蒸烁咽喉者，证见咽喉红肿，灼热疼痛，痰黄黏稠者，配泻内庭、尺泽以泻热利咽。

【文献摘要】

《窦太师针经》：治喉中一切乳蛾。

《针灸大成》：主颔肿喉闭，烦心善哕，心下满，汗出而寒，咳逆，疟疾振寒，腹满，唾沫，唇干引饮，食不下，膨膨，手挛指痛，掌热，寒栗鼓颔，喉中鸣，小儿乳蛾。

《百症赋》：少商、曲泽，血虚口渴同施。

2. 后溪（图 11-33）

足太阳小肠经穴

自然半握拳取穴。在手掌尺侧，微握拳，当小指本节后的远侧掌横纹头赤白肉际。

五输穴之输穴。八脉交会穴，通督脉。

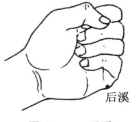

图 11-33 后溪

【主治及刺法】

微通法：毫针直刺，握拳，从外侧沿掌骨前向内刺入，进针 0.5 ～ 1 寸，后溪透合谷，进针 1.5 ～

2寸，局部酸胀针感可传至整个掌部或轻微针感。治疗痔疮、落枕、急性腰扭伤，头项强痛，手指及肘臂挛急。

温通法：火针点刺2分，治疗外感头痛、痉症。

【穴性原理】

后溪为八脉交会穴通于督脉。督脉起于少腹下，循脊柱向上，至项后上头顶；其络于足太阳经会合，贯脊属肾；其支起于目内眦，还出别下项，侠脊抵腰中；手太阳经筋起于小指之上，结于肘部，并上行结于耳后完骨；后溪为五输穴之输穴，《难经·六十六难》输主体重节痛，故后溪治疗督脉病症和循经病症如痔疮、落枕、腰扭伤和头项强痛。

【临床应用】

后溪作为治疗痔疮的基础方穴之一，在贺普仁先生临床中广为应用。穴取后溪加长强、承山和阳溪，取其通督脉之理，督脉起于邻近肛门的长强，督脉不和则生痔疾。若气虚下陷加肾俞；湿热郁滞加曲池；诸穴合用以益气升阳举陷或清热利湿化滞。

落枕症见颈项强痛或微肿，不能左右转侧，或前后俯仰不便，甚则酸楚疼痛延及肩背、头部或扩散到上臂。循经取穴，上病下取，泻后溪以宣畅太阳经脉壅滞。如以项强不能俯仰为主者，加泻足太阳经脉通于阳跷脉的申脉，以宣畅足太阳经脉的壅滞。正如《内经》曰："项痛不可以俯仰，刺足太阳；不可以顾，刺手太阳也。"因睡眠时过度疲倦，经络气血运行受阻者，加取局部穴位火针点刺，或刺络出血拔罐以温通散寒，舒筋活络。

【文献摘要】

《窦太师针经》：治五痫病，癫狂不识尊卑。

《针灸大成》：主疟寒热，目赤生翳，鼻衄，耳聋，胸满，头项强，不得回顾，癫疾，臂肘挛急，痂疥。

《百症赋》：后溪、环跳，腿疼刺而即轻；阴郄、后溪，治盗汗之多出；治疸消黄，谐后溪、劳宫而看。

3. 劳宫（图11-34）

足厥阴心包经穴

正坐或仰卧位，仰掌取穴。在手掌心，当第2、第3掌骨之间偏于第3掌骨，握拳屈指时中指尖处。

五输穴之荥穴。

【主治及刺法】

微通法：主治中风、湿疹、鹅掌风、夜啼、口疮。毫针直刺0.5寸，局部酸胀针感。

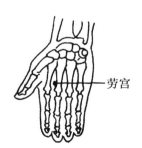

图11-34 劳宫

温通法：艾炷灸3～5壮，艾条温和灸5～10分钟。

【穴性原理】

劳宫为荥穴，配五行属火，火乃木之子，《难经·六十六难》云："荥主身热"，故劳宫穴的特点即是清心热泻肝火，适应于肝阳上亢引起的中风，心火上炎之口疮；若母病及子，致脾失健运，湿热内蕴，郁于肌肤可现湿疹等皮肤疾病。

【临床应用】

贺普仁先生选用劳宫主要治疗以下疾病。

口腔溃疡：劳宫加照海，用平补平泻手法，以疏表解毒，或滋阴清热。

湿疹：劳宫进针 5 分，用泻法，加委中、背部痣点点刺或挑刺出血。

鹅掌风：劳宫加曲池、外关、合谷、中渚，毫针用泻法，留针 30 分钟，以清热利湿解毒。

【文献摘要】

《针灸甲乙经》：风热善怒，心中喜悲，思慕歔，善笑不休，劳宫主之。

《备急千金要方》：主大人小儿口中肿腥臭。

《外台秘要》：主热病发热，满而欲呕哕，三日以往不汗，怵惕，胸胁痛不可反侧，咳喘，尿赤，大便血，衄不止，呕吐血，气逆噫不止，嗌中痛食不下，善渴，口中烂，掌中热，风热，善怒，心中善悲，屡呕，嘘唏，善笑不休，烦心，咳，寒热，善哕，少腹积聚，小儿口中腥臭，胸胁支满，黄疸目黄。

《太平圣惠方》：小儿口有疮浊，龈烂，臭秽气冲人，灸劳宫二穴各一壮，炷如小麦大。

《针灸资生经》：劳宫、大陵，治喜笑不止……当屈中指为是，今说屈第四指非也。

《玉龙赋》：劳宫大陵，可疗心闷疮痍。

4. 合谷（图 11-35）

手阳明大肠经穴

在手背取穴，第 1、第 2 掌骨间，当第 2 掌骨桡侧的中点处。

手阳明经之原穴。

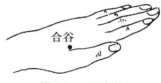

图 11-35　合谷

【主治及刺法】

微通法：毫针泻法顺经斜刺 1 寸，酸胀针感可向上扩散，有时可至肘。治疗头痛、咳嗽、目赤肿痛、青光眼、眼睑下垂、牙痛、咽喉肿痛、下颌关节痛，毫针泻法或补法直刺 0.5～1 寸，针感为局部酸胀。治疗半身不遂、臂痛、小儿急惊风、眩晕、面肌痉挛、癫狂、癫痫、风疹、瘙痒、胃痛、呃逆、泄泻、经闭、痛经，毫针合谷透劳宫或后溪，进针 2～3 寸，针感为手掌麻胀及向指端放散，可治疗手指拘挛或肌肉无力。

温通法：火针点刺 2 分，治疗咳嗽、呃逆、胁痛、中风、面瘫、痉症、乳癖、痔疮。

有习惯性流产史的孕妇禁针此穴。

【穴性原理】

手阳明大肠经贯颊，经过面部和口唇，鼻及足阳明经相联系；足阳明经合眼相联系。其经别系目系；手阳明之络入于耳中，手阳明经筋结于面部和额颅。根据经脉所通，主治所及的原理，故合谷可用于头面及五官诸种疾病的治疗。

肺与大肠相表里。肺属卫外合皮毛，风邪外袭，肺卫首当其冲；手太阴属里属阴，手阳明属表属阳。在表之邪宜轻而扬之，以解表通络祛邪。故应取阳明经穴为主，合谷为手太阳原穴，所以合谷是治疗表证的主穴，可治疗外邪袭肺或肺卫所致的病症如头痛、咳嗽。

手阳明经属大肠，合谷又为其原穴。《灵枢·九针十二原》篇曰："凡此十二原者，主治五脏六腑之有疾着也"，故合谷主治腑症胃痛、呃逆、泄泻。阳明经多气多血，妇女以血为本，原穴合谷善于调气通经止痛，故可用于妇科疾病。

【临床应用】

合谷作为贺普仁先生的常用穴，大多是和太冲相配，称四关穴。其名称出自金元时代针灸医家窦汉卿的《标幽赋》："寒热痹痛，开四关而已之。"《针灸大成》："四关穴，即两合谷、两太冲是也。"

四关是对穴，合谷太冲相配伍，一为手阳明大肠经原穴，一为足厥阴肝经原穴。原穴是本经脏腑原气经过和留止的部位，与三焦有密切关系，原气导源于肾间动气，乃人体生命活动的原动力，通过三焦运行于脏腑，为十二经脉之根本，故原穴是调整人体气化功能的要穴。《素问·调经论》曰："人之所有者，血与气耳。"人体活动离不开气血，在发生病变时，也不外乎气血，气为血之帅，血为气之母，针灸三通法治病的主要机制就是通过经脉调节人体气血。合谷属多气多血之阳明经，偏于补气、泻气、活血；太冲属少气多血之厥阴经，偏于补血、调血。合谷、太冲二穴相配堪称经典配穴。两穴一阴（太冲）一阳（合谷），一气（合谷）一血（太冲），一脏一腑，一升一降，共同调理全身气血。

合谷、太冲相配，用泻法，适用于肝阳上亢，风火相煽；或内热炽盛，引动肝风；或肝肾阴虚，气血亏虚，筋失所养，虚风内动；或瘀血内阻，血行不畅，筋脉失养所致的中风、半身不遂病症，有平肝熄风，抗痉止搐之功效。用补法，适用于气血亏虚、筋脉失养之症，眩晕、高血压、面肌痉挛、小儿急惊风、癫痫。

【文献摘要】

《窦太师针经》：治目暗，咽喉肿痛，脾寒及牙耳头疼，面肿皆治，量虚实补泻，泻多补少。伤寒无汗则补，有汗则泻。女人有孕者，切不可针灸。

《针灸大成》：疔疮生面上与口角，灸合谷；小儿疳眼，灸合谷，各一壮。

《百症赋》：天府、合谷，鼻中衄血宜追。

5. 神门（图 11-36）

手少阴心经穴

正坐或正卧位，仰掌取穴。在腕部，腕掌侧横纹尺侧端，尺侧腕屈肌腱的桡侧凹陷处。

五输穴之输穴，手少阴经之原穴。

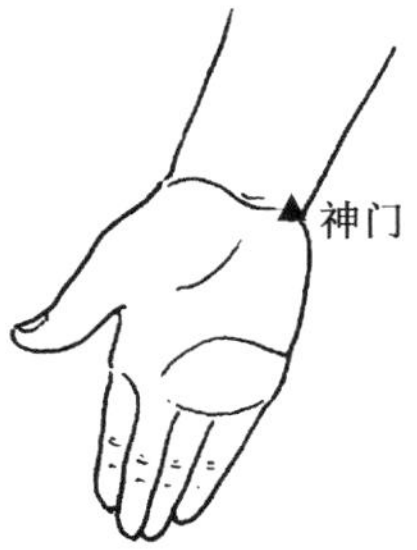

图 11-36 神门

【主治及刺法】

微通法：毫针直刺，稍偏向尺侧，进针 0.3～0.5 寸，局部酸胀针感，并可有麻电感向指端放散。主治失眠、健忘、心痛、心烦、心悸、怔忡，痴呆悲哭、癫狂、痫症。

【穴性原理】

神门是心经之原穴、五输穴之输穴。《灵枢·九针十二原》："五脏有疾，当取之十二原。"《素问·咳论》："治脏者，治其输。"心主血脉、心藏神，故心神失养、心火亢盛、痰浊蒙心、气血闭阻引起的神志病和脏器病，均可用神门治之。

【临床应用】

贺普仁先生临床应用此穴常用于治疗失眠症。《素问·灵兰秘典》："心者，君主之官，神明出焉。"心藏神，乃神明之府，为精神意识思维中枢。取本穴可补心、清心、镇心安神。补神门、三阴交以补益心脾，养血安神，适用于主心脾血亏型；泻神门、补复溜以滋阴清火，适用于阴虚火旺型；泻神门、内关以镇惊安神，适用于心胆气虚型；泻神门、足三里以消积导滞，和胃安神，适用于胃中不和型失眠。

【文献摘要】

《窦太师针经》：治心内呆痴，泻；癫痫，先补后泻；发狂等症，泻。治健忘失记，喜怒不常，失笑无则，多言。又云：转手勾阳骨开，方可下针。

《针灸大成》：主疟心烦，甚欲得冷饮，恶寒则欲处温中。咽干不嗜食，心痛数哕，恐悸，少气不足，手臂寒，面赤喜笑，掌中热而哕，目黄胁痛，喘逆身热，狂悲狂笑，呕血吐血，振寒上气，遗溺失音，心性痴呆，健忘，心积伏梁，大小人五痫。

《百症赋》：发狂奔走，上脘同起于神门。

6. 通里（图 11-37）

手少阴心经穴

正坐或仰卧位取穴。在前臂掌侧，当尺侧腕屈肌腱的桡侧缘，腕横纹上1寸。

手少阴经之络穴

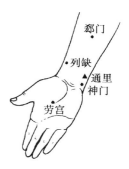

图 11-37　通里

【主治及刺法】

微通法：毫针直刺，进针 0.5 ～ 1 寸，局部酸胀针感，并沿尺侧向上下传导。

主治暴瘖、舌强不语、心悸怔忡、腕臂痛。

【穴性原理】

手少阴之脉，从心系却上肺，手少阴经别属于心，上走喉咙，故取手少阴经穴通里可宣肺通闭以治暴瘖。心开窍于舌，手少阴之络脉入心中系舌本，通里为心经之络穴，故本穴是治疗舌强不语之要穴。手少阴心经起于心中并属心，故本穴可宁心安神，以止心悸怔忡。

【临床应用】

贺普仁先生在临床应用中将通里作为治疗弱智儿童必用穴之一。通里治疗小儿五迟，尤其是语迟。小儿先天禀赋不足，如婴儿胚胎时母体患病；或母体素弱，智能不足；或分娩时胎儿产伤均可致先天之本亏虚，髓海不足，气血不充而致智能障碍。表现为吐字欠清，无语言或仅能片言只语。组方法则为填髓通督，健脑益智。穴取心经络穴通里和哑门共用以通窍增音，治疗舌强不语。针法以补法为主，进针后捻转半分钟即出针，深度 0.5 寸左右。本病的治疗需要较长疗程，应采取综合措施配合功能训练，从各个方面促进大脑智能的恢复。

【文献摘要】

《窦太师针经》：治虚烦，头面赤，泻补；手臂酸疼，补泻；心虚怕惊，宜补。又法：针 5 分。

《针灸大成》：主目眩头痛，热病先不乐，数日懊憹，数欠频呻悲，面热无汗，头风，暴喑不言，目痛心悸，肘臂臑痛，苦呕喉痹，少气遗尿，妇人经血过多，崩中，实则支满膈肿，泻之。虚则不能言，补之。

《百症赋》：倦言嗜卧，往通里、大钟而明。

7. 列缺（图 11-38）

手太阴肺经穴

正坐或仰卧位取穴。在前臂桡侧缘，桡骨茎突上方，腕横纹上 1.5 寸，即左右两手虎口交叉时，当一手之食指押在另一手腕后桡骨茎突上时，食指尖所指小凹陷处。

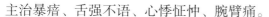

图 11-38　列缺

手太阴之络穴；八脉交会穴之一，通于任脉。

【主治及刺法】

微通法：用 1.5 寸毫针，针尖向肘部斜刺 0.5 ～ 1 寸，针感局部酸胀，可向下传至拇指，向上传至肘部。得气后，拇指向后轻微缓慢捻转，留针 20 ～ 30 分钟。多用于偏正头痛、咳嗽、哮喘、咽痛、鼻渊、颈项疼痛、上肢震颤、手和腕关节疼痛。

温通法：火针点刺 1 分钟，治疗哮喘、头痛、无脉症。

【穴性原理】

列缺为肺经穴，肺经向内连属肺脏，肺主肃降，司呼吸，为宗气出入之所。肺开窍于鼻，喉司纳气内通于肺。外邪侵肺，痰浊阻肺，痰热壅肺而使肺失清宣肃降，气机出入不利的肺卫和肺系疾患。

该穴为络穴，与向表里的大肠经相连。"手阳明大肠经……其支者，从缺盆上颈，贯颊，如下齿中，还出挟口，交人中，左之右，右之左，上挟鼻孔。"《灵枢·经筋》曰："手阳明之筋……其支者，上颊，结于鼻；直者，上出手太阳之前，上左角，络头，下右颔。"故可以治疗肺经和大肠经经脉经筋所循病症，如偏正头痛、颈项疼痛、手和腕关节疼痛。

【临床应用】

头为诸阳之会，五脏精华之血，六腑清阳之气，皆上会于头。头痛是患者的一个自觉症状，出现在多种疾病中，外感诸邪，内伤诸疾，都能引起头痛。针灸治疗同样是以脏腑经络学说为基础，根据病因、病位、病机、疼痛特点及体征，运用四诊八纲，进行辨证施治，选取腧穴。不能只根据"头项循列缺"（凡头痛均取列缺）这种不加辨证分析的治疗方法。本穴虽是治疗头痛的常用穴和有效穴，但用泻法对外感风寒或风热或痰热引起的头痛、偏头痛、咳嗽、哮喘等病症有显著疗效。若风寒犯肺无汗者，配泻肺俞、风门以疏风散寒、解表宣肺；若风热犯肺，配合谷以疏风清热、宣肺止咳。

贺普仁先生擅长用列缺对穴，如列缺与合谷相配伍称原络配穴法，是根据脏腑经络的表里关系配合应用。二穴相配，运用泻法，治疗外感表证。列缺配照海是八脉交会穴中的一对穴。《八脉交会八穴歌》"列缺任脉行肺系，阴跷照海膈喉咙"，通于任脉的列缺穴和通于阴跷脉的照海穴，通合于肺系咽喉和胸膈，二穴配伍，主治咳嗽、咽痛属肺肾阴虚者。

【文献摘要】

《针灸甲乙经》：主偏风口㖞斜，手肘无力，半身不遂，掌中热，口噤不开，寒热疟，呕沫，咳嗽、善笑，纵唇口，健忘，溺血，精出，阴茎痛，小便热，痫惊妄见，面部四肢臃肿，肩痹，胸背寒栗，少气不足以息，尸厥寒厥……

《窦太师针经》：治咳喘，寒补，热泻；头疼重如石，泻。又治牙疼，吐血，偏正头痛，看虚实补泻。

8. 养老（图 11-39）

手太阳小肠经穴

正坐或正卧位取穴。在前臂背面尺侧，当尺骨小头近端桡侧凹陷中。取穴法：①屈肘，掌心向胸，在尺骨小头的桡侧缘上，与尺骨小头最高点平齐的骨缝中是穴；②掌心向下，用另一手指按捺在尺骨小头的最高点上，然后掌心转向胸部，当手指滑入的骨缝中是穴。

手太阳小肠经之郄穴。

【主治及刺法】

微通法：毫针斜刺，向内关方向，进针 1 ～ 1.5 寸，手掌和手腕酸麻针感，可向

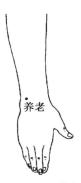

图 11-39 养老

肩肘传导。治疗肩背肘臂痛；掌心向胸，向肘方向斜刺 0.5 ～ 0.8 寸，治疗急性腰痛。

温通法：治疗颈肩腰腿痛，艾炷灸 3 ～ 5 壮，艾条温和灸 10 ～ 20 分钟。

【穴性原理】

养老是手太阳经的郄穴，功于通经止痛，用于经脉循行的急性疼痛，手太阳经在背部交会于督脉和足太阳经，故可用于急性腰痛的治疗。

【临床应用】

该穴善于治疗老年阳气不足引起的目视不明，颈肩腰腿痛，故名养老。现代颈椎病、腰椎病的患者日益年轻化，人们的视力也提前退化，故养老穴已广泛运用于各年龄组。贺普仁先生取养老多治疗急性腰痛，多因腰肌劳损或外受风寒，或突遭外伤，引起局部气滞血瘀，经脉闭阻不通。取养老加昆仑，可疏通经气，活络止痛。

【文献摘要】

《针灸甲乙经》：肩痛欲折，养老主之。

《备急千金要方》：养老、天柱，主肩痛欲折。

《百症赋》：目觉䀮䀮，急取养老、天柱。

《类经图翼》：张仲文传灸治仙法，疗腰重痛，不可转侧，起坐艰难，及筋挛，脚痹不可屈伸，养老穴也。

《人体特效穴位》：配胰俞、肾俞、脾俞、肺俞，施补法，治疗糖尿病。张永臣博士经验：本方有降血糖的作用，但针刺疗程要长，一般 1 个月为 1 疗程，最少要针刺 3 个疗程。配光明，施补法，治疗青光眼、白内障，有降眼压的作用。

9. 内关（图 11-40）

手厥阴心包经穴

正坐或仰卧位，仰掌取穴。在前臂掌侧，当曲泽与大陵的连线上，腕横纹上 2 寸，掌长肌腱与桡侧腕屈肌腱之间。

络穴，八脉交会穴，通阴维。

【主治及刺法】

微通法：治疗胸痹、惊悸，毫针斜刺，针尖向上，进针 1.5 寸，酸胀针感可扩散至肘、腋下和胸部。治疗胃痛、呕吐、呃逆、晕厥、癫狂、不寐、脏躁、头痛、眩晕、瘿气、梅核气：毫针直刺 0.5 ～ 1.5 寸，可透外关，局部酸胀针感，麻木感可扩散至指尖。治疗手指麻木：毫针斜刺，针尖向下略偏向桡侧，进针 0.3 ～ 0.5 寸，有麻电感扩散至指端。

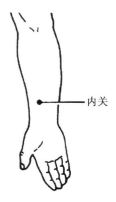

图 11-40　内关

温通法：主治胸痹、头痛、胃痛、胃缓、呕吐、黄疸，细火针穴位点刺，或灸 3 ～ 7 壮，或温灸 5 ～ 15 分钟。

【穴性原理】

内关是八脉交会穴之一，通于阴维脉。阴维脉的功能是维络诸阴，它联系着足太阴、少阴和厥阴，并会于任脉，还与足阳明经脉相合，这些经脉都循行于胸脘胁腹。阴维脉的病症是心痛、胃痛、胸腹痛，"阴维为病苦心痛"（《难经·二十九难》）。故内关穴具有理气散滞、通畅心脉的作用，可治疗胸痹和惊悸等症；有调理气机、理气和胃的作用，可治疗胃痛和胃缓等症。

手厥阴心包经属心包系心脏，心主血脉、主神明，心藏神，故可以治疗神志方面病变。如肝郁化火，上扰神明的癫狂、不寐等。

内关是手厥阴心包经的络穴，和与其相表里的手少阳三焦经相联系，三焦主一身之气化，手厥阴心包经与足厥阴肝经同名经，同气相应，故内关有疏肝理气平肝潜阳的作用，可治疗肝阳上亢引起的头痛、眩晕等病症。

手厥阴心包经"循臑内，行太阴、少阴之间，入肘中，下臂，行两筋之间，入掌中，循中指，出其端，其支者，别掌中，循小指次指出其端。"故可治疗手指麻木病症。

总之，内关的主治病症与其是络穴、八脉交会穴通阴维脉的特性，以及其所在经脉循行相关。

【临床应用】

内关是临床常用穴，治疗病种广泛，贺普仁先生常用该穴治疗神志、胃心胸的病变。

晕厥：取内关，加人中、合谷、太冲以回阳醒脑，清心开窍。

癫狂：取内关，加合谷、太冲、丰隆、颊车、心俞、谚语，毫针刺入上穴，进针5分～1寸；气海补法，诸穴合用以开郁化痰安神，清心泻热，醒脑开窍。

脏躁：取内关，加素髎、合谷、太冲、中脘、心俞、神门，以毫针刺入上述穴位，进针5分～1寸，用泻法留针1小时，诸穴合用以平肝降逆，理气宽胸。

胸痹：取内关透郄门，以4寸毫针刺左侧内关穴沿皮平刺向上透郄门，用补法，共凑益气养阴，温阳通络作用。

呃逆：取内关，加足三里、气海、期门、左章门、右合谷。以毫针刺入，进针5分～1寸，用补法。诸穴合用以降气和胃平呃。

胃下垂：取内关，加脾俞、胃俞、中脘、足三里。取细火针，点刺上述穴位，不留针。诸穴共起补中益气、升阳举陷之作用。

贺普仁先生曾治疗一位脏躁患者，23岁的吕女士。就诊时主诉"全身抽搐9小时"，因前一晚恼怒，胸闷不舒，至次日凌晨4点开始抽噎，伴四肢抽搐、胸中苦满、嗳气有声、头痛如裂、食物不下、欲咽不能。查患者呼吸不畅，全身肌肉抽动，舌苔黄厚，脉沉弦。辨证为肝气久郁，恚怒膈逆，治以平肝降逆，理气宽胸。取内关、素髎、合谷、太冲，用泻法，留针1小时。针后抽搐已解。

隔日二诊，患者抽搐已缓解，下午间或发作，睡眠尚稳，仍头痛，不思饮食。

三诊，患者已能独自来诊，抽搐未发，饮食转佳，除身倦头稍痛外，诸症悉平。

【文献摘要】

《针灸甲乙经》：心澹澹而善惊恐，心悲，内关主之。

《备急千金要方》：凡心实者，则心中暴痛，虚则心烦，惕然不能动，失智，内关主之。

《玉龙赋》：取内关于照海，医腹疾之块。

10. 外关（图11-41）

手少阳三焦经穴

正坐或仰卧位，俯掌取穴。在前臂背侧，当阳池与肘尖的连线上，腕背横纹上2寸，尺骨与桡骨之间。

络穴，八脉交会穴，通阳维。

【主治及刺法】

微通法：主治头痛、感冒、咽喉疼痛、疟腮、鹅掌风、牙痛，毫针直刺1～1.5寸，可透内关，局部酸胀针感。治疗胁痛、肩痛、肘臂屈伸不利，毫针斜刺，针尖向

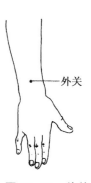

图11-41 外关

上，进针 1.5 寸，局部酸麻涨可扩散至肘部。

温通法：主治痄腮、头痛，细火针局部点刺，或温灸 5 ～ 15 分钟。

【穴性原理】

外关是手少阳三焦经穴，又是奇经八脉交会穴之一，通于阳维脉，阳维脉的功能是"维络诸阳"而主表，故有解表祛热的作用，治疗感冒；手少阳经脉循头之偏侧、颊部、入耳中。因其散风解表清热作用，故可治疗外感风热，或三焦火盛绥靖上扰之偏头痛，咽喉肿痛；"手少阳三焦经之脉，起于小指次指之端，上出两指之间，循手表腕，出臂外两骨之间，上贯肘，循臑外上肩，而交出足少阳之后……"按经脉所行，主治所及之理，可治疗肩痛、肘臂屈伸不利。

【临床应用】

贺普仁先生取外关治疗外感头痛，正如《经验特效穴歌诀》云："头痛发热外关安。"《杂病穴法歌》："一切风寒暑湿邪，头痛发热外关起。"《兰江赋》："伤寒在表并头痛，外关泻动自然安。"临床应用上循经取穴应结合辨证取穴，如泻外关，加泻丘墟治疗少阳头痛，共凑宣通少阳，通络止痛之功效。如因风热引起的头痛，针泻外关以清热解表，加合谷以疏散风热，通络止痛；因风寒引起的头痛，针泻外关以宣阳解表，加列缺以疏卫解表，通络止痛。

贺普仁先生认为外关是治疗痄腮的重要穴位。痄腮即流行性腮腺炎，以发热、耳下腮部肿痛为主的急性传染病，以冬春季发病最多，多见于 5 ～ 15 岁儿童。起病时可有发热，1 ～ 2 天后可见以耳垂为中心漫肿，边缘不清，皮色不红，压之有通感，通常见于一侧，然后见于另一侧，整个病程 1 ～ 2 周。病情重者可见高热烦渴，男性患儿并发睾丸肿大，神昏惊厥，舌苔黄腻，脉滑数。取泻外关、合谷、颊车、翳风，如高热不解，可大椎和少商放血；如睾丸肿大，加针大敦和曲泉；如神昏惊厥，加人中。诸穴合用，起到疏风清热，解毒消肿的作用。

【文献摘要】

《针灸甲乙经》：耳炖炖浑浑无所闻，外关主之。

《铜人腧穴针灸图经》：治肘臂不得屈伸，手五指尽痛不能握物，耳聋无所闻。

《医学纲目》：胁肋痛、取外关透内关泻之。

11. 支沟（图 11-42）

手少阳三焦经穴

正坐或仰卧位，俯掌取穴。在前臂背侧，当阳池与肘尖的连线上，腕背横纹上 3 寸，尺骨与桡骨之间。

五输穴之经穴。

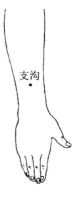

图 11-42　支沟

【主治及刺法】

微通法：主治胁痛、便秘、水肿、蛔虫症，毫针直刺 1 ～ 1.5 寸，局部酸胀针感，麻木感可向肘部或指端扩散。

强通法：治疗胁痛，三棱针点刺放血。

【穴性原理】

首先，手少阳三焦经与足少阳胆经同名经同气相求，足少阳胆经循胁里，过胁肋；其次，手少阳三焦经与手厥阴心包经表里经相连，手厥阴心包经循胸出胁，故可以治疗胁痛。三焦主气，有调理气机主气化作用，支沟是手少阳三焦经荥穴，配五行属火，该穴可清泻三焦相火，梳理三焦气化功能，故凡气血阻滞、三焦火盛引起的胁肋痛、便秘和水肿等均可取支沟治之。

【临床应用】

贺普仁先生选支沟治疗情志失和、肝气郁结、气机不畅、脉络痹阻和气滞血瘀，阻滞脉络的胁肋痛。支沟透间使，以理气通络止痛；若症见胁肋挚痛，烦热口干，二便不畅，舌红苔黄，脉象弦数等气郁化火征象的胁肋痛；可针泻支沟、行间以清肝调气。

支沟又为治疗便秘之要穴，取泻本穴，用以清热、理气通便，治疗虚秘、热秘和气秘，临床应用如下。

因精血枯燥，津液亏损，肠内干涩，失其滋润的虚秘（血虚），大便不干，便意频，但排便费力，便后汗出，兼见口干心烦，舌剥脉象细数者，取泻支沟、丰隆，加复溜、足三里以养血生津、清热通便。

因肠胃积热，耗伤津液，热伏于内，燥热内结的热秘，大便干结不通，兼见腹部痞满，按之有块作痛，矢气频出，面红身热，头痛口干，小便短黄，舌苔黄燥，脉滑实。取泻支沟、丰隆、内庭、天枢以清热通便。

如因情志不舒，气机郁滞，不能宣达，通降失常，传导失职所引起的气秘，大便秘而不甚干结，腹部胀满，连及两肋，嗳气频作，纳少，苔薄白，脉弦。取泻支沟、丰隆，加中脘、太冲以行气导滞，通肠治秘。

【文献摘要】

《针灸甲乙经》：暴喑不能言，支沟主之。

《铜人腧穴针灸图经》：治热病汗不出，肩臂酸重，胁腋痛，四肢不举，霍乱呕吐，口噤不开。

《玉龙赋》：肚痛秘结，大陵合外关于支沟。

12. 曲池（图11-43）

手阳明大肠经穴

正坐或正卧位，曲肘取穴。在肘横纹外侧端，屈肘时当尺泽与肱骨外上髁连线中点。

五输穴之合穴。

【主治及刺法】

微通法：毫针顺经斜刺1.5寸，得气后，大幅提插泻法，治疗咽喉肿痛、牙痛、目赤肿痛、颈部淋巴结炎；毫针泻法直刺1.5寸，局部酸胀，治疗腹痛、泄泻、丹毒。

温通法：火针点刺局部，治疗咳嗽、泄泻、头痛、中风、上肢疼痛、水肿、上肢扭伤、乳癖、丹毒、经早、阴痒、网球肘、隐疹、瘰疬。

强通法：三棱针点刺放血，治疗银屑病、面痛、麦粒肿。

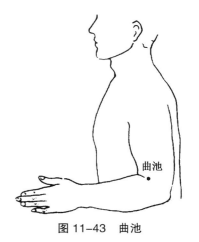

图11-43　曲池

【穴性原理】

阳明为两阳之合，其火通明，言其阳气隆盛；曲池为阳明经合穴，合为汇合之意，犹江河入海，言其经气最盛，故曲池通调经络作用当为之最。本穴配五行属土，土乃火之子，施泻法，其清热作用，亦当为之最。故曲池的作用特点是清热和通络。清本经所循器官之热，如咽喉肿痛、牙痛、目赤肿痛；泻之治疗风热、湿热毒邪蕴于皮肤所致隐疹、丹毒。此外，疏通经络，可治疗上肢疼痛、上肢不遂、网球肘、瘰疬。

《灵枢·邪气脏腑病形篇》曰"合治内腑"，本穴是大肠合穴，应治大肠腑病，针尖向上沿皮刺入4寸，配肩井，二穴均用泻法，可获清热解毒、散结通络之功效。

【临床应用】

贺普仁先生用针灸治疗颈部淋巴结炎可获得较好的临床效果。该症初起时单个淋巴结肿胀、压痛，继而则发生淋巴结周围炎，数个淋巴结粘连在一起，形成硬块，压痛明显，并有不同程度的全身反应，如高热、寒战、头痛、食欲不振等，重者高热不退，便干尿赤，局部化脓，按之应指，舌红苔黄，脉滑数。贺普仁先生在临床中用4寸毫针，刺入曲池后将针平卧，针尖向上沿皮刺入4寸，配肩井，二穴均用泻法，以达清热解毒、散结通络之功效。

曲池还常用于治疗皮肤病，如火针刺曲池治疗荨麻疹。该病腠理疏松，卫外不固，而感受风邪遏于肌肤而发病，或因膏粱厚味，鱼虾荤腥，胃肠积热，复感风邪，内不得泄，郁于肌肤而发疹。临床可见皮肤突然出现疹块，此起彼伏，疏密不一，或块或片，瘙痒异常。发病迅速，消退亦快。若属风邪外袭，多伴发热恶风，自汗身痛，舌苔薄白，脉浮缓。若属胃肠积热，多伴脘腹疼痛，大便秘结，舌苔黄腻，脉滑数。穴取曲池和血海，以祛风清热，凉血止痒。操作上用中粗火针速刺法，点刺不留针，深度1～3分；加风市以疏散风邪，或加内庭以清胃肠积热。

贺普仁先生曾用放血疗法配合中药治疗银屑病12例的临床观察：其中男性9例，女性3例；年龄14～50岁，病程1～20年以上；进行期7人，静止期3人，亚急性期1人，消退期1人。采用放血疗法，每周1次，12次为1个疗程。穴取曲池、曲泽、尺泽、委中，三棱针缓刺法放血以上诸穴。随证加穴：头部皮损严重者，加大椎、率谷、百会、太阳、印堂；多次放血效果不显者，加膈俞；顽固皮损在肘膝以下者，加手足十二井穴。治疗结果：基本痊愈3例，显效3例，好转6例。在12例中，2例放血时有头晕反应，2例发生自汗，但不影响继续治疗。

【文献摘要】

《针灸甲乙经》：伤寒余热不尽。胸中满，耳前痛，齿痛，目赤痛，颈肿，寒热，渴饮辄汗出，不饮则皮干热。目不明，腕急身热惊狂，躄痿痹重，瘾疹，癫疾吐舌，曲池主之。

《窦太师针经》：治半身不遂，手臂酸痛，拘挛不开，先泻后补；两手拘挛，先补后泻。

《百症赋》：半身不遂，阳陵远达于曲池。发热仗少冲、曲池之津。

13. 臂臑（图11-44）

手阳明大肠经穴

正坐或正卧位取穴。在臂外侧，三角肌止点处，当曲池与肩髃连线上，曲池上7寸。

【主治及刺法】

微通法：毫针斜刺，向上刺入三角肌中，穴位1寸深，先补后泻，针感为局部酸胀，留针30分钟，治疗斜视、复视、近视、麦粒肿、视神经萎缩。

温通法：火针点刺3～5分，治疗中风、痹症等。

【穴性原理】

阳明经多气多血，手阳明之络脉入耳中与耳目所聚集的经脉（宗脉）会合；又因臂臑是手阳明，手足太阳，阳维之会穴，而手足太阳经又交汇于睛明，阳维起于金门，沿足少阳循经上行，过臂臑后，复

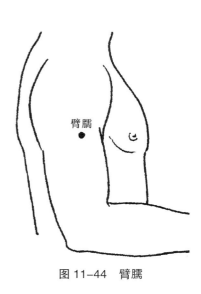

图11-44 臂臑

沿手足少阳经上头，终于阳白。故本穴善治眼病。

【临床应用】

用臂臑治疗眼病是贺普仁先生临床实践之要点，常常能获得显著疗效。他曾治疗患有斜视的 11 岁女患儿。该患儿半年前因外伤后造成颅底骨折，左耳膜破裂，左眼斜视（斜 15 度），辨证为外伤后瘀血阻滞经脉，目窍失于荣养，选用臂臑和听宫，用毫针刺穴位 8 分深，先补后泻，以达通经活络，调气血明目之功能。治疗 8 次后经首都医科大学附属北京同仁医院复查视力好转，左眼内斜小于 5 度。又经一个月治疗后复查，双眼球位置基本正常，原来复视也消失。经追访，疗效稳定，未见异常。

【文献摘要】

《针灸甲乙经》：寒热，颈疬，适肩臂不可举，臂臑俞主之。

《太平圣惠方》：宜灸不宜针，日灸七壮，至一百壮……若针，不得过三五分，过多恐恶。慎冷食滑菜盐醋冷浆水等。

《类经图翼》：臂痛无力，寒热瘰疬，颈项拘急。

《百症赋》：五里、臂臑，生疬疮而能治。

《针灸学简编》：主治发热恶寒，颈项拘急，肩端红肿，肩背疼痛，臂不得举，淋巴结节……有疏通经络，止痛镇痛作用。配肩髃（臂臑透肩髃）是针麻肺切除手术配方之一。

第五节　腧穴发微　下肢部位

1. 环跳（图 11-45）

足少阳胆经穴

俯卧或侧卧位取穴。在股外侧部，侧卧屈股，当股骨大转子最凸点与骶管裂孔连线的外 1/3 与中 1/3 交点处。

足少阳、太阳二脉之会。

【主治及刺法】

微通法：主治中风、阳痿、腰腿痛、皮肤瘙痒症。毫针直刺，针尖向外生殖器方向，进针 3 ～ 3.5 寸，局部酸胀针感，或麻电感向下肢放散；毫针直刺或左右探刺，进针 2 ～ 3 寸，局部酸胀针感或轻微针感，可扩散至髋关节。

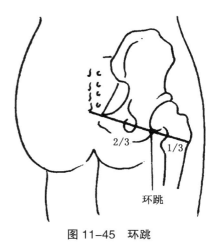

图 11-45　环跳

【穴性原理】

环跳是足太阳膀胱经和足少阳胆经的交会穴。足太阳经分布于腰、臀和下肢的后面；足少阳胆经分布于髂部和下肢的外侧部；足太阳和足少阳经筋结于踝、膝、腘、臀和骶部；在经脉病候上，足太阳"主筋所生病"，足少阳经"主骨所生病"，筋和骨是人体结构的主体，关系着人的运动。根据经络的分布，经络的主病，结合环跳穴位于髋部，为下肢运动之枢纽，所以本穴是治疗腰腿痛、中风下肢不遂瘫痪的主穴。

足少阳经脉，出气街，循毛际，横入髀厌中；足少阳经别，绕髀，入毛际，合于足厥阴；足厥阴经，环阴器；因环跳是两阳经交会穴，通过其相表里的足厥阴肝经和足少阴肾经的联系，所以本穴可治疗男子阳痿病症。

【临床应用】

环跳是治疗各种原因所致的坐骨神经痛的主穴，具通经活络、化瘀止痛之功，对风湿性疾病、类风湿性疾病，以及肌肉肌腱疾患所致的腰部、下肢疼痛均有良好的效果。该穴还常用于治疗中风引起的下肢半身不遂，对下肢运动功能障碍确有良好的治疗作用。

贺普仁先生还用本穴治疗遗精和阳痿：如遗精症，以 4 寸毫针刺入环跳 3.5 寸深，刺入方向朝阴部，用补法，针感传至少腹或阴茎，此法可振奋阳气，固摄精关；如阳痿症，穴取环跳，刺法同上，加用关元、大赫和三阴交，以补益肾阳。

贺普仁先生曾治 1 例患阳痿病症，28 岁的孙先生，患阴茎不举两周。两周前新婚之夜发现阴茎勃起不能，当夜性生活失败。患者有遗精病史，伴早泄，食欲、二便正常。就诊时患者面黄，舌苔白，脉弦滑，两尺脉弱，辨证为肾气不足，宗筋失濡，治宜补益肾阳、通经活络。取环跳，4 寸毫针，以针感向少腹或阴茎放散为度。每天治疗 1 次，留针 30 分钟。针后当晚阴茎勃起，性交成功。经 2 次治疗，疾病痊愈。

【文献摘要】

《针灸甲乙经》：腰胁相引痛急，髀筋瘈胫，腰痛不可屈伸，痹不仁，环跳主之。

《铜人腧穴针灸图经》：治冷风湿痹，偏风半身不遂，腰胯痛不得转侧。

《百症赋》：后溪、环跳，华佗刺躄足而立行。

2. 伏兔（图 11-46）

足阳明经胃穴

跪姿取穴。在大腿前面，当髂前上棘与髌底外侧端的连线上，髌底上 6 寸。

【主治及刺法】

微通法：屈膝跪坐，毫针直刺 2.5 寸，酸胀针感可至膝部，治疗坐骨神经痛；仰卧，毫针直刺，局部酸胀感，治疗腿痛痹症。

温通法：火针点刺 3 ~ 5 分，治疗中风、痹症、小儿痿证。

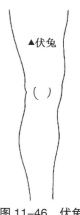

▲伏兔

（ ）

图 11-46 伏兔

【穴性原理】

伏兔为足阳明经穴。足阳明经筋起于足部的次中和无名趾，结于足跗上面，斜向外侧上行，分布于外辅骨，上结于膝外侧，直上结于髀枢，上循肋胁连属于脊柱；其直行的循胫结于膝，分支络于外辅骨，合于足少阳；从膝部直上的循伏兔向上结于髀部，会聚于阴器。又足少阳经筋，起于足无名趾上，上结于外踝，上循胫外侧结于膝外侧；其分支起于外辅骨，上走髀，前面的结于伏兔上部，后面的结于尻骶。可见足阳明经筋经伏兔与足少阳经筋相连，《针灸大成》云："伏兔为脉络所会也"。坐骨神经痛多数为足少阳胆经病变，疼痛多沿胆经循行放散，足阳明经多气多血，取之可行气活血，一穴伏兔，兼通二经筋，泻之可行气活血，通筋止痛。

【临床应用】

跪取伏兔是贺普仁先生临床常用显效穴之一，特别是治疗坐骨神经疼，可获立竿见影之效。治疗时，患者的体位很重要，一定是屈膝跪取，毫针直刺 2.5 寸，提插泻法，酸胀针感强烈，可放射至膝部，根据患者耐受情况，留针 15 ~ 20 分钟，仅此单穴，不得添加它穴。

贺普仁先生曾治一位徐姓男性，27 岁，因夜间受风，次日晨起突发右腿疼痛，疼甚不能正常行走，坐卧不宁。嘱患者屈膝跪坐，取伏兔穴，毫针直刺 2.5 寸，大幅提插之泻法。患者刚跪坐时痛苦状，须用两手支撑，方能坐位。针后 1 分钟，患者感觉疼痛减轻，手不用支撑，身体可后移，臀部可坐于足上。留针 20 分钟后，疼痛消失，步履如常，感觉神奇。

【文献摘要】

《针灸甲乙经》：寒疝，下至腹腠，膝腰痛如清水，大腹诸疝，按之至膝上。

《窦太师针经》：主膝冷不得温，风劳痹逆，狂邪，手挛缩。

《千金方》：狂邪鬼语，灸伏兔。

3. 血海（图 11-47）

足太阴脾经穴

仰卧或正坐位，屈膝取穴。在大腿内侧，髌底内侧端上 2 寸。

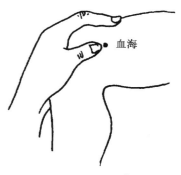

图 11-47　血海

【主治及刺法】

微通法：毫针直刺，进针 1～2 寸，局部酸胀针感，有时向髋部扩散，治疗经闭、痛经、月经不调、湿疹、瘾疹、皮肤瘙痒、丹毒、股内侧痛。

温通法：火针点刺 3～5 分，治疗胁痛、行痹、痉证、扭伤、丹毒、湿疹、经闭、阴痒。

【穴性原理】

足太阴脾经为多血之经，脾主统血，能益气，故有"气为血帅，气行则血行"之理。血海意即血液归聚之处，即本穴具有调血之功，用于与血有关的病症。妇人以血为本，故本穴可治疗诸多妇科病。

血来源于水谷精微，生化于脾，总统于心，贮藏于肝，施泻于肾，注之于脉，血脉循道，润养全身。气血失调是主要发病机制之一。思虑、劳倦、气滞、肝火、痰火、寒凝、湿热、气虚、热邪、损伤等因和五脏功能失常，均能导致血行障碍、瘀血闭阻、血热妄行、阴血不足、新血不生等病理变化。血海为阴血之海，既可调血，又为脾经穴，具有养血行血、凉血调血之功，上述之因所导致的与血有关病症，如血虚、血燥、热耗阴血所出现的皮肤病均可使用。

【临床应用】

血海是贺普仁先生治疗皮肤病常用穴之一，对慢性瘙痒型皮肤病有明显效果，如牛皮癣，西医称神经性皮炎。该病初起多由风湿热邪于肌肤经络，皮肤失养所致，日久耗伤阴血，血虚生风化燥而使病情缠绵难愈，每因情志不遂或搔抓等诱因而使病情加剧。皮损好发于颈部、肘、膝关节屈侧，会阴、大腿内侧等处。初起为扁平丘疹，干燥丘疹融合成片，皮肤角质增厚、脱屑，局部奇痒，入夜尤甚，搔之不知痛楚。如属外邪蕴阻，其病程较短，患部皮肤潮红、糜烂、湿润和血痂；如属血虚风燥，其病程较长，患部干燥、肥厚、脱屑，状如牛皮。治以散风祛邪，养血润燥。穴取血海、曲池、风市以凉血泻热散风，加肺俞、风门以驱散表邪；或加膈俞以养血行血。

【文献摘要】

《针灸甲乙经》：若血闭不通，逆气胀，血海主之。

《针灸大成》：暴崩不止，血海主之。

《百症赋》：疝癖兮冲门、血海强；抑又论妇人经事改常，自有地机、血海。

4. 委中（图 11-48）

足太阳膀胱经穴

俯卧位取穴。在腘横纹中点，当股二头肌腱与半腱肌肌腱的中间。

五输穴之合穴。

【主治及刺法】

微通法：治疗腰痛、湿疹。毫针直刺，进针深 0.5 ～ 1 寸，局部酸胀针感，或有麻电感向足底放散或轻微针感。

温通法：温灸 3 ～ 5 分钟。

强通法：主治牛皮癣、呕吐、泄泻、阴痒（肝经湿热）、神经性皮炎、急性腰扭伤。三棱针缓刺至出血，等血液自然凝固。

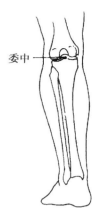

图 11-48　委中

【穴性原理】

委中为足太阳经合穴，如江河入海，经气最为旺盛，调节气血的作用较强，委中为血之郄穴，善治血分病，风邪入血分，致气血壅滞，发于体表，可致皮肤疾病。太阳主开，位于体表，易感受外伤，《难经·八十八难》："合主逆气而泄"。若外邪由太阳直中胃肠（阳明），则呕吐、泄泻。

足太阳经脉从腰中挟脊贯骶，过髀枢，入腘中，根据经脉所通，主治所及的原理，委中可治腰痛。故前人有"腰背委中求"之说。

【临床应用】

委中穴位居血管丰富之处，是强通法临床应用的常用穴。"瘀陈则除之"（《灵枢·九针十二原》），"血有余则泻其盛经，出其血……病在血，调之络"（《素问·调经论》）。用三棱针点刺委中血络出血，对瘀血阻络、血热壅闭、邪毒蕴郁、热郁肌肤、暑湿秽浊、暑热郁闭、血随气升、热入血营、汗闭高热、气血郁滞等出现的急性热病、闭证、疮疡、疖肿、丹毒、霍乱、暑病及腰痛等可收一定功效。

贺普仁先生用委中放血治疗牛皮癣疗效甚佳。先用止血带系在委中穴的上端，常规消毒，右手持三棱针，对准委中努起的静脉，徐徐刺入脉中，0.5 ～ 1 分，然后缓缓将针退出，血即流出，待黑色血出尽，变为赤色，再将止血带松开，以消毒棉球按压针孔，其血即可自行停止。但切记针刺过深，以免穿透血管壁，造成血液内溢。若治疗后局部发生血肿，可以用手挤压出血，或用火罐拔出。如血肿不退，还可局部热敷，促使血肿消散。

【文献摘要】

《类经图翼》：大风眉发脱落，太阳疟从背起，先寒后热，熇熇然，汗出难已，头重转筋，腰脊背痛，半身不遂，遗溺，小腹坚，足软无力。凡肾与膀胱实而腰痛者，刺出血妙，虚者不宜刺，慎之。此穴主泻四肢之热。委中者，血郄也，凡热病汗不出，小便难，衄血不止，脊强反折，瘛疭癫疾，足热厥逆不得屈伸，取其经血立愈。

《针灸聚英》：霍乱上吐下泻，或腹中痛绞，刺委中。

《百症赋》：背连腰痛，白环、委中曾经。

5. 阳陵泉（图 11-49）

足少阳胆经穴

仰卧或侧卧位取穴。在小腿外侧，当腓骨头前下方凹陷处。

五输穴之合穴，八会穴之筋会。

【主治及刺法】

微通法：主治黄疸、胁痛、眩晕、中风、痹症、咳嗽、咯血、胆道蛔虫症、蛇丹。毫针直刺，向胫骨后缘斜下进针 1.5 ～ 2 寸，局部酸胀针感可向下扩散。

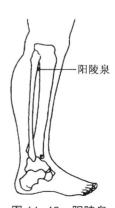

图 11-49　阳陵泉

温通法：火针点刺 3 分，治疗咳嗽、胁痛等。

【穴性原理】

阳陵泉是八会穴之一，《难经·四十五难》云："筋会阳陵泉，因足三阳经筋和足三阴经筋均结聚于膝。"《素问·脉要精微论》提出"膝者筋之府"。所以膝下穴阳陵泉具有舒筋通络的作用，主治筋脉病症、膝关节病症、下肢疼痛病症，下肢活动不利病症。

该穴是足少阳胆经之合穴，又是胆腑的下合穴。《素问·邪气藏府病形》篇曰："合治内府"，故阳陵泉善治胆腑病症。在临床上湿热蕴藉，肝胆失于疏泄引起的黄疸、胁痛等症；或痰热内扰，胆失疏泄之头晕，痰火犯肺之咳嗽和咯血等。

【临床应用】

黄疸、胁痛是常见病症，可发生于急性胆囊炎和胆石症的疾病过程中，肝胆气郁，经络不通则见胁痛；郁而化火，脾虚生湿，湿热蕴结，则发黄疸；湿热蕴结，煎熬胆汁，则生砂石。贺普仁先生认为阳陵泉是治疗上述病症的主要腧穴，如见肝郁气滞型：表现右胁阵发性绞痛或窜痛，口苦咽干，头晕，食欲不振，舌苔薄白或薄黄，脉弦或弦数等，泻阳陵泉、丘墟、太冲以疏肝理气、清热利胆；如遇肝胆湿热型，表现右胁持续性胀痛，阵发性加剧，口苦咽干，发热畏寒，或寒热往来，身目色黄，尿黄便秘，舌质红，舌苔黄腻，脉象弦滑，取泻阳陵泉、丘墟，加上利胆退黄之经验效穴腕骨，共凑清胆利湿，疏肝理气之功效。

【文献摘要】

《针灸甲乙经》：胁下支满，呕吐逆，阳陵泉主之。

《铜人腧穴针灸图经》：治膝伸不得屈，冷痹脚不仁，偏风半身不遂，脚冷无血色。

《百症赋》：半身不遂，阳陵远大于曲池。

6. 阴陵泉（图 11–50）

足太阴脾经穴

正坐或仰卧取穴。在小腿内侧，当胫骨内侧髁后下方凹陷处。

五输穴之合穴。

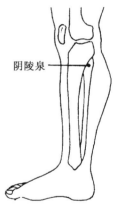

阴陵泉

图 11–50　阴陵泉

【主治及刺法】

微通法：毫针直刺，沿胫骨后缘，进针 1 ～ 3 寸，局部酸胀针感可向下扩散。治疗小便不利或失禁、痰饮、水肿、腹胀、泄泻、湿疹、膝疼、痿痹、妇人阴痒。

温通法：火针点刺 3 分，治疗痹症、痉证、水肿、丹毒、阴痒。

【穴性原理】

阴陵泉为足太阴之脉所入为合的合水穴，为治湿要穴。本穴是治疗脾不化湿、湿困脾土、聚湿生痰、脾虚及胃肠引起的诸多病症；足太阴经筋，结膝内辅骨，上循股阴，结于髀，聚于阴器，故用于治疗循经病症。

【临床应用】

贺普仁先生临床应用此穴治疗泌尿系结石，包括肾、输尿管、膀胱、尿道结石病，中医的石淋、膏淋、癃闭的范畴。临床多见腰部或小腹部突发性刀割样剧烈绞痛和血尿，疼痛呈阵发性，可持续几分钟、几十分钟或几小时，自肾区向输尿管、外生殖器。大腿内侧放射，常伴有恶心、呕吐。穴取阴陵泉、肾俞和腰阳关。用三棱针点刺三穴，使其稍有出血后立即拔罐，三穴合用以清利湿热、疏通水道、通淋止痛。

阴陵泉也常主治水肿。水肿的形成与肺脾肾三脏功能失常有关。张景岳云："凡水肿等证，乃肺脾肾三脏相干之病。盖水为至阴，故其本在肾；水化于气，故其标在肺；水惟畏土，故其治在脾。"取本穴，健脾利水。水肿因脾虚不能制水，以致水湿停聚，泛滥横逆而者，泻阴陵泉、中极，补关元、脾俞；脾肾两虚，水湿不化者，补阴陵泉、关元、肾俞，以温补脾肾，化气行水。

【文献摘要】

《窦太师针经》：治大小便不通，膝盖红肿，泻；筋紧不能开，先补后泻。

《备急千金要方》：阴陵泉、关元，主寒热不节，肾病不可俯仰，气癃尿黄；阴陵泉、阳陵泉，主失禁遗尿不自如；阴陵泉、隐白，主胸中热，暴泄。

《百症赋》：阴陵、水分，去水肿之脐盈。

7. 足三里（图 11-51）

足阳明经胃穴

仰卧伸下肢或正坐屈膝取穴。在小腿前外缘，当犊鼻膝下 3 寸，距胫骨前缘一横指部。

五输穴之合穴，胃之下合穴。

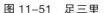

图 11-51　足三里

【主治及刺法】

微通法：毫针直刺针尖稍偏向胫骨方向，进针 1～2 寸，有麻电针感想足背放散。向下斜刺，进针 2～3 寸，酸麻针感向下扩散至足背。

温通法：火针点刺 0.3 寸，不留针。

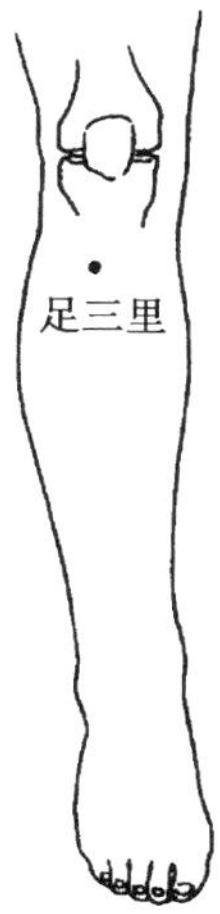

本穴可治疗脾胃病症，胃痛、呕吐、不欲饮食、泄泻、消化不良、腹胀、肠鸣、便秘；肺系病症，咳喘痰多；心系病症，失眠、心悸气短、癫狂、中风；水湿病症，水肿、遗尿；皮肤病症，湿疹、风疹；循经病症，头晕、鼻疾、耳鸣、膝胫酸痛、下肢不遂、脚气；强壮保健，体瘦羸弱。

【穴性原理】

足三里临床广泛应用，主要与它腧穴特性有关。足阳明经属胃络脾，足三里为其经穴，根据经脉所通，主治所及的原理，可用于脾胃病的治疗；本穴是胃的下合穴，合主内腑，专司胃腑病症；本穴又是五输穴之合穴，五行属土，与脾胃相应，故是治疗脾胃病症的主穴。

足阳明胃经和足三里配五行均属土，乃土中之土，补之可培土生金、健脾益肺。痰浊阻肺者可健脾化痰，脾为生痰之本，肺为储痰之气，故该穴可健脾化痰，止咳平喘。

足阳明经别，上通于心，如阳明火盛上扰于心，或痰火郁于胸膈，上蒙清窍，均可发生癫狂之症。取足三里可泻阳明胃热，降火涤痰，使心神宁静，癫狂可止。足阳明循行部位所出现病症，依据经脉所循，主治所及之理，均可用足三里通经络，调气血以治之。

水、饮、痰的产生，与脾肺肾关系密切，痰湿生于脾者，取泻本穴健脾祛湿以止痰；痰湿聚于胃者，取泻本穴，和胃行湿而降痰；故足三里有健脾化湿、祛痰之作用。

脾胃为后天之本，后天强壮，气血旺盛，自可抗御外邪，脏腑自强，可协调阴阳，故可保健身体，预防疾病。

【临床应用】

治疗泄泻：取足三里、阴陵泉治脾胃虚弱型泄泻，以健脾益气、渗湿止泻；补足三里，泻太冲治肝木乘脾型泄泻，以抑肝扶脾；泻足三里、天枢，灸神阙治寒湿型泄泻，以温化寒湿；泻足三里、曲池治食滞泄泻，以消食导滞；补足三里、关元治脾肾阳虚泄泻，以温补脾肾、固畅止泻；灸足三里、天枢治脾胃虚寒型泄泻，以温中散寒，健运脾胃。

毫针先补后泻足三里和内关可治疗素体阴盛，中焦虚寒，加肝气横逆引发的胃痛，其表现胃脘痛，不能进食，夜间病重，返酸胀气，大便不爽。二穴可奏调补中土，疏达厥阴，通经止痛之效。

足三里善治心脾两虚失眠，其表现特点是失眠多梦，寐中易醒，醒后难以入睡，尤以劳动紧张后病情加重，常须服安眠药来维持睡眠，伴全身乏力，疲劳倦怠，面色无华，多取足三里、中脘加内关，施用捻转补法以调理心脾，补益气血，养心安神。

贺普仁先生曾治疗41岁的张姓女患者，主诉"腹泻腹胀，胸闷反复发作2个月"。2个月来无明显诱因出现腹泻，每日2～3次。大便有时稀溏，有时不成形，有时则正常。每逢大便稀时则伴有胸满、腹胀、矢气多。多项大便化验正常，常服中西药物。均用毫针刺法，补足三里，天枢；泻曲池，留针30分钟，每天治疗1次。

三诊后，患者诉仍有腹泻，每天2～3次，但大便已成形。效不更方，穴法不变，继续治疗。五诊后大便每天1～2次，腹胀基本消失。又治疗数次，大便恢复正常，诸症好转，再予巩固治疗数次。

【文献摘要】

《灵枢》：邪在脾胃，则病肌肉痛，阳气有余，阴气不足，则热中善饥，阴气不足，阳气有余，则寒中肠鸣腹痛。阴阳俱有余，若俱不足，则有寒有热。皆调于足三里。

《外台秘药》：凡人年三十以上，苦不灸三里，令人气上眼……以三里下气。

《针灸资生经》：冲阳、三里、飞扬、复溜、完骨、仆参，主足痿失履不收；三里、条口、承山、承筋，主足下热，不能久立。

《针灸大成》：不省人事，三里、大敦；腹坚大，三里、阴陵、丘墟、解溪、冲阳、期门、水分、神阙、膀胱俞；胸满血膨有积块，霍乱肠鸣，善噫，三里、期门。未中风时，一两月前或四个月前，不时足胫上发酸重麻，良久方解，此将中风之候也，便宜急灸三里、阳溪、合谷、中渚、阳辅、昆仑、行间……不效……复刺后穴，先针无病手足，后针有病手足，风市、丘墟、阳陵泉。

《针灸集成》：催孕，下三里、至阴、合谷、三阴交、曲骨，七壮至七七壮，即有子。

《天星秘诀》：若是胃中停宿食，后寻三里起璇玑。

《玉龙歌》：寒湿脚气不可熬，先针三里及阴交。

《杂病穴法歌》：泄泻肚腹诸般疾，三里内庭功无比，三里至阴催孕妊。

《席赋歌》：手足上下针三里，食癖气块凭此取；耳内蝉鸣腰欲折，膝下明存三里穴，若能补泻五会间，且莫逢人容易说；脚痛膝肿针三里，悬钟二陵三阴交，更向太冲须引气，指头麻木自轻飘。

《天元太乙歌》：腰腹胀满治何难，三里腨肠针承山。

《百症赋》：且如两臂顽麻，少海就傍三里。中邪霍乱，寻阴谷、三里之程。

8. 条口（图11-52）

足阳明胃经穴

仰卧直伸下肢或正坐屈膝取穴。在小腿前外侧，当犊鼻下8寸，距胫骨前缘一横指。

【主治及刺法】

微通法：毫针直刺1～2寸，局部酸胀针感。治疗小腿冷痛、麻痹转筋、跗肿、足缓不收；毫针直刺2～2.5寸透承山，治疗肩臂痛。

温通法：火针点刺 5 分，治疗漏肩风、中风、下肢痿痹等。温和灸 15 分钟左右，温针灸 1 ～ 3 壮。一般不用直接灸，以免局部烧伤影响下肢运动。

【穴性原理】

条口是足阳明胃经穴，阳明经多气多血，利于通调经络；又足阳明经别合于手阳明大肠经，足阳明经筋从鼻旁合于足太阳经筋，足太阳经筋结于肩，其病为肩不举，故条口透承山，一穴通两经，多气多血的胃经和主病为肩不举的足太阳经筋，共奏通经止痛之效。

【临床应用】

贺普仁先生临床应用条口透承山治疗肩周炎，获得较好的临床疗效。肩周炎多发生在中老年患者。本病初期为轻度肩痛，逐渐加重，夜间痛甚，进而肩部活动受限，以上臂外展，上举，内旋运动受限明显，重者不能系裤带、穿衣、摸背、梳头，影响日常生活。早期以疼痛为主，晚期多兼功能障碍，病情顽固。取条口透承山以通经活络，祛邪止痛。治疗时手法功补兼施，早期泻法，晚期施以补法。患侧条口深刺 2 寸左右，以承山有胀感为度，边提插捻转，边嘱患者活动患侧肩部。

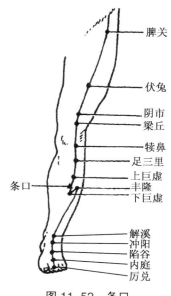

图 11-52 条口

【文献摘要】

《针灸甲乙经》：胫痛足缓失履，湿痹，足下热不能久立。

《备急千金要方》：胫寒不得卧；膝股肿，胫酸转筋。

《针灸聚英》：足麻木，风气，足下热，不能久立，足寒膝痛，胫寒，湿痹，脚痛，胫肿，转筋，足缓不收。

《天星秘诀》：足缓难行先绝骨，次寻条口及冲阳。

9. 丰隆（图 11-53）

足阳明经胃穴

仰卧伸下肢或正坐屈膝取穴。在小腿前外侧，当外踝尖上 8 寸，条口外，距胫骨前缘二横指。

足阳明之络穴。

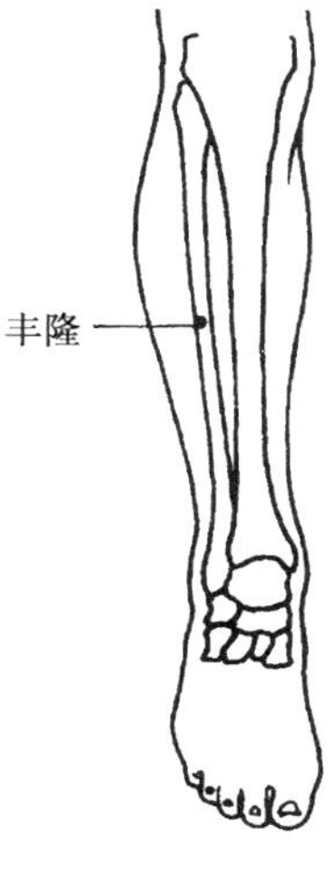

【主治及刺法】

微通法：毫针直刺，后向内斜刺 1.5 ～ 3 寸，酸胀针感，可向上放散之大腿根部，下至外踝。治疗痰多、哮喘、咳嗽、头痛、头晕、梅核气、癫狂、呕吐、肠鸣、腹泻。

温通法：火针点刺 3 ～ 5 分，治疗咳嗽、呕吐、痢疾、头痛、中风、瘿瘤。

图 11-53 丰隆

【穴性原理】

丰隆穴临床应用广泛，善治痰饮。其主治可归纳为肺系、脾系和心系病证。痰饮的生成，多由于脾失运化，聚而成饮；湿聚成痰化热，痰迷心窍，则神昏癫狂；痰饮阻肺，则咳喘痰多；痰阻咽喉则成梅核气；痰阻清窍则头痛、头晕；痰阻胃肠则呕吐、肠鸣、腹泻。丰隆穴是足阳明经络穴，可联络调理表里脾胃二经。既可调太阴以运化，又可泻阳明以取火，故可化痰治疗以上诸疾。再从经络循行言，足阳明经脉属胃络脾，足阳明经别，上通于心；足阳明络脉上络头项，合诸经之气，下络喉咽。

根据"经脉所通，主治所及"之理，丰隆适宜各种痰饮病证。

【临床应用】

贺普仁先生曾取丰隆治疗情志病变。患者张女士，34 岁。主诉为语无伦次，行为异常半年。半年前因家务琐事导致情绪不畅，继而出现呃逆气短，善太息，吞咽不利。后因悲伤思虑过度，病情加重。现神志昏乱，行为异常，语无伦次，双颊发紧，张口困难。曾多方治疗无效，遂来诊。患者形弱体瘦，面色萎黄，闭口不张，未见舌象，脉玄滑。辨证为心情抑郁，耗伤营血，痰气内结，蒙蔽包络，发而成癫。治以疏肝解郁，顺气豁痰，宁心安神。取丰隆、合谷、太冲、内关、颊车、地仓、气海。以毫针刺入上穴 5 分～ 1.5 寸，施以泻法，只有气海用补法，留针 1 小时。针后当即神志意识清醒，语言行为趋于合理，嘱其戒怒少思，善自调养，巩固治疗。

【文献摘要】

《肘后方》：哮喘发来寐不得，丰隆刺入三分深。

《玉龙歌》：痰多宜向丰隆寻。

《百症赋》：强间、丰隆之际，头痛难禁。

10. 承山（图 11-54）

足太阳膀胱经穴

仰卧取穴。在小腿后面正中，委中与昆仑之间，当伸直小腿或足跟上提时，腓肠肌肌腹下出现尖角凹陷处。

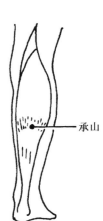

图 11-54　承山

【主治及刺法】

微通法：治疗痔疮、肛裂。毫针直刺，进针深 1 ～ 2.5 寸，局部酸胀针感，有时扩散至腘窝。

温通法：治疗寒性腰腿痛，腓肠肌痉挛。火针点刺 5 分，或温和灸 15 ～ 30 分钟，温针灸 1 ～ 3 壮。

【穴性原理】

十二经脉在人体的分布，除了"内属于脏腑，外络于支节"的分布路线以外，每条经脉都另有别行深入体腔的分支称为经别。足太阳经别，从足太阳的腘窝部分分出以后，其一支经别延展分布到尻骶下 5 寸处别走于肛门部位，属于膀胱，散络于肾。"足太阳之正，别入于腘中，其一道下尻五寸，别入于肛"（《灵枢·经别》）。依经脉所行，主治所及之理，承山可治疗痔疮、肛裂。

【临床应用】

贺普仁先生常取承山穴治疗肛裂。肛裂是肛管的皮肤全层破裂，并形成慢性溃疡。诸多因素可以导致，如大便干结，排便用力；妊娠分娩，用力怒张，均可撕裂肛门管，加之湿热内蕴人体，血热肠燥，热结成痈，肠络阻滞而反复难愈。疼痛是肛裂的主要症状，其特点是排便时肛门灼热，便后略缓解，然后剧痛又作，成波动式疼痛。取承山穴，加孔最、阳溪和后溪以润肠通便，清利湿热，调理气血。该法治疗肛裂，可明显止痛、止血、止痒，疗效满意，疗程较短，操作简便，易为患者接受。

【文献摘要】

《铜人腧穴针灸图经》：承山治脚气，膝下肿，久痔肿痛，可灸五壮，针入七分。

《千金翼方》：灸转筋随年壮神验。

《百症赋》：刺长强与承山，善主肠风新下血。

《玉龙歌》：九般痔漏最伤人，必刺承山效若神，更有长强一穴是，呻吟大痛穴为真。

《马丹阳十二穴歌》：承山名鱼腹，腨肠分肉间，善治腰疼痛，痔疾大便难，脚气并膝肿，展转战疼酸，霍乱及转筋，穴中刺便安。

11. 中封（图 11-55）

足厥阴肝经穴

正坐或仰卧位取穴。在足背侧，当足内踝前，商丘与解溪连线之间，胫骨前肌腱的内侧凹陷处。

五输穴之经穴。

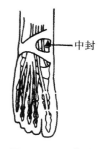

图 11-55　中封

【主治及刺法】

微通法：主治淋证、尿闭、阴部痛。毫针斜刺 0.5 ～ 1 寸，或毫针平刺，2 ～ 2.5 寸，针尖向上，局部酸胀感。

温通法：主治阴部寒性疼痛，缩阴症。艾炷灸 3 ～ 50 壮，艾条温和灸 10 ～ 30 分钟，温针灸 2 ～ 3 壮。

【穴性原理】

足厥阴肝经，起于足大踇趾，向上与足太阴脾经、足少阴肾经交汇于脾经三阴交，过阴器，抵小腹，和任脉交会于曲骨、中极、关元等穴和生殖泌尿器官相联系。尿液的正常排泄，主要决定肾的气化和膀胱的制约功能，而膀胱的制约功能与肝的疏泄功能有关，同时又有肝肾同源。肝肾相生之说，所以前阴病变多责之肝肾。故临床上排尿异常可取肝经穴治疗。《灵枢·经筋》云："厥阴之筋结于内踝之前，即中封所在之处，故中封可治疗经筋病所致的疼痛症。"

【临床应用】

贺普仁先生认为中封具有较强的肝经止痛作用，常适用于肝经疾病严重时，如淋证疼痛剧烈时，可取中封，有通调气机、疏利水道之功，用泻法强刺激有明显止痛效果；如疹腮，疾病位于少阳经脉，但少阳与厥阴相表里，足厥阴肝经绕阴器，若内传厥阴，则现睾丸红肿疼痛，治疗应加取中封穴和大敦，可取得良好的效果。

【文献摘要】

《针灸甲乙经》：身黄时有微热，不嗜食，膝内踝前痛，少气，身体重，中封主之。

《备急千金要方》：瘿，灸中封随年壮……中封主身黄，有微热，不嗜食……主色苍苍然，太息振寒。

《千金翼方》：治失精筋挛，阴缩入腹，相引痛，灸中封五十壮。

《玉龙歌》：行步艰难疾转加，太冲二穴效堪夸，更针三里、中封穴，祛病如同用手抓。

12. 三阴交（图 11-56）

足太阴脾经穴

正坐或仰卧位取穴。在小腿内侧，当内踝尖上 3 寸，骨内侧缘后方

【主治及刺法】

微通法：毫针直刺透绝骨，进针 1.5 ～ 2 寸，局部酸胀针感；毫针直刺后略向后，进针 1 ～ 1.5 寸，有麻电感向足底放散；毫针斜刺，针尖向上，进针 1.5 ～ 2.5 寸，得气后，大幅捻转，酸胀感可扩散至膝关节或股内侧。治疗消化病，脾胃虚弱、腹胀、肠鸣泄泻、消化不良；妇科病，月经不调、崩

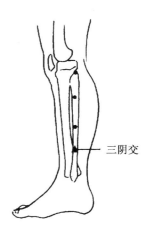

图 11-56　三阴交

漏、赤白带下、经闭、癥瘕、产后血晕、恶露不行；男科病，阳痿、阴痛；泌尿病，小便不利、遗尿、癃闭；皮肤病，湿疹、荨麻疹；神志病，失眠；经络病，下肢痿痹、半身不遂。

温通法：火针点刺3分，治疗痢疾、痉证、湿疹、经早、痛经、经闭、阴痒。

【穴性原理】

三阴交治病广泛，是因其特性所决定。足三阴经起于足，交汇于三阴交穴，复从三阴交穴分行于少腹，结于阴器，交于任脉，会于曲骨、中极、关元，又分行于腹、胸、脘、肋等处。根据足三阴经的循行和脾、肝、肾三脏的生理、病理，三阴交不仅治疗肝脾肾三脏功能失常为因的男女生殖、泌尿系疾病，循经取穴，还治疗足三阴经循行通路上的下肢、阴器、腹胸肋等病变。

妇科病中的经、带、胎、产诸疾与冲、任、带脉关系密切。冲为血海，任主胞胎，带脉约束诸脉，此三脉与肝脾肾关系密切。脾胃化源不足，肝肾精血亏少，则冲、任、带脉无以充盈，经无生成之血，胎无营养之本，必致胎、产、经、带诸疾丛生，故可治疗肝、脾、肾功能失常引起的冲任带病变。

足太阴脾经又属脾络胃，上注于心，心主血，脾统血，肝藏血，肾主精血，故三阴交具有调血养心宁神之功能。

因三阴交具有健脾利湿，调血养筋的功用，可治因风寒湿邪闭阻经络，或筋脉失养所致的下肢痿痹，半身不遂；因三阴交既可调血祛风，又可健脾利湿，清泻血分之热，常治疗因风邪郁于肌表，或湿热郁于血分所致的皮肤病症。

【临床应用】

贺普仁先生常取本穴治疗妇科病，小便不利症和皮肤病。妇科病如崩漏、经迟、痛经、闭经、带下病和阴痒症症；小便不利包括淋证、癃闭和遗尿；皮肤病含湿疹、荨麻疹和白癜风。

带下病如因饮食不节，劳倦过度，伤及脾气，脾失健运，谷不化精，聚而为湿，流注下焦的脾虚型，表现为带下量多，色白或淡黄，质黏稠，无臭味，绵绵不绝；或因素体下元亏虚，或纵欲过度，或孕育过多，伤及肾气，带脉失约，任脉不固的肾虚型，表现为带下清冷，量多色白，质稀薄，淋漓不断；或因经行产后，胞脉空虚，或手术所伤，湿毒秽浊之气乘虚而入，损伤任带二脉的湿毒型，表现为带下量多，色黄绿如脓，或挟有脓血，或混浊如米泔，臭秽，阴中瘙痒。治以健脾渗湿，温补肾阳，利湿解毒。取三阴交、中极、带脉为基础方，脾虚型加脾俞、足三里；肾虚型加肾俞、关元；湿毒型加阴陵泉、行间；虚证用补法，湿毒型用泻法。

针灸治疗遗尿有显著效果。遗尿以小儿或老人为多见。治以补肾壮元，温理下焦。穴取三组：第一组是肾俞、三阴交；第二组是关元、三阴交；第三组是中极、三阴交，配穴是足三里、阳陵泉、膀胱俞、太冲、百会。三组穴轮流使用，每次配穴1～2个，用补法，腹部可加灸。肾俞及腹部、下肢穴位直刺1～1.5寸，膀胱俞直刺1寸，太冲直刺0.5寸，百会平刺0.5～0.8寸，诸穴共济固脬止尿之功。曾观察85例患者用上法治疗，每日1次，5次为1个疗程，治疗2～3个疗程后，疗效显著者39例，症状减轻者41例，无效者5例，总有效率94.1%。

【文献摘要】

《针灸甲乙经》：足下热，痛不能久坐，失痹不能行；惊不得眠。

《备急千金要方》：卵偏大上入腹；梦泄精；女人漏下赤白及血；脾中痛不得行，足外皮痛；胫寒不得卧。

《百症赋》：针三阴交与气海，专司白浊久遗精。

13. 绝骨（图 11-57）

绝骨：又称悬钟，足少阳胆经穴。

正坐或仰卧位取穴。在外踝尖上 3 寸，当腓骨后缘与腓骨长短肌腱之间凹陷处。

八会穴之一，髓会绝骨。

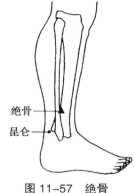

图 11-57　绝骨

【主治及刺法】

微通法：主治落枕、颈项强痛、膝腿疼、胸腹胀满、胁肋疼痛、半身不遂、头痛头晕。毫针直刺，可透三阴交，深度可达 1 ～ 2 寸，有局部酸胀或向足底放散。

【穴性原理】

绝骨是足少阳胆经穴位，肝胆相表里，肝主疏泄，喜条达而恶抑郁。若肝气郁结。肝胆失于疏泄，可见胸腹胀满，胁肋疼痛等症。足少阳胆经分布于胸肋部，故取其经穴绝骨治之。

中风半身不遂多由于肾水不足，肝阳上亢肝风内动所致。绝骨是髓之会穴，肾主骨生髓，绝骨又具有疏通经络的作用，故可用于半身不遂的治疗。脑为髓之海，若髓不足可致头痛头晕，故可用髓会绝骨施治。

绝骨因其较强的疏通经络作用，可用于落枕，颈项强痛的治疗。

【临床应用】

绝骨临床应用广泛，但贺普仁先生临床用之最具特点是独穴取之治疗落枕。落枕可因感受风邪或睡眠姿势错误所致。前者用手太阳小肠经之听宫穴可疏风定痛，因太阳主开，凡外邪侵袭，经络阻滞不通先从太阳经治疗；后者则用足少阳经之绝骨以疏通经络，活血止痛。因少阳为枢，凡气血瘀滞，枢纽不利，经络不通可取少阳经治疗，效果良好。

贺普仁先生曾治疗过一位曲姓 42 岁的女患者，因昨日午睡后，突觉左颈项疼痛，动转不能，十分痛苦，食欲尚好，二便月经均正常，痛苦面容，舌苔薄白，脉弦紧。辨证为寒凝经络，气血瘀滞，运行不畅。应散寒邪，通经络，调气血。针双侧绝骨，同时进针，得气后行捻转术，先补后泻，一次而愈。

【文献摘要】

《标幽赋》：悬钟、环跳，华佗刺躄足而立行。

《针灸大成》：心腹胀满，绝骨、内庭。

《天星秘诀》：足缓难行先绝骨，次循条口及冲阳。

14. 复溜（图 11-58）

足少阴肾经穴

正坐或仰卧位取穴。在小腿内侧，太溪直上 2 寸，跟腱的前方。

五输穴之经穴。

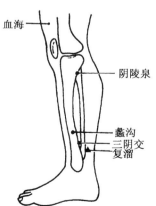

图 11-58　复溜

【主治及刺法】

微通法：主治盗汗、无汗、水肿、痉证、疟疾。毫针直刺 1 ～ 1.5 寸，有局部酸胀针感，有时麻木之足底。

【穴性原理】

复溜是五输穴之经穴，配五行属金，肾主水，金生水，所以复溜是足少阴肾经的母穴。虚者补其母，该穴多用于肾虚证得治疗。

足少阴经属肾，通达心肺肝，复溜穴可补肾安心，调理肝肺，故即可补卫气以固表止汗，又可鼓动卫气以去邪开腠理，治疗汗症。

复溜为肾经母穴，可补肾以利气化，配五行属金，内应于肺，其经脉又上达于肺，故可补肺以通调水道；温补肾脏可健运脾土，以利运化，故该穴是治疗水肿之要穴。

【临床应用】

复溜、合谷是治疗汗症的重要对穴。临床治疗如何应用补泻手法，历代医书对此多有记载，但有歧义。如以下记载：

《玉龙赋》：伤寒无汗攻复溜宜泻，伤寒有汗取合谷当随。

《玉龙歌》：无汗伤寒泻复溜，汗多宜将合谷收。

《肘后歌》：当汗不汗合谷泻，自汗发黄复溜凭。

《针灸大成》：多汗先泻合谷，次补复溜；少汗先补合谷，次泻复溜。

《医学纲目》：伤寒汗不出，刺合谷、复溜，俱针泻之。

《十四经要穴主治歌》：复溜……伤寒无汗急泻此，六脉沉伏即可伴。

《兰江赋》：更有伤寒真妙诀，三阴须要刺阳经，无汗更将合谷补，复溜穴泻好施针。

贺普仁先生认为，复溜是肾经的金母穴，有补肾益阴的作用。伤寒无汗属于阴虚体质者，在解表发汗的同时，补复溜防止汗出伤阴，有增液的作用。汗多伤阴，误汗而重伤阴液，泻复溜更伤阴液亦伤精血，宜补复溜补阴敛阴，以防多汗亡阳。伤寒无汗应该泻合谷，因合谷是手阳明大肠经的原穴，肺与大肠相表里，肺属卫外合皮毛，主一身之表，泻合谷有开发腠理，宣通毛窍，祛邪外出，解表发汗的作用。伤寒汗出不止，应该补合谷，是因伤于卫表，表虚则卫气不固，腠理不密所致，补合谷益气固表而止汗。总之二穴合用治疗汗症，无汗泻合谷，补复溜；有汗补合谷、复溜。

【文献摘要】

《铜人腧穴针灸图经》：足胫寒，复溜、申脉、厉兑。

《玉龙歌》：无汗伤寒与复溜，汗多宜将合谷收。

《百症赋》：复溜去舌干口燥之悲。

15. 太溪（图 11-59）

足少阴肾经穴

坐位平放足底或仰卧取穴。在足内侧，内踝后方，当内踝尖与跟腱之间的凹陷处。

五输穴之输穴、原穴。

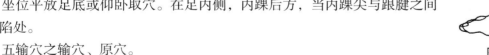
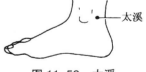

图 11-59　太溪

【主治及刺法】

微通法：治疗咳嗽、哮喘、胁痛、不寐、眩晕、中风、水肿、遗精、经早、经乱、痛经、崩漏、阴痒、青光眼、耳鸣耳聋、耳轮痛、牙痛、咽喉肿痛。毫针直刺 0.5～1 寸，可透昆仑穴，有局部酸胀针感，时有麻木扩散至足底感。足跟痛：针尖略向内踝，进针 0.5～1 寸，有麻木扩散至足底。

温通法：治疗咳嗽、哮喘、胁痛、足跟痛、痉证、经早、痛经、牙痛。细火针局部点刺，进针 0.3 分。

强通法：主治失音，细三棱针点刺放血。

【穴性原理】

太溪穴为肾经原穴，是肾经原气输注之穴，肾为水火之脏，内藏元阴元阳，肾阴是一身的根蒂，先天之真源，肾阳是机体活动的动力。肾阴亏耗，肾阳虚衰的病征，宜取本穴滋阴壮阳。肾为先天之本，生殖发育之源。与肾有关的胎、产、经、带、遗精等病症，都可选太溪治疗。

该经脉直接与肝脏、心脏、肺脏、膀胱相通，与咽喉、舌本、耳部、脊柱相连。依据"经脉所通，主治所及，生理相连，病理相关"之理，太溪主治疾病：肺系疾病，如咳嗽和哮喘等；心系疾病，如不寐等；肝系疾病，如眩晕中风青光眼等；与肾脏相关疾病，如月经不调、水肿；齿病，如牙痛等；耳病，如耳鸣、耳聋等。

【临床应用】

取肾经的原穴太溪，主治与肾有关的牙痛。肾主骨，齿为骨之余，肾衰则齿豁，肾固则齿坚，肾精不固则齿脆、齿动。肾阴不足，虚火上炎的满齿隐痛，以及肾精不足，牙齿不固的齿痛，均可取本穴治之。

贺普仁先生曾治一名 54 岁的张姓男患者，患牙痛 1 月余。1 月前始发牙痛，咀嚼时加重，食欲不振，二便正常，痛甚时影响睡眠。患者舌苔略黄，脉弦。辨证为肾阴不足，虚火上炎，治则为育阴制火，通经止痛。取太溪、合谷、下关、颊车、行间。用毫针刺之，局部穴先补后泻，余穴补法，留针 30 分钟。共治疗 4 次，牙痛痊愈。

喘有虚喘、实喘之分。虚喘有肺虚、肾虚之别。肺为气之主，肾为气之根，肾虚则气不摄纳，肺穴则气无所主。取太溪穴主治肾虚和肺肾俱虚型的虚喘。肾虚型加补复溜和气海以补肾纳气，偏于阳虚者加关元，助阳纳气；肺肾俱虚型加补肺俞，补肺肾益元气；如心阳亦同时衰竭，以致喘逆加剧，烦躁不安，肢冷汗出，脉象浮大无根，乃属孤阳欲脱的危候，宜急补关元、气海、太溪，扶元救脱，镇摄肾气。

【文献摘要】

《针灸甲乙经》：足少阴之疟，令人呕吐甚，多寒热，热多寒少。欲闭户牖而处，其病难已，取太溪。

《玉龙赋》：太溪、昆仑、申脉最疗足肿之迍。

《百症赋》：寒疟兮，商阳。太溪验。

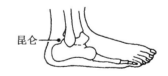

图 11-60　昆仑

16. 昆仑（图 11-60）

足太阳膀胱经穴

正坐或仰卧位取穴。在足部外踝后方，当外踝尖与跟腱之间的凹陷处。

五输穴之经穴。

【主治及刺法】

微通法：主治腰痛、头痛、项强、腰背痛、坐骨神经痛、下肢瘫痪、踝关节疼痛。毫针直刺，可透太溪，进针深 0.5～1 寸，局部酸胀感，可向足跟或足趾放散。孕妇禁针，以防流产。

温通法：艾条温和灸 10～20 分钟，温针灸 1～3 壮。

【穴性原理】

昆仑穴的治病原理与其经脉和经筋的循行密切相关。足太阳膀胱经循行于头部、项部、背部、腰部及下肢股、腘、踹、外踝等部位，足太阳经筋结于踵、跟、踹、腘、臀、腰、项、头部。因此《灵枢·经脉》云："是主筋所生病者……头囟项痛……项、背、腰、尻、腘、踹、脚皆痛，小指不用。"

按"经脉所行，主治所及"之理，循经取穴，具远治作用之效，该穴可治疗腘以上诸病。近治作用可治疗踹、足踝病症。

【临床应用】

坐骨神经痛又名腿股风，临床常见。本病主要表现为放射性腰腿痛，疼痛常由一侧腰部、臀部向大腿后侧、腘窝、小腿外侧及足背外侧放散。疼痛性质多样，程度有轻有重，常因咳嗽，弯腰用力加重。晚期可有腿部肌肉轻度萎缩及感觉异常。贺普仁先生独取昆仑穴，用泻法直刺 1 ～ 1.5 寸，较强手法，有放电感效果好，适用于早期病症，可驱散外邪，通络止痛。

【文献摘要】

《针灸甲乙经》：痉脊强，项眩痛，脚如结，踹如裂，昆仑主之。

《备急千金要方》：昆仑、曲泉、飞扬、前谷、少泽、通里，主头眩痛。

《玉龙歌》：肿红腿足草鞋风，须把昆仑二穴攻，申脉太溪如再刺，神医妙诀起疲癃。

《马丹阳十二穴歌》：昆仑足外踝，跟骨上边寻，转筋腰尻痛，暴喘满中心，举步行不得，一动即呻吟，若欲求安乐，须于此穴针。

《医学纲目》：草鞋风足腕痛，取昆仑透太溪，又取丘墟、商丘个寸半泻之。

《针灸大成》：妊娠刺之落胎。

《千金十穴歌》：腰背痛相连，委中、昆仑穴。

17. 解溪（图 11–61）

足阳明胃经穴

仰卧伸下肢或正坐平放足底取穴。在足背与小腿交界处的横纹中央凹陷处，当踇长伸肌腱与趾长伸肌腱之间。

五输穴之经穴。

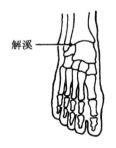

图 11–61　解溪

【主治及刺法】

微通法：毫针直刺向关节腔，进针 0.3 ～ 0.5 寸，局部酸胀针感。治疗头痛、眉棱骨痛、牙痛、眩晕、目赤、腹胀、便秘、下肢痿痹。

温通法：火针点刺 2 分，治疗头痛、中风、痹症、小儿痿证。

【穴性原理】

解溪穴是五输穴中的经穴，配五行属火，故泻之，既可清阳明经热，又可泻阳明胃火。火乃木之子，泻之又可清肝，泻心火。因此解溪可用于阳明经热火、肝火上扰引起的头痛、头晕、目赤等症，又可用于心火炽盛和肝风内动引起的癫疾；还可用于胃肠积热，腑气不通所引起的腹胀、便秘等症。足阳明经筋起于足趾，结于踝、膝和髀枢，在额部合于太阳，太阳布于额眉部，故可治疗眉棱骨痛和下肢痿痹。

【临床应用】

贺普仁先生应用此穴特别治疗阳明头痛、眉棱骨痛和胃热炽盛型头痛。治疗应辨证论治与辨经选穴相结合。如头痛多因胃热炽盛，循经上攻，热扰清空所致。临床表现伴有口臭咽干、大便干秘、舌苔黄或薄黄、脉数或洪数。针泻本穴以清泻胃火和清降阳明经热邪。如头痛部位以前头痛和眉棱骨痛为主，可取本穴疏通阳明经气，故解溪可收循经取穴和辨证取穴的双重效果。

牙痛亦是临床常见症。特别对因胃火炽盛，循经上攻的胃火齿痛，针泻本穴以清泻胃火治其本，加下关或颊车，共奏清泻胃火、散热止痛之效。

【文献摘要】

《针灸甲乙经》：白膜覆珠，瞳子无所见；风水面肿，颜黑，解溪主之。

《备急千金要方》：腹大下重；厥气上柱腹大；膝重脚转筋，湿痹。

《百症赋》：惊悸怔忡，取阳交、解溪勿误。

18. 丘墟（图 11-62）

足少阳胆经穴

仰卧位取穴。在足外踝的前下方，当趾长伸肌腱的外侧凹陷处。

胆经之原穴。

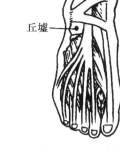

图 11-62　丘墟

【主治及刺法】

微通法：主治偏头疼、颈项疼、黄疸、胁痛、胆囊炎、痹症、足肿、蛇丹等。毫针直刺，对准内踝下缘，进针 1.0 ～ 2.5 寸，局部酸胀针感。

温通法：主治胁痛、黄疸。细火针点刺，或艾条温和灸 5 ～ 15 分钟，温针灸 1 ～ 3 壮。

【穴性原理】

丘墟为足少阳胆经之原穴，即是胆经原气输注之穴，故治疗胆经病变有其特殊疗效。《灵枢·九针十二原》提出："五脏六腑之有疾者，皆取其原也。"故胆病首取原穴丘墟，可治疗胁痛、黄疸、蛇丹等。原穴又善于通经络利关节，故可治疗痿痹等病症。胆附于肝，位于胁下，足少阳胆经又分布胸胁，若肝胆失于疏泄，气血不通可致胁痛，发于肌肤可致黄疸；肝胆内寄相火，多火、多热，发于内府致胆囊炎，侵淫肌肤脉络发疹成蛇丹。

【临床应用】

蛇丹是在皮肤上出现簇集成群、累累如串珠的水泡，疼痛异常剧烈的一种疾病，贺普仁先生认为丘墟透照海能够有效地治疗该病。该病的发病因素多因外感风火之邪，或肝气郁结，郁而化火，以致肝胆火盛，湿热蕴蒸，侵淫肌肤脉络而发；或因脾湿久困而化热，蕴于皮肤而致。该病初起皮肤发红，继则出现密集成簇、大小不等的丘疱疹，迅即变成小水泡，水泡三五成群。排列成带状，疱群之间肤色正常。患部呈带索状刺痛、灼痛。取丘墟透照海，三棱针治疗局部方法以清热利湿，疏肝解郁，通经止痛。

【文献摘要】

《针灸甲乙经》：目视不明，振寒，目翳，童子不见，腰两胁痛，脚酸转筋，丘墟主之。

《备急千金要方》：丰隆、丘墟主胸痛如刺……下廉、丘墟主狂言非常……主脚急肿痛，战掉不能久立，跗筋足挛。

《百症赋》：转筋兮，金门、丘墟来医。

19. 照海（图 11-63）

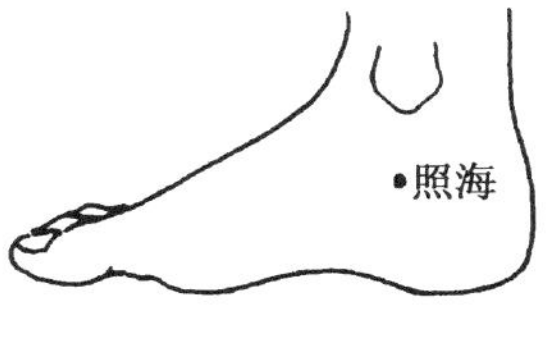

足少阴肾经穴

正坐平放足底或仰卧取穴。在足内侧，内踝尖下方凹陷处。

八脉交会穴，通阴跷。

图 11-63　照海

【主治及刺法】

微通法：主治口疮、咽喉肿痛、失音、梅核气、胁痛、痹症、面痛、瘿气、瘰疬、胆囊炎、蛇丹、弱智。毫针直刺 0.5 ～ 1 寸，有酸麻扩散至踝部或小腿部。

【穴性原理】

足少阴肾经起于下肢，贯脊属肾，络脊属肾，络膀胱，贯肝膈，入肺中，络于心，故可治疗肾、膀胱、肝、心、肺的病变；照海穴为阴跷脉的交会穴，阴跷脉为足少阴经的别支，起于足跟，从内踝上行，经大腿内侧进入阴部，向上沿胸里至咽喉，上面部与阳跷脉会与目并入于脑。因阴跷脉与肾、阴部、胸部、咽喉、脑相联系，所以照海的主治从脏腑言为肾、膀胱、肝、心和肺的病症；从部位言为脑、眼、咽喉、胸、阴部和下肢内侧面病症，尤其咽喉为肺之系，又是阴跷脉经过之处，故咽喉干燥独取照海润之。

【临床应用】

咽喉疼痛是口咽和喉咽部病变的一个主要症状，包括现代医学的急、慢性咽喉炎，扁桃体炎。照海因其为肾经和阴跷脉交会穴这一特性，故其善治虚热型之咽喉疼痛。如慢性咽炎，其病因多因素体阴亏或阴液耗伤，阴津不能上润咽喉，且阴虚生内热，虚火上灼于咽喉而致发病。临床常见咽部疼痛，阵阵作痒，痒后干咳不止，少痰，咽部干燥，频频求饮，但饮之不多，咽部痛或伴音哑，多言更甚，头痛耳鸣，腰膝酸软，急躁易怒，便干难解，入夜诸症加剧，舌红少苔，脉细数。取照海、太溪和列缺等以滋阴降火，清咽通络。

贺普仁先生曾治一名26岁胡姓女患者，患咽喉痛两月余。因两月前患感冒时出现咽喉肿痛，经治疗后感冒已愈，但咽痛仍存在。两月来咽喉一直隐隐作痛，干涩胀，阵阵作痒，手足心热，口干舌燥。舌质红，苔少，乏津，脉弦。辨证为热病灼阴，肾阴不足，虚热内生，上蒸咽喉。治宜滋阴降火，清利咽喉。先以三棱针点刺少商、商阳出血，后用毫针刺照海、太溪和列缺，留针30分钟。经过两次治疗，患者自述咽痛好转，咽喉不想以前那样干涩，再针两次，咽痛完全消失，其余不适亦随之消失，临床痊愈。

【文献摘要】

《针灸大成》：洁古曰，痫病夜发灸阴跷，照海穴也。

《玉龙赋》：照海、支沟通大便之秘。

《标幽赋》：阴跷（照海）阳维（外关）而下胎衣。

20. 太冲（图11-64）

足厥阴肝经穴

正坐或仰卧位取穴。在足背侧，当第一跖骨间隙的后方凹陷处。

五输穴之输穴、原穴。

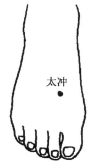

图11-64 太冲

【主治及刺法】

微通法：主治胁痛、痫证、不寐、脏躁、眩晕、中风、遗尿、乳癖、经早、经乱、崩漏、恶露不下、产后腹痛、泄泻、便秘、急惊风、慢惊风、目赤肿痛、青光眼、耳鸣耳聋、口唇痛、梅核气。毫针斜刺0.5～1.5寸，可透刺向涌泉穴，局部酸胀或麻电感传至足底

温通法：主治便秘、胁痛、经早、经迟、带下病。细火针点刺不留针，或温灸5～15分钟。

【穴性原理】

太冲是足厥阴经的原穴，是肝脏原气经过和留止的部位，所以是肝经穴中的重要穴位。在治疗方面，《灵枢·九针十二原》说："五脏有疾也，当取之十二原。"针刺原穴能使原气通达，从而发挥其维护正气，抗御病邪的作用，说明原穴有调节脏腑经络虚实的功能，因此太冲的主要功能是调节肝脏和肝经的虚实，在临床上既可用于肝实证，也可用于肝虚证得治疗。

肝为风木之脏，内寄相火，其气主升主动，最易化火生风，上扰神明，故可导致中风、痫证、不寐、脏躁和急慢惊风等症，而太冲可镇肝熄风。

肝开窍于目，目者肝之官也，肝气通于目，肝和则目能辨无色，肝受血而能视，肝得养以明目，其经脉连目系，上出额，与督脉会与巅，故头面五官眼病症可取太冲清泻肝火或滋阴平肝。

足厥阴肝经挟胃属肝络胆，布胁肋。肝主疏泄，喜调达而忌抑郁，若功能失调，必致疾病发生，太冲为原穴，又是五输穴之输穴，配五行属土，有疏肝调中的作用，故可治胃肠、胁痛等症。

肝藏血，主疏泄，具有调节血量的作用，与妇人经、带、胎、产相联系，太冲可疏肝解郁，清泻肝火，或调补肝血。

足厥阴肝经，过阴器，抵小腹，和生殖泌尿器官相联系。尿液的正常排泄，主要决定肾的气化和膀胱的制约功能，而膀胱的制约功能与肝的疏泄功能有关，同时又有肝肾同源。肝肾相生之说，所以前阴病变多责之肝肾。故临床上排尿异常可取太冲治疗。

【临床应用】

太冲穴临床应用广泛，贺普仁先生常用之治疗各种妇科疾病。

如郁热型经早：可见月经先期，经量或多或少，经色紫红，经质黏稠并夹有血块，经行不畅，胸胁乳房胀痛，心烦易怒，舌苔薄黄，脉弦数。穴取太冲、膈俞、血海和三阴交，以疏肝解郁，调血调经。

如气滞型的经迟：可见月经错后，量少色暗，小腹胀满而痛，胸胁乳房作胀，舌苔薄白，脉弦。治取太冲、中极、血海和三阴交，以行气化滞，养血通经。

如肝郁型经乱：可见月经先后不定，经量或多或少，色紫红，质黏稠，经行不畅，胸胁乳房胀痛，嗳气不舒，善太息，苔白脉弦。治取太冲、中极和肝俞，以疏肝理气，调和冲任。

如肝郁血热型崩漏：可见出血量多，色紫红或夹有瘀块，腹痛拒按，胸胁胀急，脾气急躁，口干作渴，舌质红，脉弦数，多见于年轻人和初病者。穴取太冲、气海、三阴交、隐白、大敦、血海，诸穴合用以解郁泻热，健脾统血。

如肝郁气滞型的恶露不下：多因情志不畅，肝气郁结，气机不利，血行受阻引起，表现为产后恶露不下，或流之甚少，下之不畅，色暗有块，少腹胀痛，舌质紫暗，脉弦。穴取太冲、中极、血海、地机和行间，以行气逐瘀。

如血瘀型产后腹痛：多因情志不畅，气机郁阻，血行受阻，瘀血内停而导致，表现为小腹疼痛拒按，恶露量少，涩滞不畅，夹有血块，舌暗苔薄白，脉涩。穴取太冲、中极、归来、膈俞和血海，以活血化瘀，通络止痛。

【文献摘要】

《针灸甲乙经》：痉，互引善惊，太冲主之。

《针灸大成》：女人漏下不止，太冲、三阴交。

《医学入门》：配大敦，治七疝；配合谷，治鼻塞、鼻痔、鼻渊。

21. 行间（图 11-65）

足厥阴肝经穴

正坐或仰卧位取穴。在足背侧，当第 1、第 2 趾间，趾蹼缘的后方赤白肉际处。

五输穴之荥穴。

【主治及刺法】

微通法：主治咳嗽、咯血、腹痛、头痛、蛇丹、白癜风、痛经、带下病、石瘕、产后发热、恶露

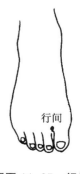

行间

图图 11-65 行间

不下。毫针斜刺，进针 0.5 ～ 1 寸，局部酸胀针感可传向足背。

温通法：主治咳嗽、头痛、淋证。细火针点刺，或温灸 5 ～ 15 分钟。

【穴性原理】

行间是荥穴，"荥主身热"说明荥穴主要用于热证的治疗。该穴配五行属火，火乃木之子，实则泻其子，故行间的作用概括为清肝热，泻肝火。

足厥阴肝经起于足大趾，过阴器，抵小腹，上达于头部，连目系，处于额，与督脉会与巅，其支脉注于肺，其之者挟胃属肝络胆。从肝脏的生理功能和经脉循行言，该穴与头面五官、妇人经血、肺之宣发肃降、胃之消化和小便功能正常与否密切相关。肝为刚脏，体阴而用阳，内寄相火，所以肝病最易生火动阳，肝阳上亢可致头痛；若肝火炽盛，肝不藏血，火盛动血则见咯血；若肝经湿热下注，气化不利则现淋证，浸润肌肤现皮肤病症；肝主疏泄，肝藏血，故行间可致肝气郁滞或肝郁化火引起的妇科疾病。

【临床应用】

贺普仁先生认为行间多适用于因肝火上炎、肝经湿热所引起的临床诸症。

如肝火灼肺引起的咳嗽，表现为气逆作咳，痰少而黏，咳时胸胁引痛，舌苔薄黄少津，脉弦数，取泻行间和阳陵泉以泻肝肃肺。如湿热内蕴引起的淋证，多因湿热之邪蕴结下焦，膀胱气化失司，则产生尿频急数痛等症，湿热灼伤血络则可出现尿血，湿热煎熬尿液，浊质凝结为砂石，可使尿路受阻，刺痛难忍。取行间、合谷、膀胱俞、中极、阴陵泉，以清热利湿、通淋止痛。如气郁痰阻引起的瘿瘤，可见颈部肿大，伴有胸胁串痛，胸闷太息，情绪不稳，随月经、妊娠而肿块增大，苔白腻，脉弦缓。取行间和丰隆，局部火针治疗以疏肝解郁，理气化痰。如湿毒引起的带下病，多因经行产后，胞脉空虚，或手术所伤，湿毒秽浊之气乘虚而入，损伤任带二脉而致，表现为带下量多，色黄绿如脓，或挟有血液，或秽混浊如米泔，臭秽，阴中瘙痒，口苦咽干，小便短赤，舌红苔黄，脉滑数。取行间、阴陵泉和下髎以清热解毒。

【文献摘要】

《针灸甲乙经》：癫疾短气，呕血，胸背痛，行间主之。

《备急千金要方》：主心痛，色苍苍然，如死灰壮，然终日不得太息。

《百症赋》：观其雀目肝气，睛明、行间而细推；行间、涌泉，主消渴之肾竭。

22. 太白（图 11-66）

足太阴脾经穴

仰卧或正坐平放足底取穴。在足内侧缘，当足大趾本节后下方赤白肉际凹陷处。

五输穴之输穴。

足太阴经之原穴。

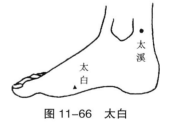

图 11-66　太白

【主治及刺法】

微通法：毫针直刺 0.2 寸，补法，针感为局部胀痛。治疗胃痛、腹胀、腹鸣、呕吐、泄泻、便秘、足痛、足肿。

温通法：艾条温和灸 5 ～ 15 分钟，温针灸 1 ～ 3 壮。

【穴性原理】

太白是足太阴脾经原穴，原穴的重要性在《难经·六十六难》中云："脐下肾间动气者，人之生命也，十二经之根本也，故名曰原。三焦者，原气之别使也，主通行三气，经历五脏六腑，原者，三焦之尊号也，故所辄为原，五脏六腑之有病者，皆取其原也。"太白是脾脏真气输注所在，故本穴具有健脾和胃、理气化湿的作用，主要用于脾胃病的治疗。太白又是五输穴之输穴，"输主体重节痛"，故其可用于治疗关节痛和脚气病的治疗。

【临床应用】

贺普仁先生临床应用此穴治疗脾虚引起的多种病症，如脾虚则水湿不化，湿困脾土腹胀、呕吐；脾虚则水谷不化，食滞伤脾的胃痛；脾失健运，气血生化不足致气血亏虚的全身倦怠；脾气亏虚致统摄无权的失血症，故临床本穴多采用补法。补脾则能健运化湿，行湿祛痰，养胃益肠，固摄止血。目前对太白的穴效又有了新的发现，治疗足臭症，毫针刺太白，疗效显著。

【文献摘要】

《针灸甲乙经》：热病，满闷不得卧，太白主之；胸胁胀，肠鸣切痛，太白主之。

《备急千金要方》：太白、公孙主腹胀、食不化、鼓胀、腹中气大满……主肠鸣……肠澼痛……太白主霍乱、逆气。

《窦太师针经》：治五脏交寒，泄泻呕吐，补；大便虚结，小便滑，先补后泻。

《针灸大成》：太白主膝、股、胫酸转筋，心痛脉缓。

23. 公孙（图 11-67）

足太阴脾经穴

仰卧或正坐平放足底取穴。在足内侧缘，当第 1 跖骨基地的前下方。

足太阴经之络穴，八脉交会穴通冲脉。

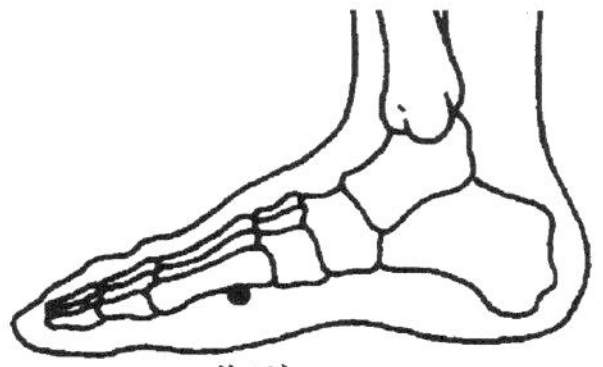

公孙

图 11-67　公孙

【主治及刺法】

微通法：毫针直刺，透向涌泉，进针 1.5 寸，局部酸胀针感，有时扩散至足底。治疗呃逆、胃痛、呕吐、饮食不化、肠鸣腹痛；烦心失眠、发妄狂言、嗜卧；多饮、水肿。

温通法：火针点刺 0.2 寸，不留针，治疗腹痛、痰浊头痛。

【穴性原理】

公孙是足太阴脾经络穴，和胃经想联络，所以本穴的主要作用是调理脾胃，是治疗脾胃病的要穴之一。诸如胃肠运化和传导功能异常引起的病症，脾胃虚弱引起的病症，公孙均能治疗。

足太阴脾经"注心中"，冲脉为十二经之海，又曰血海，其经脉起于胞中，至胸中而散。如脾虚痰湿内阻，冲气挟痰浊上逆，心神不宁，则心烦失眠，痰气郁结心窍则嗜卧。取公孙可健脾化痰，调冲脉降逆气，故可治疗睡眠病症。

【临床应用】

贺普仁先生临床应用此穴治疗寒邪内积型腹痛，临床可见痛势急暴、喜温怕冷，大便溏薄、四肢不温，舌淡苔白润，脉沉紧。取公孙、中脘、足三里、神阙。细火针点刺公孙和足三里，深度 2～3 分；中脘连续点刺 2～3 下，深度 4～5 分；神阙不针，仅灸 20 分钟，诸穴合用可温中散寒以止痛。

公孙也是治疗呃逆的常用穴。张景岳云："呃逆之由，总由气逆，气逆于下，则直冲于上。"在治疗上，以理气和胃，降逆平呃为主。本穴常与通于阴维脉的内关穴配伍，治疗各种呃逆。因情志失和，肝气犯胃，气机阻滞，胃气上逆所致者，再加泻太冲以疏肝理气、和胃降逆；因宿食痰浊，久蕴胃中，郁而化火，胃火上冲所致者，加泻内庭中脘以消积导滞、清胃降逆；因肝气郁滞，气郁化火，肝火犯胃，肝胃之火上冲所致者，加泻行间、内庭以平肝清胃、降逆平呃；因暴食生冷，或过食生冷，或寒凉药物所伤，寒气蕴蓄中焦，胃阳被遏，胃失通降所致者，加灸中脘以温中散寒、和胃降逆。

【文献摘要】

《备急千金要方》：腹胀，食不化，鼓胀，腹中气大满，肠鸣。

《针灸大全》：九种心痛，痰膈涎闷，脐腹胀满，气不消化，胁肋下痛，泄泻不止，里急后重，反胃吐食。

《八脉八穴主治症歌》：九种心痛涎闷，结胸反胃难停，酒食积聚肠鸣，水食气疾膈病，脐痛腹痛胁胀，肠风疟疾心痛，胎衣不下血迷心，泄泻公孙立应。

24. 内庭（图 11-68）

足阳明胃经穴

仰卧或坐位平放足底取穴。在足背，当第 2、第 3 趾间，趾蹼缘后方赤白肉际处。

五输穴之荥穴。

图 11-68　内庭

【主治及刺法】

微通法：毫针直刺 0.3 ～ 0.5 寸，局部酸胀针感。主治牙痛、口㖞、烦渴饮引、鼻出血、口渴、腹痛腹胀、泄泻、足背肿痛。

温通法：火针点刺 2 分，不留针，治疗泄泻、中风、面痛、风疹。

强通法：三棱针点刺出血，治疗面通、咽喉肿痛。

【穴性原理】

足阳明经脉循鼻外，入于上齿中，夹口还唇，属胃络脾；其经筋结于面部；其络脉络于咽喉；与鼻、面部、咽喉、胃、脾相联系。内庭是五输穴之荥穴，荥主身热，故内庭的特点是清热。所以本穴既可清阳明经热，又治阳明腑热。

【临床应用】

贺普仁先生应用此穴治疗胃肠积热型风疹，多因禀赋不耐膏粱厚味、鱼虾荤腥，胃肠积热，复感风邪，内不得泄，郁于肌肤而发病。临床常见皮肤风疹表现外，伴有脘腹疼痛，大便秘结，舌苔黄腻，脉滑数。取中粗火针用速刺法点刺内庭、曲池及血海，深度 1 ～ 3 分，不留针。

取泻本穴，亦清胃以治上消和中消。上消由于胃火熏灼，肺津损伤所致，治宜润其肺兼清其胃，针泻内庭、鱼际，补复溜；中消是由于胃火炽盛，阴液不足所致，治宜清胃滋肾，针泻内庭补照海。

面痛可因多种原因引起。三棱针点刺本穴，挤出 3 ～ 5 滴血，治疗因胃肠实火引起的面痛，此法可使脉络疏通，清泻胃火，疼痛自止。

【文献摘要】

《针灸甲乙经》：胫痛，腹胀皮痛，善伸数欠，恶人与木音，振寒……热病汗不出，下齿痛，恶寒，目急，喘满，寒栗，龂口噤僻，不嗜食。

《窦太师针经》：治小腹胀满、脚背红肿、气喘、便血，泻。胃口停食、冷积，先补后泻。

25. 隐白（图 11-69）

足太阴脾经穴

仰卧或正坐平放足底取穴。在足趾末节内侧，距趾甲角 0.1 寸。

五输穴之井穴。

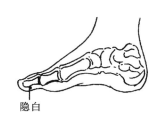

图 11-69　隐白

【主治及刺法】

微通法：毫针斜刺，向上 0.1～0.2 寸，局部痛感，治疗腹胀、暴泻、呕吐、吐血、尿血、便血、癫狂、噩梦、烦心善悲、心痛、足趾痛。

强通法：三棱针点刺出血，治疗崩漏、闭证。

【穴性原理】

隐白是足太阴经穴，是五输穴的井穴，配五行属木，有健脾和胃、疏肝理气的作用。脾胃病症因脾虚或肝木乘脾犯胃所致，故可取隐白治之；足太阴脾经循行上膈注心中，故可用于肝木犯脾，脾虚痰湿所致的心痛、噩梦、多梦等症的治疗。癫狂多因肝郁或肝火挟痰浊犯心所致，脾为生痰之源，足太阴脾经上注于心，且隐白又为土木之穴，既可疏肝又可健脾，故可治癫狂之症。脾统血，肝藏血，脾虚则失于统血，肝脏疏泄太过则失于藏血，引起诸多出血证，故隐白可用于月经过多，崩漏等出血证的治疗。

【临床应用】

隐白多用于治疗崩漏：气虚肾虚所致者可见骤然下血甚多，或淋漓不断，经色淡红；血热所致者可见经血量多，或淋漓不断，血色深红；血瘀所致者可见月经时崩时止，淋漓不净，经色紫黑有血块。治疗穴取隐白和大敦。血瘀、血热型，点刺隐白、大敦两井穴，出血 2～3 滴，继用消毒棉按压止血；气虚肾虚型，隐白用灸法，大敦用补法；气虚者加三阴交，血热者加血海，肾虚者加然谷，血淤者加太冲。

贺普仁先生用三棱针点刺隐白、大敦及少商治疗疣病。现代医学认为疣为病毒性皮肤病，分为寻常疣、扁平疣、传染性软疣等，多油风热之邪搏于肌肤，或郁怒伤肝，或因血虚肝失所养而引起气血凝滞，郁于肌肤而生。初起表现为针头大的丘疹，与皮色相似，可逐渐或迅速增多增大，损害呈半球形或略扁平的坚实丘疹，有蜡样光泽、界清，中央形成脐窝，能从中挤出一个半固体的乳酪状白色小栓，有时此物从中央窝突出而明显易见，损害数目不定，可发生任何部位。治疗时用三棱针点刺以上诸井穴，以自然出血为度，5～10 分钟后擦去血迹。

【文献摘要】

《针灸甲乙经》：气喘、热病衄不止，烦心善悲，腹胀，逆息热气。足胫中寒，不得卧，气满胸中热，暴泄，仰息，足下寒，中闷，呕吐，不欲食饮，隐白主之。腹中有寒气，隐白主之。饮渴身伏多唾，隐白主之。

《针灸大成》：下血，主肠风，多在胃与大肠，针隐白、灸三里；吐衄血，针隐白、脾俞、肝俞、上脘。

《百症赋》：梦魇不宁，厉兑相谐于隐白。

26. 至阴（图 11-70）

足太阳膀胱经穴

仰卧或正坐平放足底取穴。在足小趾末节外侧，距趾甲根脚 0.1 寸。

五输穴之井穴。

【主治及刺法】

微通法：主治头痛、目痛、鼻塞、中风、痛经，毫针斜刺向上，进针 0.1～0.2 寸，针感为局部疼痛。

温通法：主治胎位不正，艾条温和灸 15～30 分钟。

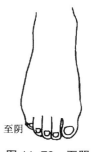

至阴

图 11-70　至阴

强通法：主治鼻出血、难产、胎盘滞留、产后、术后尿潴留，三棱针点刺出血。

【穴性原理】

足太阳经，循行于头部，太阳主开，易于感受风邪侵袭，沿经脉上行，阻于清窍。《灵枢·终结篇》云："病在头者，取之于足。"该穴位五输穴之井穴，配五行属金，开窍于鼻，据此至阴可治疗因风引起的诸多疾病。足太阳膀胱经止于至阴，而交与足少阴肾经。《素问·奇病论》言："胞脉者系于肾"若肾气不足，则胞宫失养，难系胎位；正气不足，气血虚弱，产力不足，可治难产。温灸至阴穴，可通达肾气，增益精血，气血充足，胞宫得养，使错位胎位复正，助胎儿顺利分娩。此为特效经验穴，点刺出血可强通膀胱经，收缩子宫、膀胱，治疗难产、胎盘滞留、产后术后尿潴留。

【临床应用】

本穴为矫正胎位的特定经验穴，用于治疗各种胎位不正。并可借其良性促宫缩作用，用于难产及胎盘滞留。妊娠7个月，经诊断为胎位不正者，医者可用艾条悬灸至阴穴，每日1次，每次15～30分钟。此穴经研究科增强子宫活动，胎儿心率增快，胎儿活动增强，从而有利于胎位的矫正。贺普仁先生善于用该穴治疗膀胱经循行经过部位的各种痛症。

【文献摘要】

《针灸甲乙经》：头重，鼻衄及瘜，汗不出，烦心，足下热，不欲近衣，项痛，目翳，鼻及小便皆不利……疝，四肢淫泺……身闷。风寒从足小指起，脉痹上下带胸胁，痛无常处，至阴主之。

《太平圣惠方》：张文仲救妇人横产，手先出，诸般药符不捷，灸妇人右脚小指尖头三壮，炷如小麦大，下火立产。

《席弘赋》：脚膝肿时寻至阴。

《肘后歌》：头面之疾针至阴。

《医宗金鉴》：妇人横产，子手先出，诸符药不效者，灸此。

27. 涌泉（图11-71）

足少阴肾经穴

正坐或仰卧，跷足取穴。在足底部，卷足时足前部凹陷处，约当足底第2、第3跖趾缝纹头端与足跟连线的前1/3与后2/3交点上。

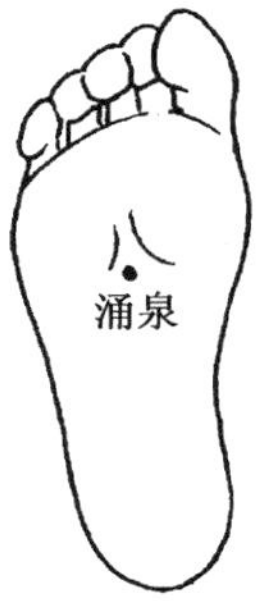

五输穴之井穴。

图11-71 涌泉

【主治及刺法】

微通法：治疗痫证、中风、耳轮痛，毫针直刺0.5～1寸，有局部痛、酸胀针感，或向上扩散至踝部。

温通法：治疗高血压，温灸5～10分钟。

【穴性原理】

涌泉为肾经穴，足少阴肾经上贯肝膈……其支者，从肺出络心，注胸中，故肾与心肝肺经络相连。肝为刚藏，体阴而用阳，全赖精血之滋养。心主神明。心火与肾水需上下相济，才能保持相对平衡，维持正常的生理功能。若肾水不足，肝失所养，则肝阳上亢，肝风内动；或水火不能上下相济，就会产生心神失宁，神志异常诸症，故可见中风、痫证。

肾开窍于耳，肾精充盛，则气血畅通，耳络平和，反之则可气血运行不畅，不通则痛。

【临床应用】

贺普仁先生选涌泉治疗痫证。其发作时，突然昏倒，不省人事，四肢抽搐，牙关紧闭，双目上视，口吐唾沫，甚则二便失禁，醒后神清如常人。发作时应醒脑熄风，豁痰开窍，取涌泉，加上百会、人中、颊车和地仓。待发作后间歇期，根据具体病症辨证取穴，以治其本。

涌泉还常治疗高血压，以病在上取之下，病在头取之足之法，引火下降以潜其阳。因肝阳偏亢，风阳升动，上扰清空所致者，加泻行间、风池和百会以平肝潜阳熄风；因下虚上盛，本虚标实者，加泻太冲、补复溜以平肝熄风，育阴潜阳。

【文献摘要】

《针灸甲乙经》：热病挟脐急痛，胸胁满，取之涌泉与阴陵泉。

《铜人腧穴针灸图经》：治腰痛大便难，心中结热，风疹风痫，心痛不嗜食。

《针灸资生经》：涌泉、太冲主胫酸，涌泉、神堂治胸腹满。

《玉龙歌》：传尸劳病最难医，涌泉出血免灾危，痰多须向丰隆泻，气喘丹田亦可施。

《肘后歌》：顶心头痛眼不开，涌泉下针定安泰，伤寒痞气结胸中，两目昏黄汗不通，涌泉妙穴三分许，速使周身汗自通。

《通玄指要赋》：胸结身黄取涌泉而即可。

《百症赋》：厥寒、厥热涌泉清。

第十二章　用穴如兵　针方明理

第一节　针方明理　内科病证

一、退热方

【病症：发热】

发热指体温超过正常水平的状态。发热主要属于外感实证的范畴，多因外感六淫，尤其是风热之邪，上先受之，首先犯肺，肺主气属卫，卫气失于宣畅，故见发热。

【针方组成】

大椎、曲池、合谷。

【针方临症】

在发热初常有寒意，或恶寒、寒战；发热时心率一般加速、呼吸增快，并有口唇干燥、舌苔厚腻、食欲不振、尿少色深、疲乏软弱，头痛头昏，热退时常汗出。

【随证加减】

伴头痛：加太阳、外关，毫针泻法以清头部之邪。

伴咽喉肿痛：加少商、三棱针点刺出血以清肺热利咽喉。

伴咳嗽、气喘：加尺泽、肺俞，毫针泻法以清肺化痰。

【临床操作】

大椎三棱针点刺放血，曲池、合谷毫针泻法。高热时三穴同用，热度不太高时选用其中二穴。留针 30 分钟，每日 1 次。

【针方明理】

贺普仁先生认为大椎、曲池、合谷三穴组成为清热之要方。大椎是督脉要穴，为诸阳之会，针之能振奋人体正气，祛邪外出而解热。风热上受，首先犯肺，太阴与阳明互为表里。曲池、合谷为手阳明大肠经的合穴、原穴，二穴并用，疏散风热，清利肺气。

【按语】

西医认为外感发热主要由各种病原体（如病毒、细菌、寄生虫等）的感染引起，内伤发热主要见于各种慢性感染，如结核病、胆囊炎、慢性肝炎、风湿病、肾盂肾炎、慢性局灶性感染、甲状腺功能亢进以及自主神经功能紊乱等。

二、止咳方

【病症：咳嗽】

咳嗽为肺系疾患的主要症候，根据其发病原因，概分为外感咳嗽和内伤咳嗽两大类。外感咳嗽是由外邪侵袭，肺气不得宣畅而引起；内伤咳嗽则为脏腑功能失调影响肺脏所致。

【针方组成】

大杼、风门、肺俞。

【针方临症】

风寒咳嗽：咳嗽喉痒，痰稀色白。

风热咳嗽：咳嗽，痰稠而黄，咽痛口渴。

痰浊阻肺：咳嗽痰多，痰白而黏。

肝火灼肺：气逆作咳，痰少而黏。咳时胸胁引痛。

肺肾阴虚：干咳少痰，或痰中带血。

【随证加减】

风寒咳嗽伴头痛、鼻塞、流清涕、寒热无汗，加风池、合谷。

风热咳嗽伴身热头痛、恶风汗出，加大椎、曲池。

痰浊阻肺伴胸脘痞闷、胃纳减少，加中脘、丰隆。

肝火灼肺，加阳陵泉、行间。

肺肾阴虚，加太渊、太溪。

【临床操作】

毫针刺入针方穴 0.5 寸深，先补后泻。病情重者可用中粗火针，速刺法，点刺不留针，针刺深度不超过 0.5 寸。风寒、风热型毫针浅刺用泻法，风池向鼻尖斜刺 0.5 寸，合谷直刺 0.5 寸，大椎向上斜刺 0.5 寸，曲池直刺 1 寸。痰浊及肝火型用平补平泻法，中脘、丰隆、阳陵泉直刺 1 寸，行间斜刺 0.5 寸。肺肾阴虚型用补法，太渊避开桡动脉，直刺 0.3 寸，太溪直刺 0.5 寸。

【针方明理】

针方三穴属足太阳膀胱经，太阳主一身之表，大杼为手足太阳经交汇穴；风门为风之门户，足太阳督脉之会；肺俞是肺脏之气输注之要穴，此三穴共济宣肺平喘之功。贺普仁先生认为，病重用火针刺之，其意义在于借火之温热之力，激发经气，鼓舞气血运行，较毫针更具事半功倍之效。虚证得火，火壮补之；实证得火，火郁发之。此三穴合用为治疗呼吸疾患的主要针方。风池、合谷散风祛寒。大椎为手足三阳经与督脉之会，为清热要穴；行间为足厥阴荥穴，配五行属木，与阳陵泉共为清泻肝火之要穴。太渊、太溪分别为手太阴与足少阴经原穴，"五脏六腑之有疾者，皆取其原也"，肺主气，肾主纳气，二穴益肺肾之阴而止咳。

【按语】

咳嗽常见于上呼吸道感染、支气管炎、支气管扩张、肺结核等疾病。

对于慢性长期不愈咳嗽患者，应改善体质，提高人体防御能力，戒烟或少吸烟，平素要慎起居，避风寒，可以运用三伏贴、三九贴来改善呼吸系统的功能。

三、定喘方

【病症：哮喘】

哮喘是一种常见的呼吸道过敏性疾病，以阵发而带有哮鸣声音的气喘为其主要表现，常伴有咳嗽。严重者可持续发作。

中医认为哮喘的主要病理因素为痰，内伏之痰在肺，因外感风寒、饮食、情志或劳累过度而诱发，其中与气候变化最为密切。哮喘发之于肺而关系于五脏。

【针方组成】

肺俞、曲垣、秉风、大杼、风门。

【针方临症】

1. 外感实证

风寒束肺：喘急，喉中哮鸣声，痰清稀、色白，黏沫状。

痰热犯肺：喘急气粗，息促胸高，喉中哮鸣，喘急坐不得卧，痰浊黄稠。

燥热伤肺：烦扰气粗，痰少而黏，带血丝。

2. 内伤实证

痰浊阻肺：喘息气粗，日轻夜重不能平卧，痰黏腻或黄稠。

肝火灼肺：烦扰气微促，痰白黏或黄稠。

内伤虚证：喘促气短，动则喘剧，痰白清稀或泡沫。

【随证加减】

外感实证：加列缺、尺泽。

内伤实证：加丰隆、合谷、太冲。

虚证：加太渊、太溪、足三里。

喘甚：加天突、定喘。

【临床操作】

实证用泻法，虚证用补法。针方五穴刺入 0.5 ～ 0.6 寸深；列缺向上斜刺 0.3 寸，尺泽直刺 1 寸；太渊、太溪直刺 0.5 寸；足三里直刺 1 寸；天突先直刺 0.2 寸，然后将针尖转向下方，紧靠胸骨后方刺入 1 ～ 1.5 寸，要防止刺伤血管，定喘穴直刺 0.5 寸。如病情较甚，针方穴可用中粗火针点刺。

【针方明理】

贺普仁先生取此针方用毫针或火针治疗哮喘均取得较好效果。大杼、风门、肺俞均为足太阳膀胱经穴，分别位于第 1、第 2、第 3 椎下，旁开 1.5 寸；曲垣、秉风为手太阳小肠经穴，均位于肩胛冈上窝中。太阳主一身之表，而肺主皮毛，两经气不利皮毛自开，外邪侵入则郁滞于肺，使肺气不利而发生哮喘，故取太阳经振奋体表之气，使外邪难入，入侵之邪外出，再加上肺俞健利肺气则哮喘缓解。此外，五穴均位于背部，背部为肺所居，故又有局部治疗作用，可刺激局部气血，加强肺脏气血供养，以利肺气之宣降。另外，膀胱与肾互为表里经，故针足太阳经又能补足少阴经。

【按语】

本病为反复发作，不易根治的慢性顽固病，应坚持治疗，尤其在夏秋季节、缓解期亦应坚持，以巩固疗效。患者应预防感冒，属过敏体质者，须避免接触致敏原和进食过敏食物。

西医认为哮喘是由于支气管分支或其细支的平滑肌痉挛，管壁黏膜肿胀和管壁内黏稠的分泌物增多，空气不能顺利地呼出所引起。本病常迁延多年，可引起肺气肿。病因是遗传因素是平滑肌，分泌过多的白细胞三烯等前列腺物质，从而造成该肌的痉挛，黏膜呈急性炎症、水肿和渗出。吸入花粉或皮毛，食用蛋类和牛奶，体内的某些疾病如鼻炎、鼻窦炎、胆囊炎等，以及神经精神因素，都是哮喘重要的诱发因素。

四、止呕方

【病症：呕吐】

呕吐可见于多种疾病。有声无物为呕，有物无声为吐，因两者常同时出现，故称呕吐。呕吐一证的病变部位在胃，是由于胃失和降，反逆于上所致。根据胃主受纳腐熟水谷及其经脉联系，胃气上逆主要是由于感受外邪、饮食停滞、痰饮停蓄、肝气犯胃、脾胃虚弱所致。

【针方组成】

内关、足三里、魄户、中府。

【针方临症】

感受外邪：突然呕吐，伴寒热表证、头身疼痛、胸脘满闷。

饮食所伤：呕吐酸腐，嗳气厌食，脘腹胀满，大便臭秽而溏。

肝气犯胃：呕吐吞酸，嗳气频繁，胸胁胀满，烦闷不舒。

痰饮停蓄：呕吐清水痰涎，脘闷不食，头晕目眩，心悸。

脾胃虚弱：饮食稍有不慎即呕吐，时作时止，倦怠无力，不欲饮食，四肢不温，腹满便溏。

胃阴不足：干呕，时作时止，口燥咽干，似饥而不欲食。

【随证加减】

感受外邪：加外关。

饮食所伤：加合谷。

肝气犯胃：加曲泽。

痰饮停蓄：加阴陵泉。

脾胃虚弱：加中脘和上脘。

胃阴不足：加三阴交。

呕吐甚者：加金津、玉液。

【临床操作】

内关直刺 0.5 寸，足三里直刺 1 寸，中府向外斜刺或平刺 0.5 寸，不可向内深刺，以免伤及肺脏；膈姜灸放入灸合内置于中脘和上脘穴上留 20 分钟；患者取坐位或卧位，手臂前伸，肘上扎止血带，肘窝部常规消毒，用三棱针或 7～9 号头皮针在曲泽穴（相当于肘正中静脉）刺络放血，流出暗红或暗紫色血液数滴后，松开止血带，待血色变正常后，拔除针具，以消毒棉球压迫止血。呕吐严重者可加金津、玉液穴三棱针刺络出血。实证用泻法，虚证用补法。

【针方明理】

贺普仁先生结合数十年临床经验认为，魄户和中府是治疗呕吐的经验效穴；内关、足三里健脾和胃，为消化系统疾患常用穴位；曲泽穴为手厥阴心包经合穴，有治疗呕吐的功效。《灵枢·顺气一日分为四时》曰："病在胃及以饮食不节得病者，取之于合。"曲泽穴刺络放血具有开窍祛邪、活血化瘀、疏经通络、降逆止呕作用，针刺曲泽穴止吐方法简便，见效快，痛苦小。金津、玉液为经外奇穴，有强力止吐功效，运用放血疗法治疗严重呕吐可以取得很好的疗效。虚证加灸可以增强温养降逆之功。

【按语】

《圣济总录·呕吐》曰："呕吐者，胃气上而不下也。"呕吐大体可分为虚、实两大类，急性呕吐多属实证。病因为外邪犯胃，饮食积滞，痰湿内阻，情志失调等。急性呕吐以外邪犯胃最多见。《素问·举痛论篇》曰："寒气客于肠胃，厥逆上出，故痛而呕也。"《古今医统大全·呕吐哕》曰："卒然而呕吐，定是邪客胃腑，在长夏暑邪所干，在秋冬风寒所犯。"《景岳全书·呕吐》曰："或暴伤寒凉，或暴伤饮食，或因胃火上冲，或因肝气内逆，或以痰饮水气聚于胸中……皆有呕证，此皆呕之实邪也。" 急性呕吐治疗重在祛邪。《景岳全书·呕吐》曰："实者有邪，去其邪则愈。"

古人对放血疗法非常重视，《内经》有大量记载。《灵枢·官针》曰："络刺者，刺小络之血脉也。"《素问·血气形志篇》曰："凡治病必先去其血。"《素问·小针解》曰："菀陈则除之者，去血脉也。"《灵枢·血络论》专篇就放血疗法进行了论述。张子和倡"邪去正安"说，认为体内恶血本为致病之邪，出血即泄邪，"出血之于发汗，名虽异而实同"。把放血疗法作为攻邪的一种手段。李东垣、罗天益、薛立斋、郭右陶、夏春农等对放血疗法都有重要发挥。

呕吐可见于西医的多种疾病，如神经性呕吐、急慢性胃炎、幽门痉挛和梗阻，肝胆疾患等。

五、胃痛方

【病症：胃痛】

胃主受纳和腐熟水谷，胃又通过经脉和其他脏腑相联系。若病邪犯胃如外感寒邪、过食生冷、饮食不节、均可寒积中焦，胃阳被遏或食滞不化，阻塞气机；若肝气犯胃，如气滞血瘀而致肝郁气滞横逆犯胃，或肝郁化火而致肝火犯胃均可致胃气壅滞不通或胃气逆乱，不通则痛；若脾胃虚弱或胃阴不足，均可致胃络失于温煦或濡养，胃之脉络拘急而致痛。

总之，胃痛的病位虽在胃，但与肝、脾两脏有密切关系。其病因虽多，病机均系不通则痛。辨证要点应首先分清虚实之证，痛势较剧者多为实证，痛势较缓者多为虚证。

【针方组成】

中脘、梁门。

【针方临症】

寒邪犯胃：胃痛暴作，遇寒疼重，得热痛减，口不渴或喜热饮。

饮食停滞：胃脘胀满而痛，拒按，厌食，嗳腐吞酸，恶心呕吐，吐后痛缓。

肝气犯胃：胃脘胀痛，功窜两胁，得嗳气或失气舒，遇郁怒复发或加重。

脾胃虚寒：胃痛隐隐，喜温喜按，遇冷痛作或加重；空腹痛重，得食痛减，食后腹胀。

胃阴不足：胃痛隐作而有烧灼感。

【随证加减】

寒邪犯胃：加足三里。

饮食停滞：加天枢、上脘、下脘。

肝气犯胃：加左内关，右足三里。

脾胃虚寒：加足三里、关元。

胃阴不足：加内关、足三里。

【临床操作】

前三型属实证用泻法，后二型为虚证用补法。腹部穴直刺1寸左右，足三里直刺1～1.5寸，内关直刺0.5寸，寒邪犯胃和脾胃虚寒者中脘可加灸。

【针方明理】

贺普仁先生认为梁门穴具有和胃降逆气的功能，梁门为水谷之门，可消积化滞、和胃降逆、制酸止痛。中脘为胃之募穴，可疏理中焦之气，足三里为胃之合穴，合治内腑，配合胃脘部施灸可散寒止痛。上、中、下三脘善于消导，配用大肠之募穴天枢，可化食消滞。内关为手厥阴心包经之络穴，通于少阳经，少阳乃气机之枢纽，可助脾胃之升降，常与足三里相配合，有温中健脾、疏肝理气之功。

【按语】

患者平时应注意饮食规律，忌食刺激性食物。针刺不缓解者，应详查病因，对溃疡病出血、穿孔等症，应及时采取急救措施。

六、腹痛方

【病症：腹痛】

腹痛是指胃脘以下，耻骨毛际以上的部位发生的疼痛。腹痛的发生与受寒、饮食不节、情志刺激及平素内脏阳虚有关。腹内为许多脏腑所居，并为手足三阴、足少阳、阳明及冲脉、任脉、带脉等经脉循行之处。因此有关脏腑、经脉发生病变，均可导致腹痛。

【针方组成】

天枢、足三里。

【针方临症】

寒邪内积：腹痛急暴，得温痛减，遇冷更甚。

饮食停滞：脘腹胀满，痛处拒按，或痛处欲泄，泄后痛减。

肝郁气滞：脘腹胀痛，连及胁肋，痛无定处。

【随证加减】

寒邪内积：加中脘、合谷。

饮食停滞：加下脘、里内庭。

肝郁气滞：加章门、行间。

脾阳不振：加脾俞、胃俞。

【临床操作】

实证用泻法，虚证用补法。腹部穴位直刺 1 ～ 1.5 寸；足三里直刺 1.5 寸，中脘用膈盐灸或火针点刺，合谷直刺 0.5 寸；章门直刺 0.5 寸，行间斜刺 0.5 寸；脾俞、胃俞向内斜刺 0.5 ～ 0.8 寸。

【针方明理】

贺普仁先生用天枢、足三里为治疗腹痛的基本针方，因天枢为大肠募穴，可分离水谷糟粕，清导浊滞，与足三里配合具有调节肠胃理气止痛之功。下脘位于胃之下口，可降逆导滞，里内庭为治疗伤食的经验效穴；章门为肝经穴位，又为脾之募穴，可健脾疏肝，行间可平横逆之肝气，肝调达而脾土健则腹痛止；脾俞、胃俞为背俞穴，诸穴合用可振奋脾阳。

【按语】

尽管针灸治疗腹痛效果较好，但腹痛且痛势急暴而针灸不缓解者，应尽快查明原因，采取相应措施，以免延误病情。

西医认为腹痛主要由腹内脏器的病变引起，如消化性溃疡、肠炎、阑尾炎、胆囊炎、腹膜炎、胰腺炎、尿路结石、手术后肠粘连、肝大及妇科病等；但有时胸部疾病，如冠状动脉性心脏病、肺炎、胸膜炎等，也可由于发射性疼痛而引起腹痛。腹痛应及时查明，明确诊断并进行适当治疗。

七、止泻方

【病症：腹泻】

腹泻的主要表现即排便次数增多，粪便稀薄，有时带有黏液或脓血。急性泄泻多由于感受寒湿、暑湿，或饮食积滞，客于胃肠，传导失司所致；慢性泄泻多由于脏腑失和所致，或由于脾胃虚弱，或由于命门火衰，脾失温煦，或由于肝郁悔脾，致使脾失健运，清浊不分，并走肠间而成泄泻。所以本病的致病原因有外感和内伤两类。外感致泻其证多实，内伤致泻其证多虚。但临床上二者互为因果，交错发生，形成虚实夹杂的复杂证型。

【针方组成】

中脘、天枢、长强。

【针方临症】

外感寒湿：泄泻不止，泻物清稀带不消化之食物，色淡无剧臭。

外感湿热：起病急暴，腹痛即泻，泻物黄褐糜粪，臭秽。

饮食所伤：泄泻频繁，泻时排气多，泻后舒，泻物含不消之食，臭如败卵。

脾胃虚弱：时溏时泻，久泻便频，甚则食入即泻，泻物含不消之食。

肝郁乘脾：暴怒伤肝，痛则腹泻，泻物含不消之食。

肾阳不足：黎明之前，腹鸣即泻，泻后则安，日久不愈，泻物色白溏软。

【随证加减】

外感寒湿：加灸神阙。

外感湿热：加曲池、内庭。

饮食所伤：加合谷、里内庭。

脾胃虚弱：加脾俞、胃俞。

肝郁乘脾：加肝俞、脾俞、太冲。

肾阳不足：肾俞、命门、太溪。

【临床操作】

前三型为实证，用泻法；后三型为虚证，用补法。毫针刺长强时，紧靠尾骨前面斜刺0.8～1寸，也可用中粗火针点刺；腹部穴位直刺1～1.5寸，背俞穴向内斜刺0.5～0.8寸，四肢穴位直刺1寸，手足穴位直刺0.5寸。

【针方明理】

取长强穴治疗腹泻是贺普仁先生长期临床经验的总结，长强为督脉络穴，又靠近肛门，可调理肠道气机。天枢为大肠募穴，中脘为胃之募穴，募穴是脏腑之气汇聚之处。故三穴合用可调节胃肠的运化与传导功能，为针方的根本组成。临床上随不同的病因、症候而加适应的腧穴。如合谷是大肠经原穴，又与手太阴经相表里，故既可通调胃肠气机，又可驱除外邪；胃俞与中脘为俞募相配，可加强健脾益气的作用；肝俞与太冲乃俞原相配，可疏肝解郁；肾俞与太溪亦为俞原相配，更助以命门，可温肾壮阳。诸穴合用以奏温养脾肾，运化水谷之功，属治本之法。

【按语】

针灸治疗急慢性泄泻有较好的疗效，但治疗期间应控制饮食。

腹泻西医认为主要原因有肠道功能紊乱如精神紧张、饮食失调、受冷或变态反应，肠道感染如肠炎、食物中毒、细菌性痢疾、阿米巴痢疾、肠结核，肠道肿物如结肠癌等。

八、通便方

【病症：便秘】

便秘是大肠传导功能失常引起的病症，病位在大肠，但受肝、脾、肾等多个脏腑的影响，病性有虚实寒热的不同，常见的原因有胃肠积热、肝郁气滞、气血虚弱、肾阳虚弱等，可分为热秘、寒秘、气秘和虚秘四种类型。

【针方组成】

丰隆、支沟。

【针方临症】

热秘：大便干结难下，数日一行，排出后身觉舒快，腹胀腹满拒按。

气秘：大便多日不通，欲便不得，窘迫难下，胸胁痞满，甚则腹胀痛。

虚秘：大便努争难下，大便并不干硬，或秘结带黑色，便如羊矢，腹痛胀。

寒秘：大便艰涩，排出困难，腹中气攻或痛。

【随证加减】

热秘：加内庭、天枢。

气秘：加中脘、太冲。

虚秘：加足三里。

冷秘：灸关元。

【临床操作】

热秘、气秘用泻法，虚秘用补法，冷秘用灸法。丰隆直刺 1.5 寸，支沟直刺 1 寸，腹部及足三里直刺 1.5 寸，足部穴直刺 0.5 寸。

【针方明理】

贺普仁先生认为丰隆为足阳明之络穴，《备急千金要方》曰"丰隆主大小便涩难"，此穴可推动腑气下行；支沟为手少阳之经穴，宣通三焦气机，二穴共为主穴以通调腑气。内庭、天枢可清热导滞，中脘、太冲疏肝行气，足三里补益气血而润肠。灸关元以温通下焦，肠道温煦则便自通。

【按语】

西医认为便秘的主要原因有习惯性忽略排便感觉，排便肌衰弱无力，肛门周围有疼痛性疾病如痔疮、肛裂，肛门周围脓肿引起肛门括约肌痉挛、肠蠕动迟缓、肠痉挛、肠梗阻、缺少体力活动等。

九、胁痛方

【病症：胁痛】

胁痛指一侧或两侧胁肋疼痛，为临床常见症状。肝居胁下，其经脉布于两胁，肝与胆相表里，故本证多与肝胆及胁肋部疾患有关。其主要病理为肝疏泄调达失常，而致肝气郁结，胁肋疼痛，久则气滞血瘀；或外感湿热，郁于少阳；亦有因肝阴不足，经脉失养而致胁痛者。

【针方组成】

支沟，丘墟透照海。

【针方临症】

肝气郁结：胁肋胀痛、走窜不定，疼痛每因情绪变动而增减。

瘀血停着：胁肋刺痛，痛处不移，入夜更甚。

湿热蕴结：胁肋灼痛如刺，多见于右侧。

肝阴不足：胁肋隐痛，绵绵不休。

【随证加减】

肝血郁结：加合谷、太冲。

瘀血停着：加膈俞、血海。

肝胆湿热：加阳陵泉、阴陵泉。

肝阴不足：加足三里、太溪。

【临床操作】

肝阴不足用补法，余用泻法。丘墟向照海方向深刺，以不穿透照海处皮肤而又感觉到针尖为度，采用先补后泻手法。手足穴位直刺 0.5 寸，腿部穴位直刺 1～1.5 寸，膈俞向椎体斜刺 0.5 寸。

【针方明理】

贺普仁先生认为少阳、厥阴二经分布于胁肋处，支沟为手少阳之合穴，是治胁痛之验穴，丘墟乃胆经之原穴，可疏调胆经经气，通达病所，肝胆互为表里，二穴合用有疏肝解郁，调气止痛之功。合谷、太冲善治肝气郁结所致的疼痛，膈俞系血会，和血海共用可理血活血，四穴合用可条达胁肋之郁结、疏通脉络之瘀阻，自可消痛止疼。胆经合穴阳陵泉和解少阳，阴陵泉清利湿热；足三里、太溪则扶正育阴，从本治之而止痛。

【按语】

胁痛从西医角度来看，指为肝脏、胆囊、胸膜和肺部、胸肌及肋间神经痛等疾病引起的两胸侧下部及季肋部疼痛。

十、定痫方

【病症：痫证】

痫证即癫痫，是一种发作性神志失常的疾病，可从先天胎气而得，孕妇突受惊恐，胎儿发育受挫；亦可因脾虚聚湿生痰，或情志刺激，肝郁不舒，以致肝脾肾等脏气失调，骤然阳升风动，痰气上涌，闭阻络窍而突然发病。

【针方组成】

大椎、腰奇。

【针方临症】

痫证间歇期和缓解期，醒后神清如常人。痫症日久，反复发作，抽搐强度减弱，精神萎靡，神疲乏力，腰膝酸软。

【随证加减】

头晕、头痛：加百会、太阳穴。

痉挛、抽搐：加后溪穴。

牙关禁闭：加颊车、地仓。

【临床操作】

以 4 寸毫针针刺入大椎穴皮下后，针尖向下将针卧倒向下沿皮刺入 3.5 寸深，再以 4 寸毫针刺入腰奇穴皮下后针尖向上将针卧倒沿皮向上刺入 3.5 寸深。留针 30 分钟。

【针法明理】

大椎是督脉穴，位于第 7 颈椎棘突下凹陷处。腰奇为经外奇穴，在后正中线、尾骨端上 2 寸处，在督脉循行路线上。二穴组合，位于脊骨一上一下，适用于痫证间歇期。

贺普仁先生认为这二穴治疗痫证是因二穴所在的督脉以及相关经络与脑部的密切联系。大椎是督脉与手足三阳经的交会穴。直接入于脑的经脉有足太阳膀胱经、督脉。《灵枢·经脉》曰："膀胱足太阳之脉……其直者，从巅入络脑，还出别下项。"《素问·骨空论》曰："督脉……上额，交巅上，入络脑。"《难经·二十八难》曰："督脉者，起于下极之俞，并于脊里，上至风府，入属于脑。"《灵枢·寒热病》曰："足太阳有通项入于脑者……入脑乃别阴跷、阳跷、阴阳相交，阳入阴出，阴阳交于目锐眦……"从目系等处入于脑者有：足阳明胃经，足太阳、足少阳、足阳明、手少阳经别等。如《灵枢·动输》曰："胃气上注于肺，其悍气冲头者，循咽，上走空窍，循眼系，入络脑。"《灵枢·寒热病》曰："有挟鼻明有挟鼻入于面者……属口对入，系目本。"《灵枢·经别》曰："足太阳之正……散之肾，循膂当心人散，直者从膂上出于项，复属于太阳……""足少阳之正……合于厥阴，别得属胆，散之肝，上贯心，以上挟咽，出颐颌中，散于面，系目系，合少阳于外眦也。""足阳明之正……属胃，散之脾，上通于心……还系目系，合于阳明也。""手少阳之正……别于巅。"

从经文中不难看出经脉与心脑的关系甚为密切，或正经或奇经，或经别或络别，与心脑构成致密的联系网络，提供了针灸治痫的理论基础。《素问·骨空论》曰："督脉之为病，脊强而厥"，分别位于脊柱首尾部的大椎、腰奇穴合用，具有醒脑熄风，开窍安神的作用。

【按语】

痫证发作时，突然昏倒，不省人事，四肢抽搐，牙关紧闭，双目上视，口吐涎沫，甚则二便失禁，醒后神清如常人。穴取百会、水沟、涌泉。

痫证在发作期和间歇期均应接受治疗。大发作而昏迷者，应采取抢救措施，防止意外。继发性痫证，应积极治疗原发病。

十一、安眠方

【病症：不寐】

不寐即失眠，可分三种：难于入睡，或易于惊醒，睡眠时间短于正常，或睡眠不深。中医认为人体的精神活动主要归属于心，如《灵枢·邪客》云："心者，五脏六腑之大主也，精神之所舍也。"失眠主要是心的病变，但由于心在生理上、经络上与其他脏器有密切联系，故其他脏器的变化也可导致心的功能异常，引起不寐。本病临床上应首分虚实，虚证多属于阴血不足，重在心脾肝肾；实证多因肝郁化火，食滞痰浊。

【针方组成】

百会、神门、三阴交。

【针方临症】

心血亏虚：不易入寐，虽寐易醒，多梦健忘，伴肢倦乏力，面白少华，心悸头晕。

阴虚火旺：心烦不寐，或少寐即醒，心悸不安，伴头晕耳鸣，腰酸梦遗。

肝阳扰动：失眠，性情急躁易怒，伴头晕胁痛，目赤口苦，便秘溲赤。

胃腑失和：睡眠不实，胸膈满闷，脘腹胀满，伴恶食嗳气，头晕呕吐。

心胆气虚：失眠多梦，易惊醒，胆却心悸，伴善惊易恐，气短倦怠。

【随证加减】

心血亏虚：加心俞、脾俞。

阴虚火旺：加心俞、肾俞、大陵、太溪。

肝阳扰动：加肝俞、行间。

胃腑失和：加足三里、内关。

心胆气虚：加心俞、阳陵泉。

【临床操作】

肝阳扰动型用泻法，心血亏虚型用补法，其他类型用平补平泻手法。百会向后沿皮刺 0.5 ～ 0.8 寸，神门直刺 0.3 ～ 0.5 寸，三阴交直刺 1 ～ 1.5 寸。背俞穴向内斜刺 0.5 ～ 0.8 寸，足部穴位直刺 0.5 寸，内关直刺 0.5 寸，大陵直刺 0.3 ～ 0.5 寸。

【针方明理】

贺普仁先生认为不寐之病位在心，故取心经原穴神门，不寐又与肝脾肾有密切关系，故取足三阴经交会穴三阴交，再配以百会镇静安神，可达宁心安神的作用。取心俞、脾俞以补益心脾；心俞、肾俞交通心神，大陵、太溪分别为心包经、肾经原穴；肝俞、行间疏肝泻火；内关、足三里消食化痰安中；心俞可补益心气，取胆之合穴阳陵泉，配五行属土，可补胆气。诸穴配合应用，可脏腑调和，心神得养，睡眠得安。

【按语】

患者应避免精神过度紧张，保持劳逸适度，坚持锻炼身体，以利于提高睡眠质量。西医认为失眠主要原因是精神过度紧张和兴奋，也可由于疼痛、环境不安或服用兴奋性饮料或药物等引起。在防治上，去除失眠原因最为重要。

十二、面瘫方

【病症：面瘫】

临床上以周围性面瘫较为常见，可发生于任何年龄，多数患者为 20 ～ 40 岁，男性略多。本病多由于脉络空虚，风寒之邪乘虚侵入阳明、少阳之脉，以致经气阻滞，经筋失养，肌肉纵缓不收而发病。

【针方组成】

合谷、足三里、阳白、太阳、下关、颧髎、颊车透地仓、翳风。

【针方临症】

起病突然，每在睡眠醒来时发现发病，患侧眼睑闭合不全，流泪，口角下垂，流涎，不能作皱眉、闭眼、鼓腮、示齿和吹哨等动作。部分患者有耳根后疼痛，或头痛的症状。

【随证加减】

鼻唇沟变浅：加迎香。

人中沟歪：加人中。

颏唇沟外：加承浆。

闭眼困难：加鱼腰、丝竹空。

内热较重者，穴位放血。

发病 10 天后用透穴：丝竹空透攒竹，阳白透鱼腰，太阳透颧髎，内地仓透颊车。久病者或风寒重较重者，火针点刺面部腧穴。

【临床操作】

酌情补虚泻实，一般多采用先补后泻手法。面部穴位均沿皮刺，合谷直刺 0.5 寸，足三里直刺 1～1.5 寸，留针 30 分钟。发病早期进针宜浅，久病可用 2～3 寸毫针作透穴治疗，里热重者，每次选 2～3 个穴位用三棱针点刺放血 3～5 滴；久病者可选用细火针点刺 3～5 个穴位，不留针。

【针方明理】

贺普仁先生在临床上灵活运用三通法治疗面瘫皆取佳效。面瘫病在阳明、少阳，故取合谷、足三里和风池以疏风清热，疏导经络，通调气血。面部穴位可驱散风邪，疏通局部经气。采用透穴法、温通法、强通法均为加强经气的通调作用，适用于久病重症。

【按语】

本病年龄小者则疗效较好，恢复快；年龄大、病程长者则疗效差、疗程长。

十三、胸痹方

【病症：胸膺疼痛、心悸】

胸膺疼痛轻者仅感胸闷如塞，重者胸痛如绞。胸属上焦内藏心肺，痹者闭也，是指气血痹阻而言，故胸痹主要是因胸阳不振，情志所伤，痰阻胸阳而致胸阳痹阻，气滞血瘀，不通则痛。

【针方组成】

膻中、内关、郄门。

【针方临症】

气滞血瘀：胸部刺痛、固定不移，伴有心悸不宁。

胸阳不振：胸痛彻背，感寒痛甚，伴有胸闷气短、心悸。重则喘息不得平卧，面色苍白，自汗肢冷。

痰阻胸阳：胸中闷痛，有窒息感，痛彻胸背，伴有气短喘促，咳嗽吐痰沫，不得卧。

【随证加减】

气滞血瘀：加然谷放血。

胸阳不振：灸膻中、关元。

痰阻胸阳：中脘、丰隆。

【临床操作】

以泻法为主。膻中平刺 0.5 寸，用 4 寸毫针沿皮刺从内关透向郄门，使针感向上传导。中脘直刺 1.5～2 寸，丰隆直刺 1～1.5 寸，三棱针点刺然谷放血。

【针方明理】

贺普仁先生认为膻中为八会穴之气会，又为心包募穴，可调畅气机，气行则心脉可通；内关为心包经络穴，别走少阳之经，且与阴维相会，阴维为病苦心痛；郄门为手厥阴心包经之郄穴，郄穴善治急性病痛，诸穴合用可宽胸理气止痛。灸膻中、关元，温阳散寒；中脘、丰隆长于祛痰化浊；然谷为肾经荥穴，心与肾为同名经，然谷放血可祛胸中瘀血，心脉通畅而痛可止。

【按语】

针刺治疗胸痹效果可靠，针刺内关穴可使心肌缺血性心电图得到明显的改善，对于急重患者，应采取综合治疗措施。

十四、消渴方

【病症：消渴】

消渴病是以口渴引饮、多食消瘦、小便频数而量多为主症的疾病。本病多由热盛化燥，肺胃津伤，或肾虚精亏所致。其主要病机为燥热偏盛，阴津亏耗，两者互为因果，燥热越盛则阴愈虚，阴愈虚则燥热越盛。病变的部位主要在于肺、胃、肾。

【针方组成】

太渊、三阴交、然谷、胰俞。

【针方临症】

上消：烦渴多引，伴口干舌燥，尿频量多。

中消：多食易饥，伴形体消瘦，大便秘结。

下消：小便频数量多，伴口干舌燥，腰膝酸软。

【随证加减】

上消：加鱼际、廉泉。

中消：加脾俞、胃俞、内庭。

下消：加太溪、照海、肾俞。

【针方明理】

贺普仁先生认为上消因肺热津伤引起，故选手太阴经原穴太渊以清热生津、养阴益肺，胰俞为治疗消渴病的有效奇穴，三阴交健脾益肾以布津液，然谷为足少阴肾经之荥穴，泻之可清热益阴固肾，诸穴合用，滋阴清热，调理三焦以治消渴。鱼际穴善于生津利咽，廉泉穴临近舌下，刺激之可以促进舌下腺分泌，生津润燥，二穴相配治疗上消；中消是脾胃受损，故用脾胃的背俞穴，配内庭以清胃热；太溪为足少阴肾经之原穴，照海亦为足少阴肾经穴，与阴跷相通，二穴相配，善于滋肾清热，合肾俞治疗下消。

【按语】

消渴病患者正气虚弱，极易并发感染，针刺时应严格消毒，避免感染慎重应用火针。

十五、颞痛方（偏头痛）

【病症：偏头痛】

《金匮要略》云："偏头痛者，由风邪收于阳经（少阳经），其气偏虚也，邪气凑于一边，痛连额角，久而不已，故谓之偏头痛。" 偏头痛特指头痛发生在一侧或双侧者，它是临床极为常见的症状之一。引起偏头痛的原因很多，但归纳起来亦不外乎外感与内伤两大类。多因邪客少阳，肝气郁结、痰浊上逆、血瘀阻络引起。

【针方组成】

丝竹空透率谷、合谷、列缺、足临泣。

【针方临症】

突然偏头痛，一侧或双侧，或交替一侧，呈跳痛或胀痛，疼痛剧烈，伴有恶心、呕吐、口干、口苦等。

肝气郁结型：偏头痛，或痛在眉棱骨处，头痛每随情志的变动而增减，多伴情志抑郁、易怒、胸闷善太息、胸胁胀痛；苔薄黄、脉弦。

痰浊上逆型：偏头痛，胸脘满闷，泛吐痰涎、体重身倦；苔白腻，脉弦滑。

血瘀阻络型：偏头痛，痛处固定，局部刺痛，经久不愈、伴有面色黧黑、唇紫；舌紫或有瘀点、脉弦涩。

【随证加减】

邪客少阳：加风池。

肝气郁结型：加太冲。

痰浊上逆型：加中脘。

血瘀阻络型：阿是穴点刺出血。

【临床操作】

选 2.5 寸毫针针丝竹空向率谷方向沿皮透刺，以不穿透皮肤，率谷有针感为度。列缺向上斜刺 0.2 寸，合谷直刺 0.3 寸，足临泣直刺 0.5 寸。太冲直刺 0.3 寸，中脘直刺 1.5 寸，痛点即为阿是穴，可用三棱针点刺 1 ～ 2 处出血数滴。痛剧者，每日治疗 1 次。病缓者，隔日 1 次，每次留针 30 分钟。

【针方明理】

贺普仁先生认为偏头痛多为少阳头痛，因足少阳经之症。足少阳胆经"起于目锐眦，上抵头角，下耳后……"，手少阳三焦经"……上项系耳后，直上出耳上角……"，少阳为气机之枢，司开阖。故气机失于枢转则易生少阳经络之症，临床易出现偏头痛。因此偏头痛多与少阳、厥阴气机不调有关。但也应注意临床上有部分辨经为少阳、太阳合经病变，亦有部分为少阳、阳明合经病变，其病性亦有不同，可伴有内脏气血阴阳不同而形成虚实各症。

在治疗上，贺普仁先生提出用丝竹空透率谷穴，其来源于针灸歌赋《玉龙歌》所载"偏正头风痛难医，丝竹金针亦可施，沿皮向后透率谷，一针两穴世间稀"。丝竹空位于眉的外端，手少阳三焦经、足少阳胆经两经脉气相交接处，由于其位置所在，故治疗重于偏头部位和眼目病变。率谷为胆经穴，其经行于头之偏侧。故二穴合用，一针两穴，直接疏通手足少阳经气，对偏头痛往往能起到立竿见影的效果。

列缺在《马丹阳天星十二穴歌》提及"列缺腕侧上，次指手交叉，善疗偏头患……"《四总穴歌》记载"头项寻列缺"列缺是手太阴肺经之络穴，联络大肠经气，合谷为大肠经原穴，手阳明大肠经筋散布于头面，上左额角，络于头部。同时合谷、列缺还具疏风解表功能，可疏散风寒、解表清热。足临泣为胆经穴，五输穴中输穴，配五行属木，内应于肝，善治因肝胆经失和引起的头痛眼目病症。本方既有远端手足取穴，又有近端头部取穴；既有缓解病症要穴，又有针对病因选穴；既有普通刺法，又有透穴针法，诸穴诸法，缺一不可。

【按语】

偏头痛占总人口 5% ～ 6%，典型偏头痛发作时有前驱症状如光幻视，继则开始搏动性偏头痛，常伴有呕吐，后期为肌肉收缩性头痛。本病多见于 20 岁青春期女性患者。一般认为偏头痛与遗传因素有密切联系，其病因可能与 5- 羟色胺代谢紊乱有关，或涉及自主神经系统及酶系统。

十六、面痛方

【病症：面痛】

面痛类似于西医的三叉神经痛，其病因亦分外因和内因。外因与外邪侵袭有关。头部为诸阳之会，足三阳经筋结合于面颊部，手三阳经筋结合于头角部。若卫气不固受风寒或风热侵袭，阻塞经络，血气痹阻，不通则痛；内因与情志失调、阴阳失衡密切相关。

【针方组成】

天枢，面部穴位火针。

【针方临症】

面颊抽掣疼痛，以面颊、上下颌部为多见。疼痛科由口舌运动或外来刺激引起，如吹风、洗脸、说话、进食等而诱发，疼痛剧烈，性质如刀割、电击或撕裂样，持续数秒至 1 ～ 2 分钟，来去突然。初起每次疼痛时间较短，间隔时间较长，久之发作次数频繁，持续时间长，疼痛程度加重，很少自愈。

【随证加减】

风寒侵袭：加风池、合谷。

风热侵淫：加内庭、二间。

【临床操作】

面部穴位如阳白、丝竹空、迎香、四白、下关、颊车、承浆等，用细火针选择 3 ～ 4 穴位点刺不留针，深度 1 ～ 2 分。余穴均以毫针泻法。风池向鼻尖方向斜刺 0.3 寸，合谷直刺 0.5 寸，二间直刺 0.3 寸，内庭直刺 0.5 寸，天枢直刺 1.5 ～ 2 寸，留针 30 分钟。

【针方明理】

贺普仁先生认为新病因感受外邪者，应以疏风为主；久病及络，因痰火瘀血所致，应以清热祛湿活血为主，疼痛既然是痹阻不通所致，治疗上即以通经活络为主。《医学新传》云"但通之之法，各有不同。调气和血，通也；上逆者使之下行，中结者使之旁达，方通也；虚者助之使通，寒者温之使通，无非通之之法。若必以下泄为通，则妄矣。"故通法体现在治疗上即用温通法和微通法。微通法选天枢，大肠经募穴，足阳明经穴，泻之可清泻阳明之热，通调阳明经气；风池、合谷祛风散寒解表；二间为手阳明经荥穴，其经属金，二间为其子穴，可泻其相表里的手太阴肺经之实，肺在上，主表，故二间有祛风清热之功，配合足阳明胃经荥穴内庭，共奏祛邪通络止痛的作用；温通法借其温热效应疏通局部气血，祛风散寒，也可借其通透之力以散热。故诸穴诸法合用，可取佳效。

【按语】

三叉神经痛是面痛的一种。中医古典文献中有类似的记载，如《内经》中提到颔痛、颊痛、目外眦痛、齿唇寒痛的记载。治疗上《素问·缪刺论》记载："缪传引上齿、齿唇寒痛……取足阳明。"

面痛属顽固难治之症，针灸尚属目前各种治疗方法中较有效的方法之一。对继发性面痛，应查明原因，如听神经瘤、鼻咽癌等压迫面部神经均可致面痛，要积极针对原发病治疗。

十七、眩晕方

【病症：眩晕】

眩晕以头晕目眩，视物运转为主要表现，可见于内耳性眩晕、颈椎病、椎 – 基底动脉供血不足、高血压、贫血等。常因郁怒伤肝，肝阳偏亢，风阳内动；或因嗜食甘肥，湿盛生痰，风阳、痰浊上扰清窍而眩晕；或因素体虚弱，思虑过度，心脾两虚，气血失荣；或肝肾之间暗耗，髓海空虚而发病。

【针方组成】

百会、足三里、三阴交。

【针方临症】

风阳上扰：眩晕耳鸣，头胀痛，易怒，失眠多梦，口苦，舌红苔黄，脉弦滑。

痰浊上蒙：头重如裹，视物旋转，胸闷作恶，呕吐痰涎，苔白腻，脉弦滑。

气血亏虚：头晕目眩，神倦乏力，心悸少寐，面色淡白，舌淡苔薄白，脉弱。

肝肾阴虚：眩晕久发不已，视力下降，少寐健忘，腰酸膝软，耳鸣，舌红苔薄，脉细。

【随证加减】

风阳上扰：阳陵泉、太冲。

痰浊上蒙：内关、丰隆。

气血两虚：气海。

肝肾阴虚：气海、太溪。

【临床操作】

前两型实证用泻法，后两型虚证用补法。百会平刺 0.5～0.8 寸，足三里直刺 1～1.5 寸，用重按轻提手法，三阴交和腿部穴位直刺 1～1.5 寸，气海直刺 1～2 寸，穴位在手或足直刺 0.5 寸。

【针方明理】

贺普仁先生认为对于眩晕应有特定的认识。在临床上既不能单独用脏腑气血理论去认识，也不能单纯地用经络腧穴理论去理解，而是要用完整的中医理论进行全面的认识。将脏腑理论、气血理论、经络腧穴理论整体的有机地联系起来，进行细致的辨病诊断和辨证论治，才能提高疗效。

针方中百会穴充养髓海，清利头目，是治眩晕常用穴位；足三里健脾理气，调理中焦，即可补气养血，又可祛痰化浊；三阴交为三阴经之会穴，联系肝经可平肝熄风，联系脾经可健脾化痰、补气养血，联系肾经可滋补肝肾，故三穴配合组成针方，体现了脏腑经络气血理论的综合运用，即治疗眩晕病症，又消除致病原因。

在手法上足三里强调用重按轻提法，针足三里用 1.5 寸毫针，得气后用重按轻提手法，连续操作 9 次，患者自觉有胀紧感，沿足阳明胃经上行，到腹部后自觉胃部发紧，继而从胸部到面部，最后到达头顶。继续施术，紧张感变成一股热流向上走行，自觉头面发热，面色红润，留针 30 分钟后，患者自觉舒适，头清神爽。

【按语】

眩晕一症，古代又称为头眩、眩冒、风眩等，既为中医病名，也是临床症状。既可单独存在，也可与他症共同出现。病因病机上有不同的见解，如诸风掉眩，皆属于肝；无痰不作眩；无虚不作眩等。

十八、醒神方

【病症：神闭症】

本方适用于中风神闭症，多因平素肝肾阴虚阳亢，加之忧思恼怒、饮酒饱食、房事劳倦或外邪侵袭等诱因，致使肝阳暴涨、阳化风动，因此而气血逆乱、蒙蔽清窍引发中风神闭。

【针方组成】

水沟、劳宫、十二井。

【针方临症】

中风不省人事，兼见牙关紧闭，口噤不开，两手握固，肢体强痉。

【随证加减】

如效果不显，加哑门、大敦。

【临床操作】

毫针向上斜刺 0.5 寸，捻转泻法；劳宫直刺 0.5 寸；三棱针点刺十二井穴。

【针方明理】

水沟为督脉穴，《难经·二十八难》曰"督脉者，起于下极之俞，并于脊里，上致风府，入于脑。"《难经·二十九难》提到："督之为病，脊强而厥。"《素问·骨空论》记载督脉："上额交巅上，入络于脑。"督脉并脊入脑与足厥阴经交汇于巅顶，脑为元神之府，取之可开窍醒神，劳宫为手厥阴心包经之荥穴，可清心泻热，开窍醒神；十二井穴位于手足之指趾末端，阴经井穴属木，阳经井穴属金，"病在脏者，取之井"（《灵枢》），"井主心下满"（《难经》），故井穴放血多用于治疗中风昏迷之闭症。诸穴合用结合放血方法，可收开窍醒神调治气血之功。

贺普仁先生认为在此方中水沟的针感尤为重要。在不断捻转运针的同时，其针感沿督脉走至鼻、脑、上颚、巅顶、鼻部发酸、发痒，如欲取嚏，脑部发胀、发懵或发凉；也有患者针刺后，上述针感急速出现后突然消失而神志很快清醒；少数患者，走至后项、胸椎或至腰椎。该穴针感最为灵敏，能表现出特别强的反应，适用于一切郁闭的阳实证。猝然昏仆，神志突变，如有抽鼻皱眉、哭啼、喷嚏，或用手欲擦鼻、拔针的动作，是即将苏醒的征兆，否则，则是病情重笃。

【按语】

《针灸大成》："中风不省人事，人中、中冲、合谷。问曰：此病如何而来？已上穴法，针之不效，奈何？答曰：针力不到，补泻不明，气血错乱，或去针速，故不效也。前穴未效，复刺后穴哑门、大敦。"

针刺本方的人中穴可急救苏醒，如无针刺之，可用爪甲切之。如葛洪在《肘后备急方》载有"救卒死方，令爪其病人人中取醒，救死尸厥方，爪刺人中良久。"

十九、消肿方

【病症：肿胀】

本方适用于石水。因下焦阳虚，不能司其开阖，聚水不化而致水肿。《症因脉治》卷三："肝肾虚肿之症，腹冷足冷，小水不利，或小腹肿，腰间痛，渐至肿及遍身，面色黑黄，此肝肾经真阳虚，即《内经》石水症也。"盖水之所制在脾，水之所主在肾。少阴属寒，一则不能化气行水，一则寒水反而侮脾，导致脾肾阳衰、寒水内停。

【针方组成】

肾俞、阴陵泉。

【针方临症】

面浮身肿，腰以下尤甚，按之凹陷不起，心悸气促，腰部冷痛酸重，尿量减少，大便溏薄，四肢沉重，畏寒神疲，面色灰滞或㿠白，舌质淡胖，苔白，脉沉细或沉迟。

【随证加减】

尿量减少加水分。

大便溏薄加天枢。

【临床操作】

毫针针刺肾俞穴，进针 1 ～ 1.5 寸，加灸盒，针加灸留针 30 分钟；阴陵泉直刺 1.5 寸用补法。

【针方明理】

石水，以脾肾阳虚为主，脾虚则不能制水，肾虚则水失所主，以致水湿蕴聚，泛滥横溢而成的脾肾阳虚型水肿，故欲利水当先温肾，治标当先治本。贺普仁先生认为肾俞是肾脏之气输注的部位，能主治肾之病症。肾藏真阴而寓元阳，为水火之脏。针肾俞加温通法之灸法以温肾助阳、化气行水。阴陵泉为脾之合穴，配五行属水，内应于肾，具有健脾益气、利湿消肿的作用。二穴合用，使人身阳照而气化，阴霾散则寒水自消。

【按语】

水肿患者出现尿闭、神昏、抽搐等危急症候者，需紧急抢救，不得延误。水肿治疗期间，应劳逸适度，低盐饮食。

石水的其他含义：

1. 单腹胀。《医门法律·胀病论》："凡有癥瘕积块痞块，即是胀病之根，日积月累，腹大如箕，腹大如瓮，是名单腹胀，不似水气散于皮肤面目四肢也。仲景所谓石水者，正指此也。"

2. 疝瘕类病证。《医门法律·水肿论》："石水，其脉自沉，外证腹满不喘""以其水积胞中，坚满如石，不上大腹，适在厥阴所部，即少腹疝瘕之类也。"

二十、解郁方

【病症：抑郁】

抑郁多因胸怀不畅，肝失条达，肝郁克脾，脾失健运，气血生化无源，心神失养，或由大惊卒恐所致。

【针方组成】

内关、神门、合谷、太冲。

【针方临症】

情绪低落，兴趣减低，悲观，思维迟缓，缺乏主动性，自责自罪，饮食、睡眠差，担心自己患有各种疾病，感到全身多处不适，严重者可出现自杀念头和行为。

【随证加减】

胸闷急躁者：加膻中。

虚烦不眠者：加大陵。

【临床操作】

内关平补平泻直刺 1 寸，神门直刺 0.5 寸，合谷、太冲直刺 0.5 寸。

【针方明理】

神门为心经之原穴，又是手少阴之脉所注为俞的俞土穴，心俞火，火生土，因而又为心经子穴。《灵枢·寿夭刚柔》篇中说："病在阴之阴者，刺阴之荥腧。"《素问·咳论》："治脏者，治其俞。"故神门可行气活血、宁心安神；内关为心包经络穴，心包居于胸中，护于心外，代心行事，心主神明，故可治疗因肝气郁结，心神失养的神志病。

在此方中，贺普仁先生选用了对穴合谷、太冲，合谷为手阳明大肠经俞穴、原穴。按阳明胃多气多血之经，五脏有疾取之十二原点的理论，本穴具有调和气血，通经活络，行气开窍，镇静安神之功；太冲为足厥阴肝经输穴、原穴，为多血少气之经，肝藏血主疏泄，本穴具有调和气血，通经活络，疏肝理气，平肝熄风之效。合谷主升，清轻升散；太冲主血，重浊下行。二穴相合，一气一血，一升一降，一阴一阳，相互制约，相互为用，行气活血，调整全身。

本方四穴合用，共起到疏肝解郁，行气活血，宁心安神的作用。

【按语】

一些心理暗示的方法也有助于抑郁症的治疗：① 及时肯定自己。每天晚上睡觉以前，要充分肯定自己即将过去的一天的成绩和进步，不讲消积的东西。能写日记最好，把好的体验、进步、成绩记到日记上，天天都这样写日记，觉得生活会越来越有意思。②不向亲友谈消极的事情，亲友也不听患者的消极的言谈。 这并不是不同情患者，主要是亲友听患者谈消极的事情，会强化他们这种习惯，不利于积极情绪的培养。③定计划留有余地。每天晚上睡觉以前，考虑明天干什么。计划不能定太高，也不要太低，留有充分的余地。这样每天都可以顺利完成计划。就像人们通常所说的"跳一跳就可以摘下果实来"。④坚持正常活动。有的患者本来可以正常上班、可以正常做家务，却不去上班，甚至连家务都不做。这是很有害的，越这样越感到自己没用。实际上患者有能力完成工作任务，有能力搞好家务，如果能把该做的坚持做，自己的情绪就不会日益低落。

二十一、摇头方

【病症：颤证－摇头风】

本病多由年老体衰，或先天禀赋不足，加之七情不遂，饮食不节，房劳过度，致肝、脾、肾三脏功能受损，气血乏源，髓海空虚，筋脉失司所致。病位在脑髓、筋脉，病理性质当属本虚标实，本于肝肾、气血亏虚，标属风（内风）、火（肝火）、痰（湿痰、热痰）为患。临床多见虚实夹杂之证。

【针方组成】

长强。

【针方临症】

1. 风痰阻络、气血不通：素体肝肾阴虚，郁怒伤肝，肝风内动，风痰瘀血阻滞经络，气血不通，筋脉失养，头部动摇，肢体拘急僵硬，颤摇不已；风痰瘀血阻滞脑络，则见头晕、视物模糊之证。

2. 气血亏虚，筋脉失荣：饮食不节，内伤脾胃，或肝郁脾虚，气血生化乏源；或房劳、思虑过度，精血亏耗，筋脉失养，则肢体颤抖、倦怠、乏力，头晕眼花。正如《医宗己任编·颤证》所云："大抵气血俱虚，不能荣养筋骨，故为之振摇"。

3. 肾精亏耗，髓海不足：年老体衰，或先天禀赋不足或房事不节，肝肾之精血亏耗，髓海空虚，神明失养，筋脉失约则肢体麻木、拘挛，甚则颤抖不已，久则痴呆健忘。

【临床操作】

患者跪式于床，臀部向上，医者用4寸毫针，沿尾骨后缘向上刺入3～4寸，行补法，留针15～20分钟。

【针方明理】

《素问·至真要大论》谓："诸风掉眩，皆属于肝"，说明本病与肝风关系尤为密切。从临床来看，内风（肝风）为患常常贯穿本病之始终。导致"内风"之病机各异，如肝肾阴虚，水不涵木；气血亏损，血虚生风；肝火内盛，阳化风动；痰热动风等。

贺普仁先生常选用长强穴治疗摇头风。长强为督脉所起之源，督脉上至风府，入脑上巅，长强又为督脉与足少阳胆经、足少阴肾经之交会穴，肝胆相表里，肝肾同源，故本方取长强一穴可起到益阴养血，平肝熄风，补虚泻实的作用。

【按语】

颤证多属虚实夹杂，本虚则以气血亏虚与肝肾阴虚最为常见。气血亏虚者，有气虚导致血虚，或阴血暗耗，气失所附，气血同病；肝肾阴虚者多由年老体衰，房劳过度，或先天禀赋不足所致。如先天禀赋不足，年轻时发病，其症状较重，预后较差。本证病久则肝、脾、肾三脏亏损、正虚与邪实并见，此时病势转重，缠绵难愈，且易变生他证。因此，本病以预防为主，并积极防止中毒、中风、颅脑外伤等的发生，对颤证防治有重要意义。

本病相当于现代医学某些锥体外系疾病所致不随意运动，如震颤麻痹、舞蹈病等，凡出现以头部抖动为主要特征的病证，均可按本病论治。

二十二、痿证方

【病症：痿证】

痿证是指肢体筋脉弛缓，软弱无力，日久因不能随意运动而致肌肉萎缩的一种病症。多见于周围神经病变、脊髓病变、肌萎缩侧束硬化、周期性麻痹等。

常见病因病机为：①肺热熏灼。感受温热毒邪，肺受热灼，津液耗伤，筋脉失养，导致手足痿弱不用而成痿证；②肝肾亏虚。久病体虚、房劳过度，肝血肾精亏损，筋脉失养；③湿热侵淫。感受湿热，郁久化热，或过食肥甘，湿热内蕴积热，进而侵淫筋脉，筋脉肌肉弛纵不收，因而成痿。

【针方组成】

中脘、气海、天枢、火针足阳明经点刺。

【针方临症】

肺热熏灼：肢体痿软不用，发热，咳嗽，心烦口渴，小便短赤，舌红苔黄，脉滑数或细数。

肝肾阴虚：下肢痿软不用，腰肌酸软，遗精早泄，头晕目眩，舌红少苔，脉细弱，病势逐渐加重。此型多见于痿证后期。

湿热侵淫：两足痿软或微肿，扪之微热，胸脘痞闷，头身困倦，小便赤，舌苔黄腻脉濡数。

【随证加减】

肺热熏灼：加肺俞、尺泽。

肝肾阴虚：加肝俞、肾俞、三阴交。

湿热侵淫：加阴陵泉。

【临床操作】

新病宜浅刺，久病宜深刺，新病毫针刺，久病加火针。中脘补法直针 1.5 寸，天枢针 1.5～2 寸，气海补法针 1.5～2 寸，选患病肢体足阳明经 3～5 穴用火针点刺，不留针。

【针方明理】

《素问·痿论》记载："治痿独取阳明"，后世治疗痿证多遵循此原则。因阳明经多气多血，主润宗筋，故取阳明为主。中脘为胃之募穴，腑之会穴，位于上腹部正中，故首选调理脾胃，可健脾和胃，行气血以通达四肢，化痰湿以通利筋脉；天枢为大肠募穴，穴当脐旁为上下腹之分界，是调整上下腹部气机的枢纽，是水谷精微消化吸收出入之门户；气海为生气之海，有补肾理气壮阳强身，疏理下焦气机之功能。诸穴合用，从后天脾胃入手，健运气血生化之源，调理全身气机。

在痿证针方中，贺普仁先生特别提出火针的应用结合取足阳明经穴。火针的温阳化气，温通经脉，促进气血运行融合足阳明经的多气多血的特性，加上尺泽、肺俞滋阴清肺，阴陵泉清热祛湿，肝俞、肾俞、三阴交滋补肝肾，针法经穴有机结合组成痿证方，具有养肺生津，健脾化湿，补益肝肾的功能。

【按语】

有关痿证的记载，首见于《素问·痿证篇》论述了痿证的病因。病机症候分类及提出"治痿独取阳明"的重要治则。后世医家在临床实践中不断阐发痿证的病因病机，如巢元方从外感内伤两方面分析病因，叶天士在《临症指南医案》中明确提出本病为"肝肾肺胃四经之病"。众医家提出滋阴清火、清肺润燥、补胃益脾、润补肝肾之法，使治疗痿证的辨证施治的内容日臻丰富完备，并有效地指导临床实践。

针灸治疗痿证尤对早期患者效果较好，对于晚期已经出现肌肉萎缩的患者，则见效较慢，需坚持治疗，以火针毫针并用为佳。

二十三、虚劳方

【病症：虚劳病症】

虚劳病症多因邪气久留，大病之后，饮食失度，情志不遂，房劳过度，妇女产后及大汗、大吐、大下后，失血过多等，皆可导致气血虚损，日久致阴精大亏和脏腑虚损。

【针方组成】

关元、中脘、足三里、膏肓。

【针方临症】

骨蒸潮热，咳嗽痰喘，五心烦热，四肢困倦，纳呆健忘，头晕神疲。

汗出羸弱等。

【随证加减】

自汗，加百劳；纳呆较重，加太白。

【临床操作】

关元直刺1.5寸，加灸盒灸30分钟；中脘直刺1寸用补法，足三里直刺1.5寸用补法，膏肓向内斜刺0.5寸。

【针方明理】

年老体虚，劳作太过，久病、大病失于调养等，都可造成人体阴精元气虚损；由于阴虚的热，"火与元气不两立，一胜则一负"（《脾胃论》），故导致虚热的发生。因此治之大法当以大补元气、填补阴精为主，以求治病之本。贺普仁先生拟此方中之关元穴加灸，可大补元气、填补阴精，为治疗诸虚劳损之要穴。贺普仁先生亦非常赞同李东垣的观点，李东垣提出真气者，元气也，非胃气不能滋之，故取足阳明胃经之合穴足三里，胃之募穴中脘，以补后天而滋先天，使元气生化有源；膏肓退虚热，《针灸甲乙经》云："膏肓俞无不治，主羸瘦虚损，梦中失精，上气咳逆，狂惑忘误。"故诸穴合用，先天后天兼顾，补气退热兼施，以达最佳疗效。

【按语】

《扁鹊心书》："虚劳、灸关元，累积至五百壮。"

《脾胃论》："若饮食失节，寒温不适，则脾胃乃伤，喜怒忧恐，损耗元气。既脾胃气衰，元气不足而心火独盛。心火者，阴火也，起于下焦，其系系于心，心不主令，相火代之；相火，下焦包络之火，元气之赋也。火与元气不两立，一胜则一负。脾胃气虚，则下流于肾，阴火得以乘其土位。""真气又名元气，乃先身生之精气也，非胃气不能滋之。"

二十四、麻木方

【病症·麻木】

麻木是指肌肤知觉消失的症状，若见于四肢者，称为四肢麻木。本病多因腠理疏松，风寒外袭，经脉失荣，气血不和，风寒入络导致；或诸多因素致气血双亏，脉络空虚，四肢无所秉，遂可导致；或因情志失调，气机不利或外伤及病久入络，气血瘀滞，填塞经络，营阴失养，卫气失温故见四肢麻木。

【针方组成】

血海、足三里针刺指尖放血。

【针方临症】

风寒入络：四肢麻木伴有疼痛，遇天阴寒冷加重；兼有恶风寒，手足发凉，腰膝酸沉；舌质淡暗，苔白润，脉浮或眩。

气血失荣：四肢麻木，抬举无力，面色萎黄无华；伴有气短心慌，头晕失眠，健忘等；舌质淡红，苔薄白，脉细弱。

气滞血瘀：四肢麻木伴有郁胀疼痛，按之则舒，面色晦暗，口唇发紫，舌质可见紫色瘀斑，舌苔薄，脉涩。

【随证加减】

风寒入络：加局部火针。

气血失荣：加梅花针叩打患处。

气滞血瘀：加局部三棱针刺络放血。

【临床操作】

血海毫针直刺，进针2寸；足三里毫针直刺，进针1.5寸；三棱针点刺指趾尖，挤出血若干滴；或用中粗火针散在地点刺麻木区，不留针；或梅花针叩打麻木区15分钟，以皮肤潮红为度；或三棱针点刺麻木区2～3处，刺络放血拔罐，留罐15分钟，一周2～3次。

【针方明理】

麻木病症的病机主要由气虚和气滞，气虚则不能帅血达于肢端，则出现麻木；气血瘀滞堵塞经络，营阴失养，卫气失温故见四肢麻木，所以贺普仁先生认为治疗麻木必首先通调气血，气血畅行则风寒消散，调补气血以疗养气血失荣，活血化瘀治疗气滞血瘀。因此，穴位上取血海、足三里，针法上用三通法。

血海是足太阴脾经穴具有调血气，理血室，使血气归流，导血归海的功效，脾主统血，脾能益气，血液在脉管中的正常运行，有赖于脾气的统摄，故有"气为血帅，气行则血行"之说；足三里主消化水谷，化精微为气血，具有通经络，和气血的功效。二穴合用，虽然补虚泻实，但重要的是要结合运用三通法，尤其是强通法，含梅花针和三棱针的临床应用，是以血行气通的理论为指导，通过放血以鼓动气机使血液达于肢端，所以治疗四肢麻木，特别是单纯性麻木效果较好。

【按语】

麻木在《内经》及《金贵要略》中称"不仁"，隶属于痹、中风等病范畴。《诸病源候论》言不仁之状为："其状搔之皮肤，如隔衣是也。"《素问·病机气宜保命集》始有麻木症名。朱丹溪云："曰麻曰木，以不仁中而分为二也。"

临床四肢俱见麻木者不多，而以双上肢或双下肢或单侧肢体麻木者多见。临证要分清虚实之证，虚证麻木患肢软弱无力，实证麻木患肢疼痛郁胀，这是两者的主要区别。

麻木一症，历代医家把它列为中风先兆之一。张三锡说："中年人但觉大拇指时作麻木，或不仁；或手足少力，或肌肉微掣，三年内必有中风暴病"。王清任在《医林改错》中记载的中风先兆症状，亦有肢体麻木。因此积极治疗四肢麻木，对预防中风有着十分重要的意义。

第二节　针方明理　外科病证

一、瘿气方

【病症：瘿气】

瘿气相当于西医的甲状腺肿、甲状腺功能亢进。瘿气形成的病机系由气、痰、瘀三者互凝于颈部而成，多因情志不遂，气结不化，津液凝聚为痰，气滞日久则血瘀；或外感山岚、沙水病气，气血郁滞，经络阻塞，痰浊凝聚而成本病。

【针方组成】

阿是穴、照海、神门、内关、三阴交。

【针方临症】

前颈部呈轻度或中度弥漫性、对称性肿大，少数可见单叶或结节性肿大，局部可触及震颤和听到杂音，情绪易激动，失眠，心悸，心动过速，性情急躁，怕热、多汗，食欲亢进，形体消瘦，月经过多等。舌红苔薄，脉弦。

【随证加减】

多汗者，加阴郄、复溜；性情急躁者，加太冲。

【临床操作】

取甲状腺局部阿是穴左右各刺三针，各达肿物中部，行捻转泻法，不留针。神门、照海直刺 0.3 ～ 0.5 寸；三阴交直刺 1 ～ 1.5 寸；内关直刺 0.5 ～ 1 寸。

【针方明理】

贺普仁先生认为瘿气的发生发展常有病因病机转化的过程。发病多因情志久郁，脾失健运，痰气互结，流注颈部，日久则颈部肿大。肝郁化火，则心烦易怒，五心烦热，多汗；阳盛风动可见手指颤动；火盛阴伤，则见易饥多食，形体消瘦，潮热盗汗等症；气阴两虚则见气短乏力、心悸失眠等。

在本方中首选阿是穴，因其能疏通局部气血，直接刺激病灶，调整受病经络、器官，使其恢复阴阳气血之平衡。内关为心包经穴，心包经下膈络三焦，与阴维脉相通，具有宣通气机，健脾化痰之功效；照海与阴跷脉相通，阴跷脉向上沿胸里至颈部咽喉，足少阴肾经又络于心，故照海有滋肾养心、交通心肾。神门为心经原穴，配五行属土，手少阴之脉挟咽部，故神门具有养心神化痰浊清心窍之功；三阴交为肝脾肾三阴经交会之穴，具有活血祛瘀、滋阴降火、益气理气之功效，诸穴合用，共同起到理气化痰、补气益阴、消瘀散结的功能。

【按语】

针灸治疗瘿气效果较好。不少病例治疗 10 次后，不仅可缩小肿块，缓解临床常见的烦躁不安、心悸、手抖等症状，还可改善患者的基础代谢率，治疗瘿气时应注意：①如患者出现高热、恶心、呕吐、烦躁不安或谵妄甚至昏迷，为甲状腺危象，应及时抢救治疗；②本病的发生与发展，与患者的精神状态有重要关系，结合心理干预，对治疗效果有帮助；③注意适当的休息与合理营养。

二、提肛方

【病症：脱肛】

脱肛是指直肠和直肠黏膜脱出于肛门外的一种疾病，多发于小儿、老人和久病体虚之人。本病多由久泻久痢，大病后体力亏损等因素，致元气亏虚，中气下陷，收摄无力而引起。

【针方组成】

百会、长强（火针）。

【针方临症】

患者发病缓慢，始则仅在大便时感觉肛门胀坠，有物脱出，便后能自行回纳。延久失治，稍有劳累即发，脱垂后收摄无力，须以手助其回纳。舌淡苔白，脉细弱。

【随证加减】

久泻久痢所致者，加灸百会；妇女生育过多者，加灸气海。

【临床操作】

百会毫针平刺 0.5 ～ 0.8 寸。患者屈膝翘臀位，针尖方向于骶骨平行，火针点刺长强，进针深度 0.2 ～ 0.3 寸不留针。

【针方明理】

本方亦是贺普仁先生临床特色方之一，强调的是针法上毫针与火针并用，取穴上采取"一上一下、一远一近"的方式互相配合。近取长强，穴位于肛门处，为大肠之门户，火针点刺更加强其升阳功能；上取百会属督脉，督脉阳脉之海，穴居巅顶正中，为三阳五会之所，即为督脉、足太阳经、手足少阳、足厥阴经聚会于此，督脉起于胞中，经肛门部，贯脊上行；足太阳经络于肾，其经别入于肛门；足少阳经系于带脉；足厥阴经筋结于阴器；督脉总督诸阳经脉，带脉约束诸经，维系胞宫，经筋维持器官的正常运动，肾开窍于二阴。若肾气虚弱，下元不固，经筋弛缓，带脉失约，则会发生脱肛。根据经脉所通，主治所及之理及"病在下者，高取之"的治疗原则，故取百会治之。

【按语】

脱肛亦称直肠脱垂，西医认为主要是直肠黏膜下层组织和肛门括约肌松弛，或直肠的发育缺陷和支持组织松弛无力，加上用力大便等促使腹腔内压增高等诱因而致病。

直肠脱出而不能回纳者，必须及时处理，即将脱垂之黏膜推入肛门内，否则会引起感染、糜烂，甚至坏死。脱垂时宜平卧休息。平时要重视体育锻炼，排便时勿用力挣便。

三、痔疮方

【病症：痔疮】

凡有小肉突出者皆称之为痔。痔疮即肛门周围有赘肉突起的病症。本病多因久坐或负重远行；或饮食失调，嗜食辛辣；或胎产以致体质亏耗，中气下陷；或情志郁结，气机失宜，以及长期便秘者，均可导致肛门气血不畅，络脉瘀滞，蕴生湿热而成痔疮。

【针方组成】

承山，长强。

【针方临症】

肛门部有小肉突出称为痔核，生在肛门内的叫内痔。初期痔核较小，质软，色鲜红或青紫，仅在肛门检查时发现，主要症状为大便出血，血色鲜红，不与大便混合，无疼痛，为第 1 度；中期痔核增大，可随大便脱出肛门外，便后能自行复位，为第 2 度；后期除大便时，还可在咳嗽、站立用力时脱出，常不能自行复位，为第 3 度。生在肛门外的叫外痔，多呈紫褐色，小者如豆，大者如樱桃，常数枚丛生，质较坚硬，一般无疼痛。但若痔外静脉有血栓形成，也会发生疼痛和肿胀，若因感染引起痔核发炎，则肛门水肿疼痛，并流黄水而瘙痒。肛门内外皆有者称为混合痔，兼有内外痔的合并症状。

【随证加减】

内痔出血，加二白；肛门肿疼，加秩边；肛门热痛，加劳宫。

【临床操作】

毫针刺长强，沿尾骨前面刺入 0.8 ～ 1 寸，使针感达到肛门区，注意勿伤及直肠；承山直刺 1 ～ 2 寸，用泻法使针感循经向上走至膝腘部、股部，少数病例针感可到肛门部。

【针方明理】

贺普仁先生提出承山治疗痔疮是依据经别循行的理论。"足太阳之正五寸，别入于腘中，其一道下尻，别入于肛"（《灵枢·经别》）。故针泻承山可通络、散瘀、清热。长强是督脉的起始穴，与足少阴肾经交会，位于肛门部，有局部治疗作用，具有益气固脱，消散肛门瘀滞，约束肛门的作用，为主治肛门疾患的常用穴。二穴合用成方，具有调理气血、消瘀祛滞的功效。

【按语】

平时少食辛辣等刺激性食物，保持大便通畅，可减轻痔疮的发生。

四、胶瘤方

【病症：胶瘤】

胶瘤即西医称腱鞘囊肿，多发于关节和腱鞘附近的圆球状囊性肿物。胶瘤多因筋脉损伤，局部气血运行不畅，湿聚成痰而发。一般与外伤、机械性刺激及慢性劳损等有关。

【针方组成】

局部火针。

【针方临症】

腱鞘处圆形突起，表面光滑，边缘清楚，质软有波动感。囊液充满时较坚硬，有压痛。好发于腕背、足背、腘窝等处。

【随证加减】

如果胶瘤很大，或位于腘窝处，火针治疗后的第 2 天可用毫针围刺以巩固疗效防止复发。

【临床操作】

用粗火针，速刺法，点刺不留针，一般在囊肿的头、体、尾三处各点刺一针。从针孔挤出胶状黏液，然后用棉球或纱布压住患处 3 分钟。

【针方明理】

贺普仁先生提出火针疗法治疗胶瘤，因为火针可以穿透囊壁，使黏液流出，且不引起感染。因为火针具有温通的特性，胶瘤为湿聚成痰，火针令其经络通，气血行可攻散凝滞之痰湿，火针可以温阳化气，气机疏利，津液运行，化痰湿之邪。此法效果显著，少则治疗 1 次，多则 2～4 次即可治愈。

【按语】

火针点刺时，一定要穿破囊壁，应当尽量将肿物内之液体排出干净，有利于尽快恢复。治疗期间患者应减少病灶处关节运动，勿接触水以防局部感染。火针治疗此病，若治疗 4 次仍未愈，可改他法治疗。

五、利胆方

【病症：胆囊炎和胆石症】

二者关系密切，互为因果。胆囊结石可诱发胆囊炎，胆囊的炎症又是促进结石形成的原因之一。二者多同时存在，多发于青壮年，女性较多。二者属于胁痛、黄疸等病范围，常因情志不舒，饮食不节或外邪侵袭，湿热蕴结，虫积瘀阻，引起肝胆气郁，疏泄失常而成。

【针方组成】

阳陵泉，丘墟透照海。

【针方临症】

发病较急，有右上腹及右季肋部疼痛，并可向右肩胛放散。如有结石，可为阵发性绞痛。每由进食过量脂肪性食物而诱发；如胆囊胀大可为持续性胀痛；疼痛剧烈时，每致床上打滚，冷汗淋漓，常伴有恶心、呕吐、寒战、发热，或见皮肤及巩膜黄染，尿少色黄；舌质红、苔薄白或微黄。

【随证加减】

如发热则加曲池。

【临床操作】

毫针斜刺阳陵泉，施用捻转泻法；丘墟照海行透刺法，以 3 寸毫从丘墟刺入，沿踝骨缝隙间向照海推进，以透至照海皮下为度，一般进针深度为 2 寸，留针 30 分钟。

【针方明理】

贺普仁先生认为虽然胆囊炎和胆石症的中医临床辨证较多，如邪在少阳，见胁痛，往来寒热，胸胁苦满等；肝气郁结，见胁痛、痛无定处，善太息等；瘀血阻络，见胁痛，痛有定处，如夜则重等；肝胆湿热，见胁痛满胀，口苦心烦、胸闷纳呆等，但应抓住经络主体，认清疾病实质。就经络而言，胁肋为足少阳。足厥阴所过，以足少阳为主，足少阳循行络肝属胆、循胁里……循胸，过季肋……所以处方选足少阳胆经的合穴以及胆腑的下合穴阳陵泉，《灵枢·邪气脏腑病形》篇指出"合治内府"，说明合穴主要用于腑病的治疗；丘墟为胆经原穴，可疏利肝胆，在操作上采用一针两穴的透针针刺方法，达到少阳经气疏通以利转枢以及阴经血气充濡的效果，丘墟透照海为治疗胆腑胆经疾病的重要腧穴。本方具有通经活络、行气活血、解郁止痛的功能。

【按语】

西医认为急性胆囊炎的发病原因主要是由胆囊出口梗阻和细菌感染所致。引起感染的细菌可来自肠道，经胆管蔓延到胆囊，所以常伴发胆石症或弹道蛔虫症；细菌也可从血液或淋巴管中播散到胆囊而致病。胆石症的形成，一般认为多与胆囊感染、胆液滞留。胆固醇代谢失常和蛔虫碎片等形成胆石核心有关。

六、淋证方

【病症：淋证】

前人根据临床症候，将淋证分为气淋、石淋、血淋、膏淋、热淋等，合称为五淋。从西医角度来说，淋证包含急慢性泌尿系感染、结石、急慢性前列腺炎，以及乳糜尿等。淋证与癃闭不同，正如《医学心悟》说："淋则便频数而茎痛，癃闭则小便点滴而难通。"

病因为外感邪气，蕴湿化热，或多食肥甘酒热，致使湿热蕴结下焦；情志不遂，气郁化火；房事劳伤，脾肾两虚，下元不固，以上均可致膀胱气化失司而引起本病。

【针方组成】

关元、水道、中极、三阴交。

【针方临症】

小便频数，短涩淋漓，尿道刺痛胀痛，甚则小便胀满而点滴难出。尿中见血为血淋；小便混浊，色如米泔为膏淋；小便淋漓不已，赤涩不甚，遇劳即发为劳淋；小腹及茎中胀急刺痛，尿中有时夹有沙石者为石淋。

【随证加减】

尿道剧痛，加中封；血淋，加血海、膈俞；膏淋，加脾俞、肾俞、足三里；劳淋，加脾俞、肾俞、大赫、气冲；石淋，加中封、蠡沟、水泉。

【临床操作】

实证用泻法，虚证用补法。腹部及腿部穴位直刺 1.5 寸左右，其中气冲不超过 1 寸；中封直刺 0.8 寸；膈俞、脾俞斜刺 0.5～0.8 寸；肾俞直刺 1 寸；蠡沟向上刺 0.5～0.8 寸；水泉直刺 0.3～0.5 寸。选中封进行止痛治疗时用先补后泻的手法。

【针方明理】

本方选用强壮扶正穴关元，刺之助阳以加强膀胱气化之功；水道，顾名思义，可通利水道；中极为膀胱经之募穴，通调膀胱气机；三阴交健脾利湿，诸穴共奏清利下焦之效。肝经过阴器，抵小腹，如遇疼痛病症，贺普仁先生常取特效穴中封，先补后泻，不仅止痛效果好，还具有一定的排石作用。血海、膈俞清血分热以止血；脾俞、肾俞、足三里健脾益肾以固下元，分清泌浊以治膏淋。大赫为肾经穴位，可助肾之气化；气冲属足阳明胃经，可健脾胃促运化，二穴分别与冲脉相交，冲脉起于胞中，下处于会阴，故可疏通局部气血，与脾俞、肾俞共用可补益脾肾，以求治本，下焦固，气机调则劳淋无发；肝经络穴蠡沟别走少阳，与三焦相通，与中封配用可疏肝理气，通结止痛；水泉为肾经郄穴，肾主水，故水泉可通窍利水。故本方具有清热利湿，培补脾肾，条达气机，通利水道之功能。

【按语】

治疗期间要注意多饮水。高热持续不退时，可考虑综合治疗。女性患者应重视经期、产期及妊娠时生殖道卫生，婴儿应勤换尿布，以防泌尿道感染。

七、乳癖方

【病症：乳癖】

乳癖是指妇女乳房部常见的慢性肿块，多见于 30～40 岁的妇女。多因忧思恼怒，肝失调达，气机阻滞，肝壅克脾，痰浊内生，凝结于乳房而成肝气郁结型之乳癖；或因房事不节，多产堕胎，损伤肝肾，精血亏虚，冲任失调，经络失养，局部气血凝滞成核而发病。

【针方组成】

局部火针。

【针方临症】

患者乳房内有一个或数个大小不等的肿块，表面光滑，可以移动，一般不觉疼痛，少数病例亦有轻微胀痛，肿块与皮肤不相粘连，皮色不变，亦不发热，不溃破。本病包括肝郁气滞型、肝肾阳虚型两类。

肝郁气滞型：兼见情志郁闷不舒，心烦易怒，乳房胀痛，乳房肿块可随情志波动而增大，经前期症状加重，脉涩。

肝肾阴虚型：形体消瘦，虚烦不眠，头晕，月经周期紊乱，乳房内肿块隐痛或胀痛，舌质红，脉沉细数。该型多见于更年期妇女。

【随证加减】

肝气郁结：加合谷、太冲、足临泣。

肝肾阴虚：加照海。

【临床操作】

用中粗火针，烧红针体，散在地刺入肿块局部 3～5 针，速刺不留针。火针后用棉球按压 1 分钟，当天不能接触水。照海用补法，直刺 0.3～0.5 寸；合谷、太冲平补平泻，合谷直刺 0.5～1 寸，太冲直刺 0.5～0.8 寸；足临泣直刺 0.3～0.5 寸。

【针方明理】

贺普仁先生认为本病征象为乳房内肿块，火针散刺肿块，具有温热散结除滞之功，故刺之疗效显著。临床上，肝郁气滞型多见于发育期女性，此时女子情绪波动较大，易于激动。此证属实证，可取胆经输穴足临泣刺之，肝胆相表里，可调节肝经气机，消除瘀滞。合谷、太冲分别为手阳明经、足厥阴经之原穴，合用调气调血，疏肝解郁。足少阴肾经之照海穴，又为八脉交会穴之一，为阴跷脉所生，长于滋养肾阴以散结。火针与毫针相配，局部穴位与远端穴位组合共起到疏肝解郁，滋补肝肾，消坚散结的作用。

【按语】

本病相当于西医的乳腺小叶增生和慢性囊性增生，与雌激素分泌激增、内分泌失调有关。本病治疗期间应注意调理患者的月经，嘱其保持情绪舒畅。

八、阳痿方

【病症：阳痿】

阳痿是指阴茎不能勃起或举而不坚，以致影响正常性生活的一种病症。本病主要因少年之时，手淫过度，精气大上伤，或成年房劳过度，肾元亏损，命门火衰；或七情内伤，思虑劳神，损伤心脾。心伤则血虚，脾伤则生化乏源，以致气血亏损。阴部为宗筋之会，阳明为宗筋之长，气虚则宗筋无力，血虚则宗筋失养而弛缓而发病。

【针方组成】

环跳。

【针方临症】

命门火衰：阳痿，腰膝酸软，畏寒肢冷，面色㿠白，头晕目眩，精神不振，舌淡苔白，脉沉细。

气血亏虚：阳痿不举，神疲倦怠，四肢乏力，不思饮食，心悸失眠，舌淡苔白，脉细。

【随证加减】

命门火衰：加关元、大赫。

气血亏虚：加足三里、三阴交。

【临床操作】

针刺以补法为主。环跳以 4 寸毫针刺入 3.5 寸左右，使针感向小腹或阴茎部放射。关元针 1 ～ 1.5 寸加灸盒灸 20 分钟。大赫直刺 1 ～ 1.5 寸，足三里、三阴交直刺 1.5 寸。

【针方明理】

贺普仁先生认为本病的发生多与心脾肾三脏有关，尤以命门火衰者居多，其次是劳于心脾、气血不足者。临床上虚证居多，实证偏少，正如《景岳全书》说："凡男子阳痿不起，多有命门火衰……火衰者十居七八，而火盛者仅有三成。"但在治疗上并不能完全将虚实截然分开，这是针灸治疗的特点。无论发病原因如何，或虚或实，发病之病机总为气血淤滞于内，肾阳不足，宗筋不荣。因此，通调少阴、任脉等经脉则为常规大法。

环跳穴属足少阳胆经，足少阳经脉出气街，循毛际，横入髀厌中；足少阳经别，绕髀，入毛际，合于足厥阴；足厥阴经，环阴器；因环跳是两阳经即足少阳胆经和足太阳膀胱经交会穴，通过其相表里的足厥阴肝经和足少阴肾经的联系，所以本穴可治疗男子阳痿病症。关元为强壮要穴，大赫补益肾气，补法以使真元得充，恢复肾气作强功能。足三里、三阴交培补气血，中焦得健，下元可固而阳痿可治。

【按语】

西医认为本病可由多种原因引起，如性神经官能症、糖尿病性神经炎、抑郁性精神病、某些内分泌病变、某些脊髓病变等。临床多见于性神经官能症及动脉硬化症患者。

九、遗精方

【病症：遗精】

遗精有梦遗和滑精之分。凡有梦而遗精的名为梦遗；无梦而精自出的名为滑精。发病原因：思虑过度，心阴亏耗，心火独亢，不能下济肾水，阴虚火旺，扰动精室而梦遗；恣情纵欲，肾虚不藏而自遗，阴虚则虚火妄动干扰精室；阳虚则精关不固，封藏不密而发滑精；或因过食醇酒厚味，脾胃受损，运化无权，停湿蕴热，扰动精室而发遗精。

【针方组成】

环跳。

【针方临症】

梦遗：梦境纷纷，阳事易举，遗精频繁或兼早泄，头晕耳鸣，心烦少寐，腰酸溲黄，舌质偏红，脉细数。

滑精：无梦而遗，滑泄频频，或兼阳痿，面色㿠白，自汗气短，腰部酸冷，舌淡苔白，脉细。

【随证加减】

梦遗，加心俞、肾俞；滑精，加志室、太溪。

【临床操作】

针刺以补法为主，其中心俞用泻法。毫针刺入环跳穴 3.5 寸左右，使针感向小腹或阴茎部放射。心俞、志室斜刺 0.5～0.8 寸，肾俞直刺 1～1.5 寸，太溪直刺 0.5～1 寸。

【针方明理】

贺普仁先生常取环跳穴治疗遗精，具有振奋阳气、固摄精关之功。环跳穴属足少阳胆经，足少阳经脉出气街，循毛际，横入髀厌中；足少阳经别，绕髀，入毛际，合于足厥阴；足厥阴经，环阴器；因环跳是两阳经（足少阳胆经和足太阳膀胱经）交会穴，通过其相表里的足厥阴肝经和足少阴肾经的联系，所以本穴可治疗男子遗精病症。心为君火，肾为相火。心有所感则君火动于上，夜有所梦则相火应于下，遂致精室动摇，精液外泄。心俞以清心宁志，肾俞补肾固精，泻心俞，补肾俞，取其补北泻南交通心肾之义；志室益肾固精、太溪为肾经原穴，二穴可滋补肾中元阳元阴。诸穴成方，具有交通心肾，益肾固精之功。

【按语】

本病症可见于西医的神经官能症、前列腺炎以及某些慢性疾病。一般成年未婚男子，一星期左右遗精一次，属生理现象，不能作为病态。中年时如遗精次数过频，有时为腰脊髓刺激性损害的早期症状，应加考虑。遗精多属于功能性病症，因此在治疗期间应认真进行解释工作，消除患者顾虑，克服诱发遗精的因素，建立良好的生活习惯，坚持适当的体育锻炼，以利于提高疗效。

第三节　针方明理　骨科病证

一、颈痛方

【病症：颈椎病、落枕】

本方适用于颈部经络气血不畅，气血瘀滞而导致的疼痛。主要原因有两类：因年老体弱，气血渐衰，正气不足，腠理空虚，卫外不固，则外邪乘虚而入，稽留颈项，经络受阻，气血留住不畅而致疼痛；或因风寒侵袭，或睡眠姿势不当，阻滞经脉，局部气血失于调和，运行失利而致疼痛。

【针方组成】

颈肩阿是穴。

【针方临症】

颈椎病：自觉颈部不适，颈部、肩部肌肉酸痛或麻木，颈部有沉重压迫感，常伴有头痛、眩晕、耳鸣，严重时半身肢体麻木或行履不稳等症。

落枕：突然发病，多在早晨起床后，颈项部一侧肌肉紧张、强硬，头部转动不利，动则头痛加剧，尤以向患侧扭转疼痛更为明显，甚则牵引肩背部疼痛，头向患侧偏斜，呈强迫体位。

【随证加减】

外感风寒：加听宫、风池。

姿势不当：加绝骨、风池。

年老体弱：加太溪、绝骨。

寒盛或阳虚患者：火针治疗。

瘀血甚者、疼痛甚者，三棱针刺络拔罐治疗。

【临床操作】

以中粗火针，速刺法，点刺颈项、颈肩肌肉僵硬疼痛处，深度 2 ~ 3 分，局部不同位置点刺 3 ~ 6 针。或用三棱针点刺肩部阿是穴 2 ~ 3 穴，挤其出血 2 ~ 3 滴，加火罐于出血点上，留罐 15 分钟。听宫张口取穴，毫针进针 0.5 ~ 0.8 寸。绝骨进针 0.5 ~ 1 寸，可先补后泻。太溪用补法，进针 0.5 寸。

【针方明理】

贺普仁先生认为三通法的灵活综合应用是取最佳疗效的重要法宝。听宫为手太阳小肠经穴，又为手足少阳与手太阳经交会穴，太阳主开，凡外邪侵袭，经络阻滞均可先从太阳经治疗。风池为祛风特效穴，又是治疗颈椎病的局部要穴。绝骨为髓会，可强筋利骨，通调经络气血，远端取穴，疗效极佳。太溪为肾经原穴，可益肾壮骨。温通法之火针，可温通经络，祛寒通络，温阳止痛。强通法可活血化瘀而止痛。

【按语】

火针针刺颈部、肩部时，注意针刺深度，宜浅勿深。

二、肩痛方

【病症：漏肩风】

漏肩风又称五十肩，以单侧或双侧肩关节酸重疼痛、运动受限为主症。本病多因营卫虚弱，筋骨衰颓，复因局部感受风寒湿邪，或劳累闪挫，或习惯偏侧而卧，筋脉受到长期压迫，遂致气血阻滞而成肩痛。肩痛日久，由于局部气血运行不畅，蕴郁而生湿热，以致患处发生轻度肿胀，甚则关节僵直，肘臂不能举动。治宜疏风散寒祛湿，活血化瘀止痛。

【针方组成】

肩贞、肩髃、肩前、条口透承山、听宫。

【针方临症】

本病初起轻度肩痛，逐渐加重，夜间痛甚，进而肩部活动受限，以上臂外展、上举、内旋运动受限明显，重者不能系裤带、穿衣、摸背、梳头，影响日常生活。早期以疼痛为主，晚期多兼功能障碍，病情顽固。

风胜者：肩痛可牵涉项背手指。

寒胜者：肩痛较据，深按乃得，得热则舒。

湿胜者：肩痛固定不移，局部肿胀拒按。

【随证加减】

病程日久，加膏肓；风寒甚、痛剧者，加火针疗法；病久、瘀血阻滞、活动受限者，放血疗法。

【临床操作】

早期用泻法，晚期用补法。针患侧条口，进针 2 寸，以承山穴有胀感为度，边提插捻转，边嘱患者活动患肩，不留针。膏肓穴沿肩胛骨后缘下方，向肩部斜刺，深度不超过 1 寸。听宫张口取穴，进针 1 寸，留针 30 分钟。用中粗火针点刺肩部穴位和阿是穴，不留针。用三棱针点刺肩部穴位及周围有瘀血的小血管，出血后即拔罐，留罐 15 分钟，每周 2 ～ 3 次。

【针方明理】

贺普仁先生认为足阳明经多气多血，条口为足阳明胃经穴，深刺条口可鼓舞脾胃中焦之气，通达四肢，濡润关节，驱除外邪，疏通经络而止肩痛。膏肓可治诸虚百损，扶助正气，又可疏通局部气血，驱除外邪，有攻补兼施之效，对顽固型患者有较好的效果。听宫为手太阳小肠经穴，有祛风散寒、通经活络之功。肩局部火针点刺，借火针热力，鼓舞阳气，温煦肌肤，驱散寒邪，调和经脉而疼痛自止。肩部穴位刺络放血后起到活血化瘀，行血散风，促进经络气血运行的目的。

【按语】

三通法治疗漏肩风效果良好。轻型患者针治 1 次，症状即可减轻；重型患者治疗时间较长。本病应加强功能锻炼，介绍几种方法如下：

1. 患者背靠墙而立，曲肘 90 度握拳，拳心向上，上臂逐渐外展，尽可能使手接近或碰到墙壁。

2. 患者手指通过头后摸耳朵。

3. 面墙而立，用两手手指作爬墙运动，在每次爬行的最高点做记号，可以知道各次操练的成绩就能加强操练信心。

4. 患侧翻手从背后摸取对侧的肩胛骨。

5. 患侧肢体顺时针方向画圈数次，再作逆时针方向画圈。每次练操 5 ～ 10 分钟，每天练操 2 ～ 3 次。练操是有些疼痛，但必须坚持。

三、肘劳方

【病症：肘劳病症】

肘劳是以肘部疼痛、肘关节活动障碍为主症的疾病，属于中医学伤筋、痹症的范畴，类似于肘关节扭挫伤、肱骨内上髁炎、肱骨外上髁炎（网球肘）。本病多因劳累汗出、营卫不固、寒湿侵袭肘部经络，使气血阻滞不畅所致；长期从事旋前、伸腕等剧烈活动，使筋脉损伤、瘀血内停等均能导致肘部经气不通，不通则痛从而诱发本病。

【针方组成】

冲阳，局部火针。

【针方临症】

初起时偶感劳累后肘外侧疼痛。日久则加重，影响正常生活，不能做提水瓶、扭毛巾等简单动作，疼痛可向上臂和前臂放射。局部压痛明显。

【随证加减】

肘部痛甚，加天井；臂肘麻木不仁，加外关。

【临床操作】

本穴因近足动脉，故《针灸大成》将其列为禁针穴，《医宗金鉴》亦有出血不止则死的说法，因此，针刺本穴是宜避开动脉，针 0.5 寸；毫针泻法刺天井，进针 1 寸；毫针泻法刺外关，进针 1 寸。火针点刺肘部痛点 2 ～ 3 次，速刺不留针。

【针方明理】

冲阳为足阳明胃经原穴，阳明经多气多血，故具有健脾和胃，调理气血之功。贺普仁先生积多年临床经验认识到本穴的独特之处，是能够治疗肘劳病症，并且获得满意的疗效；天井为手少阳三焦经之合穴，能疏通手少阳三焦经经气，又能通调局部气血，治疗肘臂疼痛。麻木不仁等病症；外关为手少阳三焦经络穴，八脉交汇穴之一，通阳维脉，能通调手少阳、手厥阴经经气，治疗肘臂屈伸不利；尤其是与火针针刺局部阿是穴结合运用，更能加强针刺效应，既能通经散寒，又能疏通局部气血，起到治疗肘部疼痛的最佳效果。

【按语】

肘劳类似于肘关节扭挫伤、肱骨内上髁炎、肱骨外上髁炎（网球肘）。

肘关节扭挫伤：直接或间接地暴力作用于肘关节发生的软组织损伤，可引起关节滑膜、韧带等软组织的撕裂伤或扭挫伤，局部肿胀、充血，严重的可引起关节内损伤。表现肘关节疼痛、损伤部位压痛、肿胀和功能障碍。

肱骨内上髁炎：多见于运动员如羽毛球运动员和钳工等。凡在工作中屈腕、屈指、前臂内旋的工种或运动项目，持续的牵拉肱骨内上髁，久之形成慢性软组织损伤；或直接暴力使肘关节外翻，导致内侧副韧带牵拉肱骨内上髁而引起损伤，都容易产生肱骨内上髁炎。

肱骨外上髁炎又名网球肘，其与网球运动员前臂外旋状态下，伸腕、伸肘动作有关。因为伸腕肌、肱桡肌、外侧副韧带等长期反复高强度的牵拉外上髁及邻近组织，形成慢性刺激，导致无菌性炎症，累及韧带、肌腱、骨膜、神经、血管、滑囊等，产生广泛的炎症。

四、腰痛方

【病症：各种腰痛】

如因坐卧冷湿之地等因素致寒湿滞留经脉，气血运行受阻而致腰痛；或素体阳虚、久病体虚等因素伤及肾阳，使肾阳不足，腰部失煦而致腰痛；或外伤致经脉气血受阻，引起气滞血瘀，络脉不和而致腰痛。

【针方组成】

肾俞、命门、委中。

【针方临症】

寒湿腰痛：腰部冷痛，牵引腿足，转侧不利，阴雨发作加重，得温则痛减，舌苔白腻，脉沉。

肾虚腰痛：腰部隐隐作痛，疲软无力，反复发作，遇劳则甚。肾阳虚兼身倦腰冷，脉沉；肾阴虚兼虚烦溲黄，舌红，脉细数。

瘀滞腰痛：腰痛如刺，痛有定处而拒按，俯仰转侧不利，舌质暗紫或有瘀斑，脉弦涩。

【随证加减】

寒湿腰痛：肾俞、命门加火针点刺。

肾虚腰痛：肾俞、命门加灸盒灸法

瘀滞腰痛：腰部阿是穴刺络放血拔罐。

【临床操作】

肾俞毫针直刺 1 寸、命门毫针直刺 0.5 ～ 0.8 寸，针后用中粗火针点刺肾俞命门和阿是穴，或两穴加灸盒灸 20 分钟，或三棱针阿是穴刺络放血拔罐；委中直刺 1 ～ 1.5 寸。

【针方明理】

贺普仁先生认为腰痛可由风、寒、湿侵入经络，留注于腰；或外伤损伤腰脊，使之气滞、痰结、血瘀或内伤虚损，日久不愈，累及于腰，但"腰者肾之腑，转摇不能，肾将惫矣。"（《素问·脉要精微论》），所以贺普仁先生提出治腰先治肾的治疗原则，由命门、肾俞、委中三穴结合三通针法组成了适用于治疗各种病因引起的腰痛针方。

命门意指生命之门，为督脉腧穴，能通调督脉经气，总督一身之阳，其两旁为肾俞，而肾气又为一身之本，故名之。在《脉经》中称之为"此五脏六腑之本，十二经之根，呼吸之门，三焦之原，一名守邪之神也。"正如陈士铎在《石室秘录》中说："心得命门而神明有主，始可应物，肝得命门而谋虑，胆得命门而决断，胃得命门而能受纳，脾得命门而能转输，肺得命门而治节，大肠得命门而传导，小肠得命门而布化，肾得命门而作强，三焦得命门而能决渎，膀胱得命门而收藏，无不借命门之火以温养之。"从而看出命门的重要作用。肾俞为治腰痛的要穴之一，为足太阳膀胱经穴，膀胱经引于背腰部，下夹脊，抵腰中，足太阳膀胱与足少阴肾相表里，二穴位于腰部，又能通调局部经气，故此二穴可温补肾阳、通经散寒。委中是足太阳膀胱经之合穴，为四总穴之一，腰背委中求，故三穴结合三通法共奏温阳散寒祛湿，活血祛瘀止痛的功效。

【按语】

西医认为引起腰痛的疾患很多，如骨科疾患、妇科疾患、泌尿科疾患、循环系统疾患等都可以引起腰痛。引起腰痛最常见的骨科疾患是椎间盘脱出、椎管狭窄、腰肌劳损、髂腰肌综合征、增生性脊柱炎等。

五、腿痛方

【病症：坐骨神经痛病症】

本病是由于感受风寒湿邪，经络痹阻，气血运行不畅；或因跌仆闪挫，以致经络受损，气血阻滞不通而痛。

【针方组成】

伏兔。

【针方临症】

本病主要临床表现为放射性腰腿痛，疼痛常由一侧腰部、臀部向大腿后侧或外侧、腘窝、小腿外侧及足背外侧放散。疼痛性质多样，程度有轻有重，常因咳嗽、弯腰用力加重。晚期可有腿部肌肉轻度萎缩及感觉异常。

【随证加减】

小腿、足背外侧疼痛，加昆仑。

【临床操作】

治疗时患者的体位很重要，一定是屈膝跪取穴位，毫针直刺 2.5 寸，提插泻法，酸胀针感强烈，可放射至膝部，根据患者耐受情况，留针 15 ～ 20 分钟。

【针方明理】

跪取伏兔是贺普仁先生临床常用独穴方之一，特别是治疗坐骨神经疼病症，可获立竿见影之效。伏兔为足阳明经穴。足阳明经筋起于足部的次中和无名趾，结于足跗上面，斜向外侧上行，分布于外辅骨，上结于膝外侧，直上结于髀枢，上循肋胁连属于脊柱；其直行的循胫结于膝，分支络于外辅骨，合于足少阳；从膝部直上的循伏兔向上结于髀部，会聚于阴器。又足少阳经筋，起于足无名趾上，上结于外踝，上循胫外侧结于膝外侧；其分支起于外辅骨，上走髀，前面的结于伏兔上部，后面的结于尻骶。可见足阳明经筋经伏兔与足少阳经筋相连，《针灸大成》云"伏兔为脉络所会也"。坐骨神经痛多数为足少阳胆经病变，疼痛多沿胆经循行放散，足阳明经多气多血，取之可行气活血，一穴伏兔，兼通二经筋，泻之可行气活血，通筋止痛。

【按语】

坐骨神经痛有原发性、继发性、发射性三种类型。原发性坐骨神经痛是坐骨神经本身发生的病变，多与感染有关，受冷常为诱发因素。继发性坐骨神经痛是因神经通路的邻近组织病变所引起，如腰椎间盘突出症、脊椎关节炎、椎管内肿瘤等。反射性坐骨神经痛是由于背部的某些组织遭受外伤或炎症的刺激冲动，传入中枢，引起反射性疼痛。

六、膝痛方

【病症：膝关节疼痛】

此证多由素体肾阳不足，感受寒邪所致。

【针方组成】

鹤顶、犊鼻、内膝眼、足三里、阳陵泉。

【针方临症】

膝部冷痛、肿胀、麻木、活动不利，甚则痿躄不行、腰腿冷痛；舌淡胖，苔薄白，脉沉缓。

【随证加减】

寒邪重者，内膝眼、犊鼻可加火针；膝部肿痛者，加风市、膝关；寒邪入理化热者，加曲池。

【临床操作】

毫针直刺鹤顶，进针 1 寸用泻法；犊鼻、内膝眼用毫针在膝关节内外凹处斜刺 1 寸，平补平泻；毫针泻法斜刺阳陵泉 1.5 寸，毫针平补平泻直刺足三里，进针 1.5 寸。

【针方明理】

贺普仁先生在本方中选取鹤顶、犊鼻、内膝眼之意义在于三穴围绕着膝关节，鹤顶、内膝眼均是经外奇穴，犊鼻为足阳明胃经穴，鹤顶位于髌骨上缘正中凹处，内膝眼在胫骨上端之内侧，即髌韧带的内缘，犊鼻在胫骨上端之外侧，即髌韧带的外缘，三穴合用主治膝关节局部病症，具有祛风散寒、祛湿止痛的作用。阳陵泉位于膝关节下方，足少阳胆经穴，筋之会穴，为筋气聚会之处。《难经·四十五难》云："筋会阳陵泉"。故阳陵泉是治疗筋病的要穴，特别是膝关节病症，临床较为常用，具有舒筋和壮筋的作用。足三里位于膝下三寸，足阳明胃经穴，阳明经为多气多血之经，阳明有主宗筋，故取足阳明胃经合穴足三里以温阳益气、通经活络。本方五穴合用，以局部取穴和循经取穴相结合，以经穴和经外奇穴相互运用之法，共奏扶正气，祛外邪，止疼痛之功效。

【按语】

常见的可以引起膝关节疼痛的损伤有以下几种情况：

1. 脂肪垫劳损：患者会觉得膝关节疼痛，完全伸直时疼痛加重，但关节活动并不受到限制。劳累后症状明显。

2. 半月板损伤：半月板损伤会有明显的膝部撕裂感，随即关节疼痛，活动受限，走路跛行。关节表现出肿胀和滑落感，并且在关节活动时有弹响。

3. 膝关节创伤性滑膜炎：疼痛最明显的特点是当膝关节主动极度伸直时，特别是有一定阻力地做伸膝运动时，髌骨下部疼痛会加剧，被动极度屈曲时疼痛也明显加重。

4. 膝关节骨性关节炎：这种病症多见于中老年，女性居多。超重负荷是致病的主要原因。膝关节会肿胀而疼痛，有时活动关节会有摩擦音。膝部可能出现内翻畸形并伴有内侧疼痛。

5. 膝关节韧带损伤：临床上内侧副韧带损伤占绝大多数。患者会有明确的外伤史，膝关节内侧疼痛、压痛，膝内侧有肿胀，几天后会出现瘀斑。膝关节活动会受到限制。

七、跟痛方

【病症：足跟底疼痛的病症】

足跟痛多因长期站立、行走过多、奔跑、跳跃、挫伤筋骨；或因风寒湿热之邪外侵，流于经络，与血气相搏，经气痹阻而痛作；或体质素虚或摄生失调而致肾气亏虚，肾主骨，肾虚则阴精无以充养筋骨而发足跟痛。

【针方组成】

太溪、昆仑、阿是穴。

【针方临症】

实证：足跟疼痛剧烈，行走触地则加重，部分患者局部有肿胀感；舌苔白，脉弦紧。

虚证：足跟隐隐作痛，缠绵不愈，遇劳则重，局部皮肤色泽无明显改变，常伴有腰膝酸软、耳鸣等症状；舌淡少苔，脉弦细。

【随证加减】

实证，加承山；虚证，加水泉。

【临床操作】

实证以中粗火针或三棱针点刺放血，虚证以细火针点刺；毫针直刺足部穴位，进针 0.5 寸，太溪、水泉用补法，余穴用泻法。

【针方明理】

中医学认为，足跟痛多属肝肾阴虚、痰湿、血热等因所致。肝主筋、肾主骨，肝肾亏虚，筋骨失养，复感风寒湿邪或慢性劳损便导致经络瘀滞，气血运行受阻，使筋骨肌肉失养而发，故贺普仁先生用太溪穴，该穴为足少阴肾经原穴，能强肾壮骨，实证用之可温肾阳散风寒通经络，虚证用之可补肾阴柔筋脉止疼痛；昆仑为足太阳膀胱经穴，疏通太阳经经气，实证泻法可舒筋活络，通络散滞，虚证补法可壮筋补虚。上述两穴正位于内外踝与跟腱之间的凹中，充分发挥其近治作用。本方必不可少的针法即温通法，实证粗针以散泻，虚证细针以扶正。临床实践证明针灸治疗足跟痛有很好的效果，因针刺可以松懈足跟部软组织粘连，消除炎症与水肿，减轻局部组织的压力，解除跖筋膜的挛缩，促进局部血液循环，从而达到治病止痛的目的。

【按语】

西医认为足跟痛好发于运动员和老年人，主要是由于足跟的骨质、关节、跟腱、滑囊、筋膜等处病变引起的疾病所致，如足跟骨刺、跟腱炎、筋膜炎、跟垫痛等，往往发生在久立或行走工作者，长期、慢性轻伤引起。个别患者侧位 X 射线片显示跟骨有骨刺。大部分足跟骨刺会有足跟痛症状，但不是有足跟痛就会有足跟骨刺。

引发足跟痛的常见疾病为跖筋膜炎，往往发生在久立或行走工作者，或由长期、慢性轻伤引起，表现为跖筋膜纤维断裂及修复过程，在跟骨下方偏内侧的筋膜附丽处骨质增生及压痛，侧位 X 线片显示跟骨骨刺。但是有骨刺不一定有足跟痛，跖筋膜炎不一定有骨刺。

八、扭伤方

【病症：急性扭伤】

急性扭伤多由剧烈的运动，或负重不当、跌仆、牵拉等原因，引起气血壅滞、经脉闭阻而造成关节及筋脉损伤。

【针方组成】

曲池、足三里、对侧相应阿是穴。

【针方临症】

局部关节肿胀疼痛，关节活动受限。轻者局部微肿，按之疼痛，重者红肿明显，疼痛剧烈，关节屈伸不利。

【随证加减】

疼痛剧烈：加血海。

【临床操作】

找对侧相应的部位，毫针进针后用泻法，边捻转边嘱患者活动患侧关节，进针深度因关节不同而有别。毫针直刺曲池、足三里，进针 1.5 寸用泻法。

【针方明理】

贺普仁先生提出的扭伤方体现了两层深刻含义：左右交叉取穴和针刺运动法。首先，左右交叉取穴方法源自《内经》，《素问·阴阳应象大论》明确指出："故善用针者，从阴引阳，从阳引阴，以右治左，以左治右。"具体提出了缪刺和巨刺论。缪刺即病在络者，病在右而表现于左，必须左痛刺右；病在左而表现于右，必须右痛刺左。巨刺即病在经脉，左侧邪盛致右侧发病，必须右症针左。右侧邪盛致左侧发病，必须左症针右。正如《针灸大成》云："缪刺与巨刺各异，巨刺者，刺经脉也，痛在左而右脉病者，则巨刺之，此左痛刺右，右痛刺左，中其经也。缪刺者，刺络脉也，身形有痛，九候无病，则缪刺之，此右痛刺左，左痛刺右，中其络也。此刺法相同，但一中经，一中络之异耳。"其次，针刺运动法即毫针进针后用泻法，边捻转边嘱患者活动患关节。此种方法可以改善患处的气血运行，减轻因外伤引起的瘀血疼痛。方选曲池和足三里，均为阳明经穴，多气多血之经，一上一下，调节全身气血，共同起到舒筋活络、消肿定痛，扶助正气，活血散瘀的功效。

【按语】

西医认为扭伤是突然的剧烈的转动，使肩、肘、腕、髋、膝、踝关节超出其正常的生理活动范围而产生的外伤。筋膜、韧带、肌肉遭受过度扭转或牵拉，产生软组织损伤或撕裂，继发性出血、肿胀、疼痛和关节功能障碍。

第四节　针方明理　妇科病证

一、痛经方

【病症：痛经】

痛经是指妇女在行经前后，或行经期，小腹及腰部疼痛，甚至剧痛难忍。本病多因经期感寒伤湿，寒湿客于下焦胞宫，经血为寒湿所凝，令气血运行不畅而致病；或肝郁气滞，气机不利，血行受阻，经血滞于胞中而痛；或素体虚弱，禀赋不足，或多产房劳，以致精亏血少，胞脉失养而痛作。

【针方组成】

气海、中极、次髎、阴交。

【针方临症】

痛经主要分为虚实两大类。实证多在经前或经期小腹疼痛，气滞者胀痛，血块排出后腹痛减轻，寒凝着小腹冷痛。虚证多在经行末期或经净之后小腹疼痛，痛势绵绵，嘻暖喜按。

寒湿凝滞：经前或经期小腹疼痛，重则连及腰背，得热痛减，舌苔白腻，脉沉。

肝郁气滞：经前或经期小腹胀痛，胀甚于痛，经中有瘀块，块下后疼痛减轻。

肝肾阴虚：经后小腹隐痛，按之痛减，月经量少色淡，质稀，腰膝酸痛，头晕耳鸣，舌质淡，苔薄白，脉沉细。

【随证加减】

寒凝气滞加关元、血海；肝郁气滞加地机、行间；肝肾阴虚加肝俞、肾俞。

【临床操作】

气海、关元直刺 1 寸，关元加灸，中极直刺 1 寸，肝俞、肾俞斜刺 0.5 寸，次髎直刺 1 寸，三阴交、地机直刺 1 ～ 1.5 寸，实证泻法，虚证补法。

【针方明理】

贺普仁先生认为痛经的主要病机是气血运行不畅。因经血为气血所化，血随气行，气充则血沛，气顺则血和，经行通畅，自无疼痛之患。若因受寒，气滞血瘀，精亏血少而致经行不畅，均可引起痛经。痛经的病变部位在肝肾及冲任二脉。故取穴上选取气海、关元、中极任脉穴位，中极通于胞宫，联系冲脉，可通调冲任，气海壮元益肾，关元加灸更温助下焦阳气。三阴交健脾利湿，补益肝肾，脾经之地机、血海活血化瘀止痛，行间疏肝解郁，次髎可通调冲任，引经血下流，为治疗痛经的经验效穴。肝俞、肾俞滋补肝肾。本方腧穴借微通法和温通法发挥功效，共达到驱寒利湿，温经止痛；疏肝解郁，行气活血；补肝益肾，调和冲任以治痛经之目的。

【按语】

痛经的治疗宜于每次月经来潮前 3 ～ 5 天开始，至行经后为止，针灸治疗痛经的效果较好，尤其对于原发性痛经，一般经 3 个月经周期的治疗，痛经均可缓解或消失。

二、经迟方

【病症：月经错后的病症】

经迟是经期推迟 7 天以上，并伴有经量、经色、经质的异常病症。本病多因久病体虚或长期慢性失血，或脾胃不健，化源不足，营血衰少，以致冲任血虚，血海不足，经水不能按时而下；或素体阳虚内寒，或行经期贪凉多寒，寒邪搏于冲任，血为寒凝，经行受阻，以致经血来迟；或素体忧郁，气机不利，气郁血行不畅，冲任受阻，血海不能按时满盈而经行后延。

【针方组成】

关元、中极、水道、归来、三阴交。

【针方临症】

血虚型：经行后期，量少色淡，小腹空痛，身体瘦弱，面色萎黄，头目眩晕，心悸少寐，舌淡苔薄白，脉细弱。

血寒型：经行后期，量少色暗，小腹冷痛，喜热喜按，腰酸无力，畏寒肢冷，舌淡苔薄白，脉沉。

气滞型：经血来迟，色暗有块，乳房或少腹胀痛，胸闷泛恶，舌暗，苔薄白，脉弦。

【随证加减】

血虚型加脾俞、足三里；血寒型加灸关元；气滞型加太冲。

临床操作：血虚、血寒型用补法，气滞型用泻法。气海、关元直刺 1～1.5 寸，关元加艾盒灸，归来及下肢穴位直刺 1～1.5 寸，太冲直刺 0.5～0.8 寸。

【针方明理】

贺普仁先生认为虽然导致经迟的病因有多种，然病机则是冲任失调，脉道不通。脾为后天，主生化水谷精微，化生血液，充养冲任之脉。肾为先天，藏元阴元阳，提供五脏六腑之原动力。故脾肾足则冲任盈，月事以时下，脾肾虚则冲任亏，月事无以下而致月经延期。其治之法为调补脾肾，畅通冲任。

本方取任脉之关元穴，该穴是足太阴脾经、足少阴肾经、足厥阴肝经与任脉的交会穴，可治四经病变，可温经去寒，和血活血，通调冲任之脉。中极为任脉穴近胞宫，又是足三阴经交会穴，可通调冲任之脉。水道、归来为足阳明胃经穴，胃者受纳水谷，与脾同为后天之本，共生水谷精微，化生气血，两穴位居少腹，邻近胞宫，故其穴特性善治妇科疾病，尤归来穴刺之可使血液充盈冲任之脉使月事以时下。三阴交为脾经穴，通于足三阴经，刺之可疏肝健脾益肾。本方五穴合用，补脾益肾，疏肝理气，充养血海使月事以时下。

【按语】

患者应注意经期卫生，忌食生冷或刺激性食物，避免精神刺激。值得说明的是，由于气候、环境、生活和情绪波动等因素引起月经周期的暂时改变，不可作病态论。

三、崩漏方

【病症：崩漏证】

崩指不在经期突然阴道大量出血，来势急骤，出血如注；漏指发病势缓，并穴量少，淋漓不净，二者不易截然分开，故常并称。本病多因情志不舒，肝失条达，气血壅滞，郁而化火，邪热迫血妄行而发病；或饮食失节，损伤脾胃，或思虑伤脾，脾虚不能统血而致崩漏；或房劳过度而伤肾，损及冲任，不能固摄血液以致经血非时而下。

【针方组成】

气海、隐白、三阴交。

【针方临症】

肝郁血热型：出血量多，色紫红或夹有瘀块，腹痛拒按，胸胁胀急，性情急躁，口干作渴，舌质红，脉弦数。该型多见于年轻人和初病者。

脾不统血：病久漏下，色淡或晦暗，头晕目眩，神疲气短，失眠心悸，胃纳减少，舌质淡红，脉虚细。

肾虚不固：出血淋漓不尽或量多。偏肾阳虚者，经色淡质清，畏寒肢冷，舌淡苔白，脉沉细。偏肾阴虚者，经质稠，腰膝酸软，舌红少苔，脉细数。

【随证加减】

肝郁血热，加太冲、血海、大敦；脾不统血，加脾俞、足三里；肾虚不固，加肾俞、命门、太溪。

【临床操作】

血热者用泻法，余用补法。三阴交、血海、足三里直刺 1 ～ 1.5 寸；隐白、大敦浅刺 0.1 寸，虚者隐白加灸，实者隐白、大敦三棱针点刺放血，太溪直刺 0.5 寸，脾俞、肾俞斜刺 0.5 寸。

【针方明理】

贺普仁先生认为，冲任损伤、肝脾肾功能失调是导致崩漏发生的主要病因病机，故调理冲任健脾疏肝益肾为其组方原则。穴取任脉经穴气海，任脉与冲脉同起于胞宫，与足三阴经相连，为生气之海，诸阴之海，具有调气机、益元气、补肾虚、固精血的作用。足三阴经交会穴可疏肝理气，健脾摄血，补肾固本。隐白为足太阴脉气所发，可健脾统血，是治疗崩漏的经验效穴。大敦为肝经井穴，可清肝经之热而凉血，太冲、血海疏肝解郁，清泻血中郁热。脾俞、足三里健脾养血，培补中气，摄血止漏。取肾脏精气所聚之肾俞，壮元益肾之命门，与肾经原穴太溪共以滋补肾气，调理冲任而止崩漏。

【按语】

西医的功能性子宫出血，生殖器炎症、肿瘤等引发的阴道出血，均属崩漏范畴。本病治疗时间可选择经前 3 ～ 4 天开始，每日或隔日 1 次，经期不停。本病患者多体质虚弱，宜多食营养食物，忌食辛辣，严禁烟酒。不要从事剧烈活动，注意休息，消除紧张、忧虑等情绪，保持心情舒畅。

四、止带方

【病症：带下病】

带下量多，或有色、质、气味的异常，或伴有全身症状者，即称为带下病。本病多因饮食不节，劳倦过度，伤及脾气，脾失健运，谷不化精，反聚为湿，流注下焦而发病；或素体下元亏损，或纵欲无节，或孕育过度，伤及肾气，带脉失约，任脉不固，遂成带下；或脾虚湿盛，郁久化热，湿热下注，或经行产后，湿毒秽浊之邪，乘虚侵入胞脉，损伤冲任而成带下。

【针方组成】

带脉、三阴交、气海。

【针方临症】

脾虚：带下量多，色白或淡黄，质黏稠，无臭味，绵绵不绝；舌淡苔白腻，脉缓而弱。

肾虚：带下清冷，量多，色白，质稀薄，终日淋漓不断；舌淡苔白，脉沉迟，尺脉尤甚。

湿毒：带下量多，色黄绿如脓，或挟有血液，或混浊如米泔，臭秽；舌红苔黄，脉滑数。

【随证加减】

脾虚者加阴陵泉、足三里；肾虚者加肾俞、关元；湿毒者加中极、阴陵泉。

【临床操作】

虚证补法，实证泻法。毫针直刺腹部穴位，进针 1～1.5 寸，毫针直刺或邪刺下肢部穴位，进针1.5 寸。

【针方明理】

贺普仁先生认为本病因脾肾阳虚或湿热下注，致带脉失约，冲任失调而病，故治疗上应调节冲任带三脉，辨证加减取穴。方取足少阳与带脉的交会穴带脉，可固摄本经经气和带脉，可利湿清热而止带；气海为任脉穴，任冲二脉起于胞宫，气海调理冲任，补气以摄液；足三阴之会三阴交，可健脾疏肝固肾。阴陵泉、足三里可健脾益气除湿止带，中极、阴陵泉可清热解毒祛湿止带，肾俞、关元可补肾助阳，固摄带脉。

【按语】

西医的阴道炎、宫颈炎、盆腔炎所引起的带下，可参考本节辨证。平时注意卫生，保持外阴清洁。若发现黄、赤带，应及时做妇科检查。

五、促孕方

【病症：不孕症】

夫妇同居 3 年以上，未避孕而不受孕者，为不孕症。多因先天禀赋不足，或后天失养，房劳多产，以致肾气亏虚，胞宫不能得以温煦而致不孕；或情志不畅，气机郁结，血行受阻，或饮食劳倦，忧思伤脾，痰湿内蕴，瘀血、痰湿互阻，冲任气血失调故难受孕成胎。

【针方组成】

关元、子宫、归来、阴廉、三阴交。

【针方临症】

肾虚不孕：经量少色淡，经期后延，性欲减退，腰膝酸软。

气血亏虚：经量不定，色淡，经期先后不定期，面黄疲倦，体瘦心悸。

肝郁气滞：经期先后不定，量多少不定，色紫挟瘀块，乳房胀痛，胸胁胀满，心烦急躁，善太息。

宫寒血瘀：月经不调，经色紫暗，挟瘀块，经期小腹冷痛。

湿热内阻：少腹疼痛，临经尤甚，低热，月经淋漓，黄带较多。

【随证加减】

肾虚不孕加肾俞、命门；气血亏虚加百会、足三里；肝郁气滞加内关、太冲；宫寒血瘀加膈俞；湿热内阻加阴陵泉。

【临床操作】

用平补平泻手法，针刺关元时，针尖应向斜下，进针 1.5 寸左右，使针感向会阴部扩散。子宫穴直刺 1.5 寸，湿患者感到局部酸胀，并向下腹部扩散为宜。余穴直刺 1～1.5 寸，局部酸胀针感。

【针方明理】

女子以血为本，血液盈则荣于冲任，冲任盛则任脉通，月事以时下。任司人身之阴，足三阴之脉皆会于任，故称阴脉之海，人体孕育之根本，故有任主胞胎之说。任脉起于胞中，出会阴，上出毛际，与肝脾肾三脉会于关元，故不孕症的产生与冲任气血关系最为密切。临床表现为月经的异常，从病理角度看是血的异常，血虚、血少、血瘀是造成不孕症的直接原因，也是多见的原因。贺普仁先生提出在治疗上当以调经为先，法用补肾固元，调理气血，荣养冲任。足厥阴肝经的阴廉穴，居股内侧近边缘处，可调经血，为治疗月经不调、不孕症的经验效穴，《针灸甲乙经》称该穴"治妇人绝产"，《针灸大成》记载其"治妇人绝产，若未经生产者，灸三壮，即有子。"

【按语】

不孕症的原因很多。针灸疗法对功能性不孕症效果较好，对器质性者效果不佳。因本病的病因病机较复杂，故疗程较长。应鼓励患者树立信心，坚持治疗，做到医患配合。

六、更年方

【病症：绝经前后诸症】

部分女性在绝经期前后，出现一些如经行紊乱、头晕、心悸、烘热出汗、烦躁易怒、情志异常等症状，这些症状往往轻重不一地相继出现，名为绝经前后诸症。西医的更年期综合征与本病类似。本病多因女性年龄接近绝经期前后时，肾气渐衰，天癸将竭，精血不足，冲任亏虚而出现肾之阴阳偏盛、偏衰的现象。本病的病机包括：肾阴不足，阳失潜藏，肝阳上亢；肾阴不足，营血暗伤，心血亏损；肾阳虚衰，失于温养，脾失健运，痰湿阻滞，痰与气结。

【针方组成】

三阴交、太溪、合谷、太冲。

【针方临症】

肾阴不足：月经推迟，稀发或闭经，阴道干涩；伴头晕耳鸣，失眠多梦，皮肤瘙痒，烘热汗出，五心烦热，苦笑无常，易怒健忘；舌红少苔，脉细数。

肾阳亏损：月经量多，崩漏或闭经，面暗神疲，腰膝酸软，形寒肢冷，肢体浮肿，便溏，尿频失禁，舌淡苔白，脉沉细无力。

【随证加减】

肾阴虚加肾俞；肾阳虚加气海。

【临床操作】

用毫针中等刺激，手法平补平泻。合谷直刺1寸，三阴交直刺1.5寸，太溪、太冲直刺1寸。每日1次，每次留针30分钟，10次为1个疗程。

【针方明理】

贺普仁先生认为，本病的主要病因是肾虚不能濡养和温煦其他脏腑，其病变脏腑在肾，其临床表现多种多样，所以培补肾阴肾阳为治疗本病法则。

三阴交是足太阴经穴位，乃足三阴之会，太溪是肾经原穴，肾腧为肾之背俞穴，可调补肾水，补养精血。太冲为足厥阴经原穴，与太溪合用可益水涵木，疏肝理气。合谷可助运化，调补后天，祛湿化痰；与太冲合用可调理气血。气海为生命之海，温补肾阳，阴阳协调。诸穴合用，可取得良好效果。

【按语】

本病是指更年期女性因卵巢功能衰退直至消失，引起内分泌失调和自主神经功能紊乱的症状，属中医绝经前后诸症的范畴。

患者所处周围环境及精神状态与疗效密切相关，治疗时应做好患者思想工作，创造良好的周围环境，使其心情舒畅，配合治疗，这样可提高疗效。

七、通乳方

【病症：产后乳汁缺少病症】

本症指产后乳汁分泌量少，不能满足婴儿需要而言。此证因产妇脾胃素虚，气血化源不足，或分娩失血过多，气随血耗，影响乳汁的化生而致乳少、乳迟；或情志郁结不舒，气机不畅导致乳脉不行。

【针方组成】

膻中、合谷、少泽。

【针方临症】

产后 48 小时后乳房仍无膨胀感，乳汁很少流出。若体质虚弱，乳房无胀痛，属气血不足；若体健，乳房胀痛者，属肝气郁结。

【随证加减】

气血虚弱加脾俞、足三里；肝气郁结加肝俞。

【临床操作】

膻中宜向下沿皮刺，针 1～1.5 寸，以局部胀感为主，轻轻捻转针柄使两乳房发胀；少泽毫针刺 0.2 寸，针感多为疼痛；合谷针 1 寸，针感以胀、麻居多，向手指或肘、肩部放射。留针 30 分钟，每日 1 次，10 次为一疗程。

【针方明理】

贺普仁先生认为补益气血，疏肝理气是生乳、催乳、通乳的重要法则。膻中为气之会，性善调气，取之调和气血，生化乳汁；少泽为小肠井穴，小肠主液，脉气所发，为通乳生乳之经验要穴；乳房属阳明，故取手阳明原穴合谷以疏导阳明经气而催乳。气血不足者刺脾俞、足三里以健脾胃生化气血；肝气郁结刺肝俞以疏肝调血。

【按语】

《针灸大成》：妇人无乳，少泽、合谷、膻中。

患者在针灸治疗同时，可多食猪蹄、鲫鱼汤以增加营养。若哺乳方法不当，应先予纠正，否则会影响治疗效果。回乳治疗，加穴足临泣、光明。

八、正胎方

【病症：胎位不正】

胎位不正指妊娠 30 周后，胎儿在子宫内的位置不正，多见于经产妇或腹壁松弛的孕妇。产妇本身多无自觉症状，经产妇检查后才明确诊断。中医认为胞脉系于肾，若素体肾虚，或房劳过度，或多产伤肾，精血亏损，复加受孕之后，精血聚而养胎，则精血不能通过胞脉濡养胞宫，因此胎位难以维持常态。

【针方组成】

至阴穴。

【针方临症】

产妇一般无自觉症状，经产妇检查后才明确诊断。

【临床操作】

治疗时患者需松解腰带，坐在靠背椅上或仰卧在床上，以艾条灸两侧至阴穴 20 分钟，每日

1 ~ 2 次，至胎位转正为止。

【针方明理】

《素问·奇病论》云：胞脉者系于肾。若肾气不足，则胞宫失养，功能不足，难以维持正常胎位。足太阳膀胱经终于至阴穴，而交与足少阴肾经，本着阳动阴静，阳生阴长的原则，温灸至阴穴，可达益肾气，增精血的作用。气血充足，胞宫得养，未产胎儿可恢复常位。

【按语】

此方法多用在妊娠 7 个月以后的胎位不正的产妇。胎位不正的原因很多，须详细检查，如因骨盆狭窄、子宫畸形等引起，应做其他治疗。

第五节　针方明理　儿科病证

一、化积方

【病症：疳证和食积】

疳积指以面黄肌瘦、饮食反常等为特征的一种慢性疾病。患者多因饮食无度或恣食肥甘生冷，损伤脾胃，运化失常，形成积滞，日久则纳运无权，脏腑肢体失于濡养，渐成疳积；或饮食不洁，感染虫积，耗伤气血，不能濡养脏腑筋肉，日久成疳。

【针方组成】

四缝、脾俞。

【针方临症】

胃纳减退，厌食，恶心呕吐，吐出不化奶块或食物，腹胀而硬，大便不调，烦躁哭闹，手足心热。

【随证加减】

腹胀者加足三里；吐奶多者加内关。

【临床操作】

以小三棱针速刺四缝穴位，挤出少量黄白黏液。毫针点刺脾俞，不留针。每周 1 ~ 2 次，5 次为一个疗程。

【针方明理】

疳积证包括范围广泛，指积滞和疳证两部分，且彼此关联，由于其致病原因相同，只是疾病程度轻重不同，症状表现轻重有异。《证治准绳》说："积为疳之母，所以有积不治乃成疳。"可见积证为病之始，较轻；疳证为病之后，较重。

治疗上贺普仁先生提出疳积方，由四缝穴、脾俞穴组成。四缝穴最早出自《奇效良方》一书，穴位位于第 2 ~ 5 指掌面，近端指关节横纹中点，主治小儿疳积、肠虫，为经验效穴，与脾俞合用可健运脾胃，消食化虫。

【按语】

本病西医认为是由于摄食不足或食物不能充分吸收利用，以致不能维持正常代谢，迫使肌体消耗自身组织，出现体重不增或减轻，生长发育停滞，脂肪消失，肌肉萎缩的一种慢性营养缺乏症。可见于小儿喂养不当，以及慢性腹泻、肠寄生虫病等。治疗上首先必须给予合理的营养指导，针对病因及时治疗。

二、固溲方

【病症：遗尿症】

满6岁及以上具有正常排尿功能的儿童，在睡觉时不能自行控制而排尿者，称为遗尿。本病发生多因肾气不固，固摄无权，膀胱失于约束，气化作用异常；或由脾虚气陷，肺气不调，水液下输失其常度而引起。

【针方组成】

关元、中极、三阴交。

【针方临症】

睡中遗尿，轻者隔数夜遗尿1次，重者可一夜发生数次。遗尿时间，多在半夜，也有在清晨，遗尿后患者常能继续熟睡。病情重者，可延长至十余年，并可见少数成人。遗尿日久，可见面色苍白，精神委顿，智力减退，食欲不振，脉弱无力。

【随证加减】

脾虚加脾俞、足三里；肾虚加肾俞、气海；肺气不调加列缺、阴陵泉。

【临床操作】

毫针刺关元、中极，针尖向下，针感达阴部或加艾盒灸。毫针斜刺三阴交，针尖向上，针感向上传导。每天1次，10天为1个疗程，疗程间隔3～5天。

【针方明理】

本病的发生与肺、脾、肾膀胱关系较为密切，但肾虚是根本。小儿本为稚阴稚阳之体，如因先天不足，肾气虚弱，肾失封藏，膀胱失约而致。法当温补肾阳，固摄止遗。贺普仁先生依据此法制定了固溲方。关元为足三阴、任脉之会，为人身元气之根本，灸补之可温补肾阳益气固本，中极为膀胱之募穴可助膀胱之气化，三阴交健脾升举，通调水道。诸穴成方，共奏固摄止遗之功。

【按语】

西医认为凡年满6岁以上，膀胱排尿作用已能由大脑皮层控制，但发生遗尿者，即为病态。其发病原理有体质性与习惯性两类。体质性中又有多种因素，如泌尿生殖器畸形、阴性脊柱裂、大脑发育不全等先天性疾病，以及泌尿系感染、寄生虫病、脊柱或颅脑受伤、发育营养不良等原因，均可能导致大脑的功能紊乱。此外，脊髓的反射弧失常，或因局部性刺激也可诱发本病。

三、夜啼方

【病症：夜啼症】

本病指婴儿每至夜间，间歇性的高声啼哭甚至通宵不已，而白天如正常小儿，多见于3岁以内的乳婴儿。多因患儿先天禀赋不足或冷乳喂养，寒邪入侵，气机不畅以致夜间腹痛而啼哭不休；或邪火积热乘心而啼哭；或小儿心气怯弱，异物异声及生人均可致心神不宁而啼哭。

【针方组成】

印堂。

【针方临症】

脾脏虚寒：哭声低弱，睡喜俯卧，曲腰肢冷，腹喜按摩，食少便溏，苔薄白，脉沉细，指纹青红。

心经有热：哭声较响，见灯光则啼哭加重，烦躁不安，唇红面赤，舌尖红苔白，脉细有力，指纹青紫。

暴受惊恐：哭声突发，似见异物状，哭声不已，精神不安，睡中易惊，唇面时青时白，紧偎母怀，舌苔正常，脉弦数。

【随证加减】

脾脏虚寒加中脘、关元；心经有热加通里、劳宫；暴受惊吓加百会、神门。

【临床操作】

毫针向下平刺印堂，平补平泻，捻转 20 秒即出针，治疗时最好在下午或夜间，则其效更佳。脾脏虚寒有补法，用艾条温和灸中脘、关元各 10 分钟。余用泻法，浅刺不留针，各穴捻转泻法 20 ～ 30 秒即出针。

【针方明理】

贺普仁先生认为诸多因素干扰心神，心神失守则致夜啼，治以养心宁神，方取印堂穴。针刺经外奇穴印堂既可通阳止痛，又能安神镇惊，故对各种小儿夜啼皆可取效。根据辨证不同，可加胃经募穴中脘，健运中焦，关元为任脉与足三阴经交会穴，可壮元益气，二穴合用可温阳散寒，健胃和中；通里为心经络穴，劳宫为心包经荥穴，合用可清心泻热；百会镇惊宁志，心经原穴神门养心宁神，心神得安则啼哭可止。

【按语】

一些婴儿夜间啼哭，多方检查均无异常，可能属生理性夜啼，无须治疗。病理性夜啼则需细查病因，辨证治疗。

第六节　针方明理　五官病证

一、暴盲方

【病症：暴盲症】

外观无明显异常，一眼或双眼视力骤然或猝然失明的内障眼病，称为暴盲。本病多因肝肾不足，精血亏损，或深思劳倦，脾气不升可致目失濡养所致。情志不遂，肝气郁结，郁而化火，气血淤滞，阻塞脉络；阴虚生内热，虚火上扰目窍，均可致失明。

【针方组成】

睛明、太阳、风池、光明。

【针方临症】

一眼或双眼视力骤然下降，或视力随病情反复而逐渐下降，可出现视直为曲，视大变小，多伴有眼胀、头疼等症。

【随证加减】

肝肾不足加肝俞、太溪；脾失健运加足三里、内关；肝气郁结加太冲；阴虚内热照海。

【临床操作】

针刺睛明穴时，选用细针，固定眼球，沿眼眶缓慢刺入 1 寸，严格掌握进针的角度与深度，留针

20 分钟，出针后用干棉球压迫针孔 1 ～ 2 分钟以防局部皮下出血。太阳、风池斜刺 0.5 ～ 0.8 寸，针刺风池时使针感达眼区，光明直刺 1 ～ 1.5 寸。

【针方明理】

本方中近取睛明、太阳通络明目；风池、光明属足少阳胆经，不仅泻肝利胆，还可疏导眼部经气。穴位之间的合用宜起到相辅相成的作用，如睛明、太阳、风池可清热泻火，凉血解毒；光明、风池、太冲可疏肝解郁，行气活血；风池、光明、足三里、内关、太冲可平肝熄风，化痰通络；照海、太溪滋阴潜阳，养肝明目。全方共奏清热凉血，疏肝解郁，平肝熄风，活血化瘀，化痰除湿，益气养血，明目开窍之功。

【按语】

西医眼科认为暴盲仅为多种眼底疾病的一个症状，如急性神经炎、视网膜中央动脉阻塞、急性后极部多发性鳞状色素上皮病变，视网膜脱离及眼底出血等，临床要注意鉴别诊断。

二、目赤方

【病症：天行赤眼】

天行赤眼指以目赤、眼睑肿疼为主症的急性眼科疾患。常见于急性结膜炎、流行性角结膜炎等。本病多因风热时邪，上攻于目窍而发病；或肝胆之热循经上扰，经脉闭阻，气滞血壅而致发病。

【针方组成】

耳尖、攒竹、风池、合谷。

【针方临症】

一眼或双眼突然痒涩，灼热疼痛，畏光流泪，或眵多黄稠，或仅有少许眼眵，胞睑红肿疼痛，白睛红赤肿胀，或有点状、片状出血。外感风热：兼有头痛发热恶风；舌淡苔薄黄，脉浮数。肝胆火盛：伴有口苦烦热，便秘溲赤；舌红苔黄，脉弦滑。

【随证加减】

外感风热加曲池、少商；肝胆火盛加太冲、侠溪。

【临床操作】

攒竹、耳尖、少商三棱针点刺放血，余穴毫针泻法。风池向对侧鼻尖斜刺 0.5 ～ 0.8 寸，使针感向眼睛扩散为主。合谷太冲直刺 0.5 ～ 1 寸，侠溪浅刺 0.5 寸，曲池直刺 1.5 寸。

【针方明理】

目赤方中耳尖穴，三棱针放血专治天行赤眼，单眼患病以针患侧耳尖为主，双侧发病，则取双侧耳尖放血，具有清热解毒，疏风散邪，凉血化瘀，消肿止痛之功；风池、合谷泻少阳、阳明之热邪，具有疏风散邪，通络凉血散瘀之功；攒竹以泻太阳、少阳邪热，具有凉血散瘀，泻火解毒，消肿止痛之功。全方共奏疏风散邪，清热凉血，泻火解毒，消肿止痛主治天行赤眼之功。

【按语】

论传染性《证治准绳》：一家之内，一里之中，往往老幼相传者是也……为天时流行热邪相感染。

论发病时间《眼科统秘》：时维夏令，红障满轮，暑气熏灼，最易染人。

论病因病机《银海精微》：天行赤眼者，谓天地流行毒气，能传染于人，一人害眼，传于一家。

三、斜视方

【病症：目偏视病症】

目珠偏斜，向前正视，黑睛或左或右，或上或下，失其常态的眼病，称为目偏视。本病多由于先天不足，小儿发育不良或长时间一个方向斜视造成，也有因头面部外伤所致。

【针方组成】

听宫、臂臑。

【针方临症】

目珠偏斜，或一眼或双眼，或偏左或偏右，或偏上或偏下，位置不定，程度不一，或视一为二，倾头视瞻，头昏不适，步履不稳，或视物不清。

【随证加减】

肝肾亏虚加肝俞、肾俞；中风后遗症，气虚血瘀者加太阳、血海、膈俞。

【临床操作】

张口取听宫穴，进针 1 寸，平补平泻；毫针刺臂臑，进针 1.5 寸，留针 30 分钟。

【针方明理】

治疗本病以通调经气，荣养目窍，调节眼肌为法则，应用远端取穴，方由手阳明大肠经臂臑穴和手太阳小肠经听宫为主。眼为人体之清窍，五脏六腑之精气皆上荣之，十二经脉中，有七条经脉行于眼之周围，其他经脉亦通过交接和经别等关系与目相通，故目之能视乃得十二经经气荣养而成，在诸多经脉穴位中，贺普仁先生通过大量临床实践认为："太阳为目上网，阳明为目下网"手太阳小肠经之听宫穴位居耳前，与手足少阳经交会，不仅通调太阳经气，又可枢转少阳，通经行气。臂臑为手阳明大肠经穴，手阳明经与足阳明交接，经气相通，阳明经多气多血，循行达于目下，故阳明经为荣养目窍的重要经脉，臂臑穴位居上臂，为临床治疗目疾的经验要穴。

【按语】

西医眼科斜视分共同性斜视和麻痹性斜视。共同性斜视是眼位偏斜但无眼球运动障碍，每一眼外肌功能存在，但其拮抗肌之间力量不平衡所致。麻痹性斜视为支配肌肉的神经核、神经或肌肉发生功能障碍，一条或数条眼外肌麻痹，不能转向该肌作用方向。

四、提睑方

【病症：上睑下垂病症】

上睑垂下，不能升举，胞睑遮盖部分或全部瞳神，影响视瞻的眼病，称为上睑下垂。可单眼患病，亦可双眼罹患。本病多因先天禀赋之精气遗传；或风邪侵入，筋脉失和，弛缓不用，升举无力；或脾气下陷，眼肌不得其养而萎废无力；或外伤损及经络血脉所致。

【针方组成】

阳白、鱼腰、头临泣、合谷、足三里。

【针方临症】

上睑下垂，睑裂变窄，遮盖部分或全部瞳神，影响视瞻，严重者仰头而视或有视力下降，或兼见全身病症。

【随证加减】

肝肾不足，先天遗传者加太溪、命门；正气不足，风邪入侵者加风池、外关；脾气亏虚，清阳下陷者加百会、中脘；外伤经脉，气血不畅者加膻中、膈俞。

【临床操作】

头面部穴位进针后，卧针向下沿皮刺，合谷直刺 0.5 寸，足三里直刺 1～1.5 寸。

【针方明理】

本病终因睑肌功能障碍所致，所以贺普仁先生在取穴上强调远近相合，法则上强调后天脾胃作用，用后天补先天，补气血，升清阳，扶正气，通经络。近取阳白、鱼腰、头临泣以通调局部气血，且头临泣为足太阳、足少阳之交会穴，二者分别起于目内眦，至目锐眦，可治疗眼肌疾病。阳明经多气多血，取手阳明原穴之合谷，足阳明之合穴足三里调补后天。与辨证加穴配合，共奏滋补肝肾，益气固表，祛风通络，补中益气，升阳举陷，活血通络，主治上睑下垂之功。

【按语】

本病是由于上睑提肌功能不全或丧失所致，其病因：①先天性，有遗传性，双侧同患；②因动眼神经麻痹所致，多为单眼；③交感神经行上睑下垂；④重症肌无力症；⑤外伤损害动眼神经等。

五、耳病方

【病症：耳鸣耳聋病症】

本病在针灸临床上以神经性耳鸣、耳聋为多见。耳鸣是听觉功能紊乱产生的一种症状；耳聋是指听觉功能丧失，轻者为重听，重者为耳聋，有时可同时发生。本病多因暴怒、惊恐而致肝胆之火上逆，少阳经气闭阻而发病；或外感风邪，壅遏清窍均可致实证之耳鸣、耳聋；肾虚气弱，精气不能上达于耳而致虚证之耳鸣、耳聋。

【针方组成】

听宫、中渚、翳风。

【针方临症】

实证：耳鸣为耳中暴鸣，鸣声不止；耳聋多为突然发生，伴有口苦胁痛，烦躁易怒；舌红苔腻，脉弦数。

虚证：耳鸣时作时止，劳累则加剧；耳聋发病缓慢，渐次加重；伴有头晕腰酸，遗精带下；舌淡，脉细弱。

【随证加减】

实证加合谷、太冲；虚证加太溪、筑宾。

【临床操作】

实证泻之，虚证补之。听宫张口取穴，进针 1～1.5 寸深，翳风进针 1 寸，中渚直刺 0.5～1 寸，留针 30 分钟。

【针方明理】

贺普仁先生常用本方治疗耳病。方中听宫为手太阳之止穴，手太阳经入耳中，翳风、中渚为手少阳经穴，手少阳经从耳后入耳中，三穴疏通耳部气血，止鸣复聪，共为主穴。取四关穴以清火泄热，开窍启闭；太溪为肾经原穴，筑宾属肾经穴，又与阴维交会穴，善于滋阴补肾，肾精充足，则其窍得养。

【按语】

患者应注意休息，保证足够睡眠，情绪紧张、焦虑者要尽量思想放松。积极治疗耳部原发疾病，有全身疾病者要同时进行治疗，如高血压患者要降低血压。此外，患者还要注意饮食营养。

六、颌痛方

【病症：颌痛】

颌痛是指颞颌关节功能障碍的病症。本病多因身体虚弱，七情不遂，外感风邪，或局部受暴力打击，或张口太大，如打哈欠等造成关节扭伤，以致局部经络阻滞，气血不通，颞下颌关节失于濡养而发病。

【针方组成】

下关、颊车、合谷。

【针方临症】

颞下颌关节区疼痛，关节强直，弹响，下颌运动异常，张口受限，咀嚼肌酸痛，咀嚼无力，进食困难。

【随证加减】

外感风邪，经筋挛急者加列缺、合谷；厥气上逆，经筋紊乱者加支沟、阳陵泉；肾气不足，筋骨失濡者加肾俞、太溪；痛甚者加局部火针。

【临床操作】

毫针直刺下关，进针 1.5 寸，针感酸麻胀感；颊车毫针直刺 1.5 寸，毫针直刺合谷，进针 1 寸，平补平泻手法。

【针方明理】

颞下颌关节位于耳前，是多条经脉循行所过之处。足阳明胃经"却循颐后下廉出大迎，循颊车，上耳前，过客主人。"足少阳胆经"其支者，从耳后入耳中，出走耳前"。手少阳三焦经"其支者，从耳后入耳中，出走耳前……"手太阳小肠经"其支者，从缺盆，循颈上颊，至目锐眦，却入耳中……"亦经过耳前。从上述看，有 4 条经脉循行均经颞下颌关节所居之耳前部位，故方中用下关、颊车为局部及邻近穴位，远端穴为合谷。贺普仁先生认为本病的发生与阳明、少阳经气阻滞关系最为密切，阳明多气多血，主润宗筋，少阳主筋，故方由阳明经穴组成以疏散风邪，通经活络，调和气血而止痛。

【按语】

西医认为本病的病因尚不完全清楚，一般与神经衰弱、精神紧张、咀嚼功能紊乱、下颌关节解剖异常、创伤、颈椎病变有关。

七、鼻渊方

【病症：鼻渊病证】

鼻渊病证是指鼻窦黏膜部发生的炎症，常分实证或虚证两类。实证有外感风热，少阳郁热，脾经湿热；虚证有肺气不足或脾气虚弱所致。

【针方组成】

迎香、上星、合谷、印堂、列缺。

【针方临症】

外感风热：涕黄量多，鼻塞，嗅觉减退，伴发热恶寒，头痛胸闷，舌红苔黄，脉浮数。

少阳郁热：涕黄浊黏稠，鼻内肿胀，头痛及患部疼痛剧烈，伴发热，口苦咽干，烦躁，舌红苔黄，脉弦数。

脾经湿热：涕黄浊量多，鼻塞重而持久，嗅觉丧失；伴有头痛头晕，脘胁胀满；舌红苔黄腻，脉濡。

肺气不足：涕白黏，鼻塞，嗅觉减退，鼻内淡红肿胀，头晕头胀，形寒肢冷，气短乏力，舌淡苔白，脉缓。

脾气虚弱：涕白黏或黄稠，量多鼻塞，肢困乏倦，食少便溏，舌淡苔白，脉缓弱。

【随证加减】

外感风热加大椎；少阳郁热加外关、阳陵泉；脾经湿热加曲池、中脘；虚症加气海。

【临床操作】

虚证用补法，实证和迎香、印堂均用捻转之泻法，针尖向上刺入迎香，针尖向下刺入印堂，进针0.5～1寸，上星斜刺1寸，合谷直刺1寸，足三里直刺1.5寸，留针30分钟。

【针方明理】

鼻为肺窍，体内蕴热，肺失宣降，经气不畅以致鼻窍不利。而出项鼻塞流涕症状。鼻窍位居面部中央，手阳明大肠经"上挟鼻孔"，足阳明胃经"下循鼻外"，督脉沿前额下行鼻柱。由此可见，鼻窍除与肺关系密切外，在经脉循行方面，与手足阳明经、督脉关系密切。本方中取局部穴位大肠经的迎香穴、督脉循行线上的经外奇穴印堂，局部穴位可调局部经气，通利鼻窍。远端穴位以手阳明经合谷达清热阳明之效，肺经列缺宣降肺气。同时，根据辨证加用穴位，共起到清热宣肺，调和营卫，通利鼻窍的作用。

【按语】

如鼻塞不通患者，兼有大便秘结，当在宣降肺气的同时，针刺天枢以通腑气，腑气畅通，大便如常，可有助于肺气的宣发与升降，有助于通利鼻窍。

八、口疮方

【病症：口疮、口疳】

口疮，即口腔溃疡。其特征是口腔黏膜上出现黄白色如豆大的溃疡点，具有周期性复发的规律。本病多因外感风热之邪所致；或过食肥甘厚味，心脾积热；或思虑过度，心脾两虚；或肾精亏损，虚热内生，虚火上炎，均可致本病发生。

【针方组成】

劳宫、照海。

【针方临症】

溃疡生于唇、舌，或颊内等黏膜处，为黄豆或豌豆大小的黄白色溃疡斑点，数目不等，有剧烈烧灼痛，尤以进食明显，有复发倾向。

实证：发热口渴，便结溲赤，舌红苔黄，脉细数。

虚证：五心烦热，失眠盗汗，舌红苔少，脉细数。

【随证加减】

实证加内庭，虚证加太溪。

【临床操作】

毫针直刺穴位，进针 0.5 ~ 1 寸，实证九六泻法，虚证九六补法。留针 30 分钟。

【针方明理】

引起口疮、口疳的关键，一是虚实之火耗伤阴液，二是虚实之火上炎于口，使得口内经络壅滞，经气不畅，造成局部失养而发生糜烂溃疡。在治疗方面，贺普仁先生主张用本方，其特点是取穴少，由劳宫、照海组成。贺普仁先生总结治愈的十几例口腔溃疡，发现绝大部分是针刺劳宫、照海穴而获效的，且大多疗效迅速。劳宫为手厥阴心包络之荥穴，五行属火，从脏腑生理看，心包络为心之外围，可代心受邪，心开窍于舌，心主火，故为清心热泻心火之要穴之穴。照海为足少阴肾经穴，又为八脉交会穴之一，通于阴跷，可滋补肾水，以达壮水之主，以制阳光之效。另从经脉循行看，肾经挟舌本而行，照海又可通经活络，荣养舌窍。同时根据辨证虚实不同，适当加用他穴，如内庭穴常用胃火熏蒸之实证。在手法上，强调施用九六捻转补泻方法，大指向前捻转九次为补，向后捻转六次为泻；反之大指向后捻转九次为泻，向前捻转六次为补。在具体操作时，还要依据患者身体状况及穴位等不同，采用强刺激、中刺激、弱刺激。

【按语】

患者应注意口腔卫生，少食辛辣等刺激性食品、戒烟戒酒，保证充足的睡眠。

九、牙痛方

【病症：牙痛症状】

牙痛为口腔疾患中的常见症状，遇冷、热、酸、甜等刺激均可致牙痛发作或加剧。本病多因饮食不节，嗜食辛辣肥甘，可致肠胃蕴热而发病；或风邪外袭经络，郁于阳明而化火，火热之邪循经上扰而发为牙痛；或肾阴不足，阴虚生内热，虚火上炎而致。

【针方组成】

合谷、上关、颊车。

【针方临症】

风火牙痛：牙痛阵发，遇风发作，得冷痛减，牙龈红肿；伴有恶寒发热，口渴；舌红苔薄白，脉浮数。

胃火牙痛：牙痛剧烈，牙龈红肿较甚，或有溢脓；伴有口臭口渴，便秘溲赤；舌红苔黄，脉滑数。

虚火牙痛：牙痛隐隐，时作时止，牙龈无明显红肿，牙齿松动，牙痛日轻夜重；舌红苔少，脉细数。

【证加减】

风火型加外关；胃火型加内庭；虚火型加太溪；牙龈红肿较剧者，施以三棱针点刺放血。

【临床操作】

太溪用补法，余穴施以泻法。颊车向前斜刺 0.5 ~ 1 寸，内庭直刺 0.5 ~ 0.8 寸，余穴直刺 0.5 ~ 1 寸。阿是穴以三棱针点刺放血。

【针方明理】

牙痛方由三穴组成，源于经络的循行，手足阳明经分别入于上下齿中，故取手阳明经原穴合谷，其脉入上齿中；下关、颊车为局部取穴，其所属足阳明胃经如下齿中。本方具有疏通经气、利齿止痛之功。外关可疏风散热，内庭清胃泻火，太溪滋阴清热。红肿剧烈者，放血使血随热散，肿痛得消。

【按语】

针刺治疗牙痛效果显著，止痛快，效力强。对因龋齿感染、坏死性牙髓炎、智齿等所致的牙痛，应同时针对病因进行治疗。

十、咽痛方

【病症·咽喉肿痛】

咽喉肿痛是口咽和喉咽部病变的一个主要症状，常分为虚、实两类病证。如外感风热之邪，熏灼肺系；或嗜食辛辣肥甘，胃火内蕴，循经上壅，而致实证之症。素体阴亏或阴液耗伤，阴津不能上润咽喉，且阴虚生内热，虚火上灼于咽喉而致虚证。

【针方组成】

大椎、列缺、少商。

【针方临症】

实热型：初起咽喉轻度红肿疼痛，逐渐红肿显著，疼痛剧烈；伴有发热、口渴，咳黄痰，便结溲赤；舌红苔黄，脉洪数。

虚火型：咽喉稍肿，色暗红，疼痛较轻；或吞咽时疼作，入夜疼痛加重，口干舌燥；舌红少苔，脉细数。

【随证加减】

实热型加三棱针点刺商阳、乳蛾局部；虚热型加太溪、照海。

【临床操作】

实证泻之，虚证补法。毫针斜刺大椎，进针 1 寸；斜刺列缺，进针 0.3 寸；三棱针点刺少商出血。

【针方明理】

治疗时注意对本病的辨证，需要局部与整体的结合。局部症状与全身症状常成正比，局部红肿轻微，全身症状就轻，表明邪热轻浅；反之乳蛾红肿明显，甚至化脓起腐，全身症状就重，可以高热不退，甚至惊厥等症。

治疗上以清泻肺胃，利咽通络为法则。取穴以远端及局部相结合。咽为肺之关，肺与大肠相表里，故咽痛以毫针刺翳风、合谷清火邪热，以三棱针点刺少商、商阳放血泻热，以大锋针点刺红肿之乳蛾出血，使其恶血出尽，壅滞之经络通畅，以利咽喉而止痛退热，针到肿消。对于虚热型咽痛，贺普仁先生认为，肾经入肺中，循咽喉，故肾阴不足，虚热之邪上蒸咽喉，常可引起本病反复发作，取照海、太溪益肾阴，取列缺调肺气，肺属金，肾水充足，可滋阴降火，利咽通络。

【按语】

本病包括西医的扁桃体炎。急性发作者，常见高热、咽喉肿痛。慢性扁桃体炎临床症状不太明显，患者中有的扁桃体增生、肥大，有的扁桃体不大。扁桃体炎如反复发生，可引起肾炎、风湿病、长期低热等不良后果，值得重视。

十一、失音方

【病症：失音病症】

声音不扬，甚至嘶哑不能出声，称为失音，中医称之为"喉暗"。本病多因外感寒邪，阻遏肺窍，或外受风热，灼津为痰。痰热交阻，肺失升降，或郁怒伤肝，气机郁结，肺气不宣，均可致肺之关口咽喉开阖不利，音不能出；或肺有燥热，日久伤阴，或肾阴不足，咽喉、声道失于滋润，而致失音。

【针方组成】

液门、听宫、水突。

【针方临症】

声音嘶哑，其声不扬，重者不能出声。急者猝然发病，缓者逐渐形成。如外感表证兼有发热、恶寒、喉痛等；病久者多兼有咽喉干痒不适，胸闷等症。

【随证加减】

实证加列缺；虚证加照海。

【临床操作】

实证用泻法，虚证用补法。水突刺入 0.5 寸深，使针感向上传导至咽喉；液门向上斜刺 2 寸，听宫直刺 1.5 寸。

【针方明理】

《景岳全书》云："声由气而发，肺病气夺。此气为声音之户也。肾藏精，精化气，阴虚则无气，此肾为声音之根也。"故失音一病与肺肾关系密切。贺普仁先生据此制定本方治疗法则为宣降肺气，滋阴降火，通经调气，升津润喉。方中液门为手少阳三焦经荥穴，此处为三焦经脉气所发之处，状如小水，以毫针向上斜刺液门 2 寸，可调三焦之气滞，肾为下焦，故此穴宜可调肾，而起到育阴升津润喉之效。听宫是手太阳小肠经穴，与手足少阳经交会，深刺此穴 2 寸深，可调喉部经气。水突是足阳明胃经穴，位居颈部，邻近于喉，是治疗咽喉病的局部穴位，刺此穴宜 5 分许，有调喉经气的作用。失音病分虚实，实证多责之于肺，取肺经络穴列缺，泻肺热调经气，升津润喉以致音哑。虚证多责之于肾，照海可补肾育阴，升津润喉。此方用之临床，效果良好。

【按语】

对于失音时间较长，针刺效果不明显者，应进行后部检查，排除喉癌。本病患者应减少发声，避免大声呼叫，忌食烟酒、辛辣刺激食品。

第七节　针方明理　皮肤病证

一、白癜方

【病症：白癜风】

白癜风是皮肤色素脱失而发生的局限性白色斑片，又称白驳风，多因七情内伤肝气郁结，气机不畅，复感风邪，客于肌肤，致气血失和，血不荣肤而成。西医认为本病是一种局限性色素代谢障碍的疾病，发病原因有遗传因素、自体免疫和神经因素。

【针方组成】

局部阿是穴、侠白。

【针方临证】

皮肤突然出现色素脱失斑，渐渐扩大，形状不规则，可多发或对称性，皮损处呈纯白色，边缘色素往往较深。一般无自觉症状，部分患者可伴有精神忧郁或心烦急躁，舌质淡或有瘀斑，舌苔白，脉缓。

【随证加减】

肝郁气滞者可加合谷、太冲。气血失和者可加足三里、三阴交。

【临床操作】

以短毫针围刺白斑患处，约1 cm1针，留针30分钟。针后，用火针散刺白斑病灶及边缘处。用艾卷灸侠白穴，每侧半小时，可教会患者自行在家中灸治。

【针方明理】

贺普仁先生认为白癜风之皮肤白斑是疾病发于外的表象，实在内因于气血失和以致肌肤失养所致，故气血失和是引起白斑的基本病理过程。这一过程的产生多由外感风邪或情志不畅引起。在治疗方面，调和气血是基本原则。穴取肺经的侠白穴，部位在上膊，臑部内侧白肉凸起之前方，垂手夹腋之处，肺脏之两侧，肺主白，故名侠白。因肺主皮毛，肺主华盖，白斑病在皮肤，肺能输布气血至全身，灸治侠白，可调理肺气，调气和血，荣养肌肤。围刺白斑，火针局部点刺等方法均可促进局部血液循环，而本方具有活血化瘀、祛风通络、补益肝肾、养血消斑的作用，能够促进黑色素细胞再生及恢复皮肤表面黑色素细胞的正常功能，调节内分泌的平衡，调理脏腑及机体免疫机制的功能。

【按语】

患者在生活中应注意：饮食上平时尽可能少食维生素C，多进食豆类以及豆制品；注意在室外锻炼身体，但不可强光暴晒；应注意劳逸结合，心情舒畅，以积极心态配合并坚持治疗。多数患者在半个月以后开始见效，个别患者见效后恢复很缓慢。若半途而废则治疗会前功尽弃，因此对于白癜风的治疗贵在坚持，并且痊愈后还应巩固治疗一段时间，有助于防止复发。

二、蛇丹方

【病症：蛇丹】

蛇丹是在皮肤上出现簇集成群，累累如串珠的水泡，疼痛异常剧烈的一种皮肤病。因本病多缠腰而发，故又名缠腰火丹，但也常发生于身体其他部位，以腰肋部胸部多见，头面部次之，多发于身体之一侧。本病多因脾湿久困，肝胆经脉外受风热毒邪，或肝气郁结，久而化火，以致肝胆火盛，湿热蕴蒸，溢于肌肤脉络发为疱疹。

【针方组成】

龙眼、阿是穴（龙头、龙尾）、丘墟透照海。

【针方临症】

初期皮肤发红，继则出现密集成簇的大小不等的丘疱疹，迅即变成小水疱，三五成群，排列成带状，疱群之间肤色正常，患者呈索状刺痛或灼痛，舌黄或干，脉弦数。

热盛型：局部皮肤鲜红，疱壁紧张，灼热刺痛，自觉口苦、咽干渴，烦躁易怒，食欲不佳，小便赤大，便干或不爽，舌质红，舌苔薄黄，脉弦滑微数。

湿盛型：皮损颜色较淡，疱壁松弛，疼痛略轻，口不渴或渴不欲饮，不思饮食，食后腹胀，大便时溏，舌质淡体胖，舌苔白腻，脉沉缓或滑。

气滞血瘀型：皮疹消退后局部疼痛不止，舌质暗苔白，脉弦细。

【随证加减】

热盛型：加合谷、曲池；湿盛型：加足三里；气滞血瘀型加血海。

【临床操作】

龙眼穴为经外奇穴，位于手小指尺侧第 2、第 3 骨节之间，握拳于横纹近处取之。龙眼刺入 0.2 ～ 0.3 寸，或点刺放血，毫针透刺从丘墟向照海。疱疹病灶带前（头）、中、后（尾）部三棱针点刺出血加拔罐。

【针方明理】

贺普仁先生在本方中选用龙头、龙尾、龙眼。先用三棱针先刺其延展所向龙头、龙尾之处，出黄水恶血以泻毒热；再用三棱针刺龙眼，其用意在于清热解毒，祛瘀除恶，以治其因，化瘀通络，凉血和营，以治其果。运用放血加拔罐方法以充分祛其恶血，使湿热火毒之邪能随瘀滞之血而出，给邪以出路。该方法不仅能控制病情，而且能去除病原，所以这是治疗带状疱疹的有效方法之一。取丘墟透照海，疏肝涵木，调理气机；曲池、合谷为手阳明大肠经合穴和原穴，足三里为足阳明胃经合穴，阳明经多气多血，施泻法可疏泄和通调阳明经气，健脾胃祛湿浊，清泻气血的壅滞；足太阴脾经的血海，善于活血祛瘀。以上诸方诸法合用，微通法结合强通法，起到疏肝解郁，清热利湿，祛瘀止痛的作用。

【按语】

本病相当于西医的带状疱疹，由水痘－带状疱疹病毒引起。病毒通过呼吸道黏膜进入人体，经过血行传播，可在皮肤上出现水痘。但大多数人感染后不出现水痘，是为隐性感染，成为病毒携带者。此种病毒为嗜神经性，在侵入皮肤感觉神经末梢后，可沿着神经移动到脊髓后根的神经节中，并潜伏在该处，当宿主的细胞免疫功能低下时，如患感冒、发热、系统性红斑狼疮及恶性肿瘤时，病毒被激发，致使神经节发炎坏死，同时再次激活的病毒可以沿着周围神经纤维移动到皮肤发生疱疹。

三、湿疹方

【病症：湿疹】

湿疹是以糜烂和瘙痒为主症的常见皮肤病。本病常因饮食失节或过食腥发动风之品，伤及脾胃，脾失健运，致使湿热内蕴，造成脾为湿困；复感风湿热邪，内外两邪相搏，充于肌肤发为本病。湿性重浊黏腻，易耗血伤阴，化燥生风故本病缠绵不已，反复发作。

【针方组成】

委中、背部痣点、劳宫。

【针方临症】

热重于湿（相当于急性湿疹）：发病急病程短，局部皮损初起皮肤潮红焮热，轻度肿胀，继而粟疹成片或水疱密集，渗液流津，瘙痒无休。伴有身热口渴心烦，大便秘结，小溲短赤，舌质红，苔薄白或黄，脉弦滑。

湿重于热（相当于急性湿疹或亚急性湿疹）：发病较缓慢，皮疹为丘疹及小水疱，皮肤轻度潮红，有瘙痒，抓后糜烂渗出较多。伴有纳食不安，身倦无力，大便不干，小便清长，舌质淡，苔白或腻，脉弦滑。

脾虚血燥型（相当于慢性湿疹）：病程日久，皮肤粗糙、肥厚，有明显瘙痒，表面可有抓痕血痂，颜色暗或呈色素沉着；舌质淡，舌体胖苔白，脉沉缓。

【随证加减】

热重于湿加曲池；湿重于热加阴陵泉；脾虚血燥加膈俞。

【临床操作】

委中以三棱针放血，实证放血量多，虚证可酌减放血量。背部有反应点即痣点，用三棱针挑刺1～3针，后加火罐，每次2～3个痣点。劳宫直刺0.3～0.5寸，阴陵泉直刺1～1.5寸，膈俞斜刺0.5寸。

【针方明理】

本病的发生主要是内因于湿，外因于风湿热邪，内外两邪相搏，湿邪泛滥于表则生疱疹，破溃则流水。风热之邪袭于肌表，扰乱营卫之气则生痒。治疗当以利湿解毒，活血止痒为主。所以贺普仁先生认为放血有利于利湿解毒，调和气血。本病虽发于外，形于肌表。实则内联于气血，气血不调，风邪侵袭，则易患此病。背部痣点刺络拔罐放血，有行气活血之功。血行则外风可疏，内风可灭。委中为足太阳膀胱经合穴，膀胱经主一身之表。此穴放血既可利湿解毒，又可活血疏风。劳宫为手厥阴心包经穴，与三焦经相表里，三焦主水湿代谢，取之可利湿解毒。若因该病日久不愈，病入血分，血会膈俞放血，可理血祛风祛湿。微通强通合用，针刺效力倍增。

【按语】

湿疹是一种常见的过敏性炎性皮肤病。急性湿疹初起局部发生红斑水肿，自觉灼热瘙痒，继之在红斑上出现散在或密集的丘疹或小水疱。经搔抓后，水疱破裂，形成糜烂面。有浆液渗出，干燥后结成黄色痂皮。若渗液混有血性，结痂常呈暗红色或黑色。若继发感染，渗液为脓性，结痂则为污秽黄褐色或黄绿色。皮疹经过治疗或自然缓解后，颜色逐渐变成暗红色或淡红色，渗出减少，水肿消失。结痂脱落，表面附着细碎鳞屑，新生之上皮纹理较明显。

四、瘾疹方

【病症：瘾疹（荨麻疹）】

瘾疹是一种常见的过敏性皮肤病，以皮肤上出现鲜红色或苍白片状疹块，并伴有瘙痒为特征。本病多因禀赋不受，又食鱼虾等腥荤动风之物，或因饮食失节胃肠实热，或因平素体虚卫表不固，复感风热、风寒之邪，郁于皮毛肌腠之间而发病；再有情志不遂，肝郁不舒，气机不畅，郁而化火，灼伤阴血，感受风邪而诱发。

【针方组成】

曲池、合谷、血海、三阴交。

【针方临症】

风热型：发病急骤，风团色红灼热剧痒；伴有发热恶寒，咽喉肿痛或呕吐，腹痛，遇热皮疹加重；舌苔薄白或薄黄，脉浮数。

风寒型：皮疹色呈粉白，遇风冷皮疹加重，口不渴，或有腹泻；舌体淡胖，苔白，脉浮紧。

阴血不足型：皮疹反复发作，迁延日久，午后或夜间加剧；心烦易怒口干，手足心热；舌红少津或舌质淡，脉沉细。

【随证加减】

风热型加风池；风寒型加风市；阴血不足型加足三里。

【临床操作】

曲池、血海、三阴交毫针直刺泻法 1～1.5 寸，合谷直刺 0.5～1 寸，风市直刺 1～2 寸，内庭泻法直刺 0.5 寸，风池斜刺 0.5 寸，足三里直刺 1.5 寸用补法。

【针方明理】

曲池、合谷分别为手阳明大肠经之合穴和原穴，善于开泄散风清热；脾经之穴血海可清血中郁热；三阴交养血凉血；风市散风驱寒；风池祛风清热；足三里健运脾胃调气养血。贺普仁先生在临床上运用此方治疗荨麻疹效果良好。同时强调辨明病因，辨证施治。对急性期患者要祛风止痒；对慢性患者要扶正健脾养血为治疗法则。

【按语】

西医认为本证特点是初起皮肤局部发生瘙痒，抓后皮肤潮红，迅即发生形状不一、大小不等的鲜红色或瓷白色风团；皮疹剧烈瘙痒，此起彼伏，越抓越多，数小时后逐渐消退，一日之内可发作数次。一般皮疹泛发全身，黏膜亦可受累；发生于胃肠部可伴有腹痛腹泻。发生在喉头黏膜，则可引起喉头水肿产生呼吸困难、胸闷憋气，严重者可窒息。反复发作者可迁延至数月或数年，应尽可能避免诱发因素，包括动植物性因子、化学因子、物理因子等，饮食宜清淡，多饮水。

五、瘙痒方

【病症：皮肤瘙痒症】

皮肤瘙痒症是一种自觉瘙痒而无原发损害的皮肤病，由于不断搔抓，常有抓痕、血痂、色素沉着及苔藓样变化等继发损害。本病多因血虚风燥、肌肤失养，或因风湿蕴于肌肤，不得疏泄而致发病。

【针方组成】

天枢、血海、三阴交。

【针方临症】

瘙痒时发时止，但周身无皮损，瘙痒剧烈，夜间尤甚。有时全身痒，有时局部发作。

血虚风燥型：皮肤干燥脱屑，有明显抓痕及血痂。本型多见于老年人，冬春发病。舌质淡苔薄白，脉弦缓。

风湿蕴阻型：因经久搔抓皮肤继发感染，或湿疹样变。本型多见于青壮年，夏秋季发病。苔白或腻，脉滑。

【随证加减】

血虚风燥型，加阴陵泉；风湿蕴阻型，加曲池、合谷。

【临床操作】

实则泻之，虚则补之。火针点刺天枢，速刺不留针。血海、阴陵泉、三阴交、曲池，毫针直刺 1～1.5 寸；合谷直刺 0.5～1 寸，风市直刺 1～2 寸。

【针方明理】

本病主要病机为血虚风燥和风湿蕴阻，风湿为主要致病因素。其内因为脾失健运，气血失调致内在血虚，脾失运化致湿邪积聚，所以贺普仁先生认为调理脾胃中焦是治疗本病的关键要点。本方取穴天枢，天枢为足阳明胃经穴，其经脉属胃络脾，又为大肠募穴，是大肠经气汇聚之处，是调理胃肠中焦之枢纽。借用火针的发散之性，可健脾化湿；血海、三阴交为脾经穴，血海擅长活血以祛风，血行风自灭，风散痒自消；三阴交健脾疏肝益肾，滋阴养血润肤。微通法结合温通法，借火针发散温阳鼓动之特性，共达到健脾养胃，养血润燥，祛风化湿止痒之目的。

【按语】

瘙痒症的病因复杂，全身性者如糖尿病、肝胆疾患、贫血淋巴瘤等均可引起瘙痒。部分皮肤瘙痒症病例属于敏感所致，如老年人皮肤有其自身的特殊性，即萎缩、敏感和增生。瘙痒症的临床表现为皮肤变软变薄，干燥起皱。在情绪变化和气温变化，特别容易发痒，受体内或体外环境因素的多种影响。在治疗中应注意以下几点：寻求病因积极治疗原发性疾病，告诫患者尽量避免引发本病的诱因，如情绪激动、化纤毛织品内衣、过热和肥皂水刺激、辛辣之品等，外阴部瘙痒禁用酊剂。

六、痤疮方

【病症：痤疮】

痤疮是一种毛囊皮脂腺的慢性炎症，好发于颜面，严重者可累及上胸及肩背部，可形成黑头粉刺、丘疹脓疱、囊肿和结节等损害。本病多发于青春期男女，青春期过后大多自然痊愈或减轻。本病多因肺经风热、胃肠湿热、脾失健运、冲任不调等原因所致。

【针方组成】

耳尖、背部痣点刺络放血。

【针方临症】

肺经风热：颜面潮红、皮疹红热、疼痛或有脓疱，舌尖红苔薄黄，脉浮数。

胃肠湿热：皮肤油腻不适，皮疹有丘疱疹或有脓疱结节等，溲黄大便秘结，舌苔黄腻，脉濡数。

脾失健运：皮疹以结节囊肿为主，伴纳呆、便溏、神疲乏力，舌苔白，脉沉细。

冲任不调：病程长，呈周期性变化，与经期关系密切，并伴有月经不调或痛经，舌质暗红，苔薄黄，脉弦细数。

【随证加减】

肺经风热加肺俞；胃肠湿热加胃俞、大肠俞；脾失健运加脾俞；冲任不调加膈俞。

【临床操作】

耳尖穴用速刺法：针刺前先将耳尖周围用手指向针刺处挤按，使血液积聚于针刺部位，消毒后以左手拇、食、中指夹紧被刺部位，快速刺入 1 分左右，迅速出针，挤出鲜血数滴，再用干棉球按压。

背部痣点挑刺法：术者手指消毒，然后以左手将背部痣点的皮肤捏起，并将其固定。用握笔式持三棱针，挑刺时使针尖快速刺入痣点皮肤，2～3 分，随即迅速拔出并立即在挑刺处拔火罐，可见罐内吸出部分血液，留罐 10 分钟。

【针方明理】

贺普仁先生治疗痤疮的特点在于寻找背部痣点或反应点。古代医家对痣点早有重视，《灵枢》曰："无虚之邪不能独伤人，必因虚邪之风与其身形，二虚相得乃客其形。"《黄帝内经》曰："五脏之道皆出于经隧，以行气血，血气不和，百病乃变化而生"。说明疾病的发生与卫气营血有关，并可借助经络的通内达外的生理特点，在体表的各部位上出现各种反应点，而挑痣点法正是利用了经络的这一生理功能，从治疗体表入手。通过挑刺肺俞、脾俞、胃俞、大肠俞、膈俞，进而调整相关脏器的生理功能，使五脏六腑之阴阳气血相互协调。加拔火罐可促使局部出血，达到经气通畅，营卫调和，祛瘀生新之目的。耳尖穴放血增强了消散邪热的功效。

【按语】

本病患者应该经常用温水洗涤患处，禁止用手挤压痤疮，尤其是位于面部三角区域，少食油腻辛辣食物及巧克力烟酒等，多吃新鲜蔬菜水果。

七、斑秃方

【病症：斑秃、脱发】

斑秃是指骤然发生的头发呈斑块状脱落的疾患，俗称鬼剃头多因素体虚弱，脾胃不健，气血化源不足，风邪乘虚侵袭，以致血虚风燥，毛发失养而脱落。情志不畅、肝气郁结、气滞血瘀或肝肾阴亏亦可至毛发脱落，其中以血虚风燥者最为多见。

【针方组成】

中脘、上廉、足三里。

【针方临症】

头发突然成片脱落，脱发部位形状不一、大小不等，多呈圆形或不规则形，边界清楚。继续发展，病灶数目范围均可增多扩大，甚至累及全身毛发。患者可无自觉症状，发病前常有精神紧张或过度疲劳史。

【随证加减】

病重者可加梅花针叩打局部。

【临床操作】

上廉直刺 0.5 ～ 1 寸，平补平泻；中脘、足三里直刺 1 ～ 1.5 寸用补法。

【针方明理】

贺普仁先生擅长选取下廉穴治疗斑秃脱发，这一独特经验穴为多气、多血之手阳明大肠经穴，可调和气血。中脘为胃之募穴，腑之会穴，又与手太阳、手少阳、足阳明经交会，结合足三里的穴性功能，共起到补气养血，调理气机，养血润发之功效。

【按语】

针灸治疗斑秃应贵在坚持，治疗期间患者忌食油腻，保持心情舒畅，保证充足睡眠。

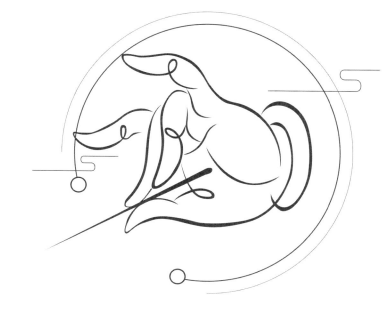

法源篇

篇前小叙

　　贺普仁先生在自己从医 70 年庆祝大会上宣布：针灸三通学术体系不属于个人，属于中国针灸和人类社会。

　　万事皆有源。中国针灸医学几千年来绵延不息，内脉长存。这孕育于中华文化的内脉，在古往今来的传承中，时续时断，时断时续，传承至今，靠的是"医以文传"。而文传者们，无论是医家，还是文人，必定是明其源头、得其内脉者。得其脉者书写源头传脉之作时，面对种种的讹传与误解，需有大胆取舍的心理高度与去伪存真的品鉴能力。让几千年针灸发展中的讹传与误解，退出学界、业界的公共记忆，是这些大家命定的艰难躬耕。

　　针灸三通学术体系，无论是学科传承价值，还是人文传承价值，都是因为对本学科和人类社会发展具有根本意义而存在，这也是世间一切传承的原因所在。贺普仁先生用一生方方面面的践行，发觉针灸学科蕴含的中华文明与中华文化，将其活化在一诊、一治、一针、一穴上。

　　"针法""穴道"一脉相承，代代传真，为的是让后人，在中国针灸的青绿山水中，永远依山有脉，傍水有源。

第十三章 元点正承 正用正传

第一节 植根内经 经典采华

针灸三通学术体系植根于《黄帝内经》。

《黄帝内经》全面阐述了中国医学的道用理法。《灵枢》所述针灸内容尤为详尽，故有《针经》之称。《黄帝内经》中的针法、穴道、病因、气机、九针十二原、针灸治神、针灸通调等理论，为针灸学科的生成发展奠定了坚实道用理法根基。依托针法与穴道，向针灸学的四面八方钩沉与并掘，为针灸三通学术体系的生成之源，立根之据。

《灵枢·九针十二原》曰："通其经脉，调其血气，营其逆顺出入之会……令各有形，先立针经"。针灸三通学术体系以此为传承的立足点。通过通调经脉血气，治疗疾病，正是古人发明针灸疗法的出发点。

经络运行是人体生命活动的基本生理特性。疾病的发生是对这一生理功能的破坏，经脉血气不通，营卫、气机运行不畅。《素问·调经论》曰："血气不和，百病乃变化而生。"唐代医家孙思邈在《备急千金要方》云："诸病皆因血气壅滞，不得宣通"。明代医家龚廷贤在《寿世保元》血气论中云："人生之初，具此阴阳，则亦具此血气，所以得全性命者，气与血也。血气者，乃人身之根本乎。气取诸阳，血取诸阴。血为荣，荣行脉中，滋荣之义也。气为卫，卫行脉外，护卫之义也。人受谷气于胃，胃为水谷之海，灌溉经络。长养百骸，五脏六腑，皆取其气。故清气为荣，浊气为卫。荣卫二气，周流不息，一日一夜，脉行五十度，平旦复会于气口，阴阳相贯。血荣气卫，常相流通，何病之有。一窒碍焉，则百病由此而生。"

贺普仁先生提出：尽管病因有七情六淫、饮食劳倦、跌打损伤等，但在任何疾病发生过程中，气滞是不可逾越的病机，故称"病多气滞"。气滞则病，气通则调，调则病愈，由此揭示针灸治疗奥义——疏通经络，调理血气，调和阴阳，恢复气机升降出入之常。

贺普仁先生的示义"通"字，包含通调双重含义。以通为手段，以调为目的，调和以病愈。清代医家高士宗在《素问直解》云："通之之法各有不同，调气以和血，调血以和气，通也。下逆者使之上升，中结者使之达，亦通也。虚者助之使通，寒者温之使通，无非通之之法也"。

针灸三通学术体系发展完善过程中，贺普仁先生不断在针灸经典中采华，为核心学说和临证理法注入源头活水。

传说扁鹊所撰、成书于汉代的《难经》，是对《黄帝内经》经文的解释与发微。《难经》之"难"字，有"问难"或"疑难"之义。全书共八十一难，采用问答方式，探讨和论述了中医的一些理论问题，内容包括脉诊、经络、脏腑、阴阳、病因、病机、营卫、腧穴、针刺、病证等方面。贺普仁先生提出：只有《黄帝内经》《难经》两经连读，才能更好地理解《黄帝内经》。《难经》全面叙述奇经八脉的含义、内容、循行部位、起止与十二经脉的关系、发病证候等，补充完善了《黄帝内经》这部分内容的缺乏，使得经络学说更为完善。贺普仁先生极为重视《难经》这些独有理论，深解了奇经八脉发病证候和临证治疗。

西晋医家皇甫谧所撰《针灸甲乙经》重视取穴方法，如取率谷穴须"嚼而取之"等，此对贺普仁先生重视临证精准取穴有很深影响，其一直认真研究腧穴取穴之法，如要求刺伏兔穴，患者须跪而取之。

南宋医家王执中所撰的《针灸资生经》，是在学习、探讨《黄帝内经》《难经》《针灸甲乙经》等经典基础上，根据自己的临证积累和搜求民间的针灸经验而写成。该书重新考订腧穴，改正前人的错误。针对以往针灸典籍中有关针灸的禁忌、孔穴的距离、配穴的方法、艾灸的运用、食物的宜忌诸方面，逐一加以论证，博采众长。此书共记载穴位365个，其中疗效显著的奇穴37个；附图46幅，并加以详细说明；列举针灸病案60例，方病案27例，内、外、妇、儿多种病证罗列详悉，成为古今针灸重要学习书籍。贺普仁先生对王执中的学术思想，学术风范，医德人品都深为叹服。特别是在勇于拓展临证治疗思路上，贺普仁先生深受其影响。王执中挖掘古代针灸学中有关燔针、焠针、火针理论与临证方法，扩大了火针的应用范围，提出疑难急症的火针急救方法。对贺普仁先生温通理法的形成起了重要作用。对于王执中继承孙思邈"针、灸、药并重"的思想，强调"若针而不灸、灸而不针、非良医也。针灸而不药，药而不针灸，亦非良医也。"贺普仁先生更是心有戚戚焉，把针、灸、药的和合而施作为了分调合施的重要法则。

明代医家汪机，在《针灸问对》中，对诸多繁复的针刺补泻手法持否定态度，认为这是故意夸张其法。他提出：在针入"得气"后，以插为补，以提为泻，以及徐疾、捻转等少数几个基础补泻手法，其他则均不必拘泥之。《针灸问对》曰："古人用针待之气至，泻则但令吸以转针，补则但令呼以转，舍此之外，别无所谓法也。"汪机诸多针刺补泻手法"无非巧立名色"之论对贺普仁先生影响很大，这是因为汪机所论与贺普仁先生遵循的"大道至简"之哲学观相合，更与其实践感悟吻合。

第二节　微通理法　渊源发微

微通理法渊源于《黄帝内经》《难经》《针灸甲乙经》。《灵枢·九针十二原》曰："欲以微针通其经脉，调其血气。"《灵枢·小针解》曰："刺之微在数迟者，徐疾之意也。""粗之暗者，冥冥不知气之微密也，妙哉，工独有之者，尽知针意也"。此为微通之法定位于以微针之具，微妙之法，通经络、调血气的重要理论依据。

《难经》从六十九难到八十一难，贺普仁先生烂熟于心，特别是对六十九难"虚者补其母，实者泻其子，当先补之，然后泻之。不实不虚，以经取之者，是正经自生病，不中他邪也，当自取其经，故言以经取之。"七十二难："所谓迎随者，知荣卫之流行，经脉之往来也。随其逆顺而取之，故曰迎随。调气之方，必在阴阳者，知其内外表里，随其阴阳而调之，故曰调气之方，必在阴阳。"理解深入。这些理论让贺普仁先生感悟到：微中迎随补泻，以血行气；通调表里荣卫，和在阴阳。

千年针灸，最难传的是针法。最应该阐明的是穴道。对针法的论示，《黄帝内经》之后的第1部针灸专著《针灸甲乙经》对针之形状、制作、针灸禁忌、经络、腧穴部位的考订，针灸的临床适应证、针灸操作方法及临床经验的系统论述，对微通之法的形成产生重要影响。《针灸甲乙经》的腧穴内容是贺普仁先生吸取养分最多的部分。《针灸甲乙经》系统地对腧穴的名称、部位、取穴方法等逐一考订，重新厘定孔穴之位置，同时增补了《黄帝内经》未能收入的新穴，使全书定位孔穴达到349个。其中双穴 300 个，单穴 49 个，比《黄帝内经》增加了 189 个穴位，即全身共有穴位 649 个。人体 90 多个交会穴，大部分首见于《针灸甲乙经》，后世增减极少。交会穴能够主治所交会经脉的各种病症，因此交会穴的出现，对运用经络理论指导临证，扩大穴位的主治范围，有着重要意义。贺普仁先生能够在毫针治疗中精用腧穴，与其善用交会穴密切相关。

贺普仁先生在微通法中善用独穴治病，也因受到经典的深刻影响。《魏志》记载的华佗提出治病须"疏针简灸"的主张："若当灸，不过一、两处，每处七、八壮，病亦应瘥；若当针，亦不过一、二处。"明代医家李梴在《医学入门》云："百病一针为率，多则四针，满身针者可恶。"《针灸甲乙经》在晋以前医学文献的基础上，对人体的十二经脉，奇经八脉，十五络脉以及十二经别，十二经筋等经络系统的生理功能、循行路线、发病规律做了系统论述。提出"用针之理，必知形气之所在，左右上下，阴阳表里，血气多少，行之逆顺，出入之合。"此对贺普仁先生微通之法的形成有着深刻的启迪作用。

《针灸甲乙经》是贺普仁先生扩大毫针治疗范围的依据之一。《针灸甲乙经》在前人经验的基础上，提出适合针灸治疗的疾病和症状多达 800 余种。书中条分缕析热病、头痛、疟、黄疸、寒热病、脾胃病、癫狂、霍乱、喉痹、耳目口齿病、妇人病等，为贺普仁先生拓展针灸治疗范围提供了理法支持。

第三节　温通理法　渊源发微

一、火针温通理法渊源发微

贺普仁先生博览群书，从大量古籍中发掘火针疗法，研习参考经典如下所示。

1.《黄帝内经》

火针疗法见于《黄帝内经》该书明确记载了火针治疗。说明春秋战国时代已经对火针疗法的名称、针具、刺法、适应证、禁忌证等有了较为系统的认识。火针在《黄帝内经》中称之为大针，《灵枢·九针十二原》曰："九曰大针，长四寸……大针者尖如挺，针锋微圆"，可见此针针身粗大，针尖微圆，适应于高温、速刺的要求。亦有人认为"大"即"火"字的笔误。《黄帝内经》又将火针称为"燔针"，火针疗法称为"焠刺法"。焠，火灼也。《灵枢·官针》曰："凡刺有九……九曰焠刺，焠刺者，刺燔针则取痹也。"《灵枢·经筋》曰："焠刺者，刺寒急也，热筋纵不收，无用燔针。"《灵枢·寿夭刚柔》曰："刺布衣者，以火焠之；刺大人者，以药熨之。"《灵枢·官针》曰："病水肿不能通关节者，取以大针。"《灵枢·厥病》曰："肠中有虫瘕及蛟蛕……以大针刺之。"《素问·调经论》曰："病在骨，焠针药熨。"以上所提到的均为火针的适应证，如寒痹证、虫证、水肿、骨病等，并适用于体质强壮者，而热痹则不用火针。《灵枢·经筋》曰："治在燔针劫刺，以知为数，以痛为输。"则指出了火针的取穴、针刺方法。由上可见，火针疗法早在《黄帝内经》时代就已成为针灸医学重要组成部分。

2.《伤寒论》

该经典由汉代医家张仲景所撰。书中建立了系统的中医辨证论治原则，对火针疗法的禁忌和误治后的处理做了共计 10 余条的论述。《伤寒论》将火针称为"烧针""温针"。书中曰："太阳伤寒者，加温针必惊也。""火逆下之，因烧针烦躁者，桂枝甘草龙骨牡蛎汤主之。""伤寒脉浮，医以火迫劫之，亡阳，必惊狂，卧起不安者，桂枝去芍药加蜀漆牡蛎龙骨救逆汤主之。""太阳病中风，以火劫发汗，邪风被火热，血气流溢，失其常度。两阳相熏灼，其身发黄，阳盛则欲衄，阴虚小便难，阴阳俱虚竭，身体则枯燥，但头汗出，齐颈而还，腹满微喘，口干咽烂，或不大便，久则谵语，甚者至哕，手足躁扰，捻衣摸床，小便利者，其人可治。""形作伤寒，其脉不弦紧而弱，弱者必渴，被火者必谵语。"以上详细讲述了太阳伤寒，太阳中风及温病伤阴，误用火针的严重后果。《伤寒论》还指出火针治疗后由于针孔保护不当，感受外邪，并发奔豚。"烧针令其汗，针处被寒，核起而赤者，必发奔豚，气从小腹上冲心者，灸其核上各一壮。"张仲景从反面论述了火针疗法的一些不良反应及其处理方法。

3.《针灸甲乙经》

该经典由晋代医家皇甫谧所撰。《针灸甲乙经》肯定焠刺针法的疗效，强调火针的适应证及患者的体质要求，曰："焠刺者，燔针取痹气也。""凡刺寒邪用毫针，曰以温。""故用针者不知年之所加，气之盛衰，虚实之所起，不可以为工矣。"其对火针疗法的论述未超出《黄帝内经》范围，但对火针疗法的流传有着承前启后之用。

4.《小品方》

该经典由晋代医家陈延之所撰。书中最早出现了"火针"之称，同时具体把火针疗法应用于眼科疾病的治疗。如其治眼肤肉生覆瞳子方曰："取针烧令赤，烁著肤上，不过三烁缩也。"贺普仁先生治疗某些眼病采用火针疗法的理法渊源在此。

5.《备急千金要方》

该经典由唐代医家孙思邈所撰。《备急千金要方》记载："外疔疮痈，针唯令极热。""痈有脓便可破之，令脓宜出，用铍针，脓深难见，肉厚而生者用火针。"这是火针治疗热证的最早记载，从此火针突破了只治疗寒证的局限，进一步拓展了火针的适用范围，既用于内科黄疸、癫狂，又用于外科疮疡痈疽、瘟疫痰核和出血。孙思邈打破了火针只是"以痛为腧"的取穴方法，如"侠人中穴火针，治马黄疸疫通身并黄，语音已不转者"。在刺鬼十三针法中，明确鬼路、鬼枕、鬼床、鬼堂四穴的刺法："火针七锃，锃三下"等外，还提出了火针的禁忌腧穴"巨阙、太仓，上下篇此一行有六穴，忌火针也"。

6.《针灸资生经》

该经典由宋代医家王执中所撰。《针灸资生经》将火针疗法创造性地用于内脏疾患的治疗，是对火针疗法的一大贡献。书中记载了治疗心腹痛、哮喘、腰痛等病的经验。"腰痛，出入甚难，予用火针微微频刺肾俞，则行履如故。"论明病名、症状、取穴手法及治疗效果，开创火针病案记载的先例。贺普仁先生从《针灸资生经》中受益颇多，该书为创立温通法起了重要启发、参考作用。

7.《针灸聚英》

该经典由明代医家高武所撰。《针灸聚英》专篇全面论述了火针疗法，为火针治疗成熟之标志。其关于针具云："世之制火针者，皆用马衔铁……此针唯是要久受火气，铁熟不生为上，莫如火炉中用废火筋制铁为佳也。"明确了火针选材的要求："初制火针，必须一日一夜，不住手以麻油灯火频频蘸烧，如是终一日一夜，方可施用。"说明火针制作的具体工艺。关于火针针法其曰："针者，以麻油满盛，灯草令多如大指许，取其灯火烧针，频麻油蘸其针，烧至通红用方有功。若不红者，反损于人，不能去病。烧时令针头低下，恐油热伤手，先令他人烧针，医者临时用之，以免致手热。才觉针红，医即采针。""以墨记之，使针时无差，穴点差，则无功。""先以左手按定其穴，然后针之。""切忌过深，深则反伤经络，不可太浅，浅则治病无功。但消息取中也。大凡大醉之后不可行针，不适浅深，有害无利。"强调火针加热、火针刺法及深浅的原则。书中关于火针适应证曰："破瘤坚积结瘤等，皆以火针猛热可用。""若风寒湿三者在于经络不出者，宜用火针，以外发其邪。""凡治瘫痪，尤宜火针易获功效。"详细讲解火针破脓、治瘤、蠲痹等治疗作用，及在疮疡外科疾患、痹证、瘫痪中的作用。书中关于火针禁忌证曰："人身之处皆可行针，面上忌之。凡夏季……切忌妄行火针于两脚内，及足则溃脓肿痛难退，其如脚气多发于夏……或误行火针，则反加肿痛，不能行履也。""大醉之后，不可行针。"强调火针的禁用部位、季节和时机。书中关于火针针后处理曰："凡行火针一针之后疾速便去，不可久留寻即以左手速按针孔上则痛止，不按则痛甚。"书中首次对火针的功效进行总结，总结了火针的引气与发散两大功效，建立火针治病的基本理论。书中还对火针与气针、灸法的长短进行了比较，认为火针易于掌握且散邪之功显著优于气针，火针较灸法易被患者接受，又无灸法闭门留寇之弊。《针灸聚英》为温通法理法形成起到重要作用。

8.《本草从新》

该经典由清代医家吴仪洛所撰。《本草从新》云："凡用火针，太深则伤经络，太浅则不能去病，要在消息得中。""营气微者，加烧针则血流不行，更发热而烦躁。"书中阐述了火针治疗眼疾的方法："肝虚目昏多泪，或风赤及生翳膜，头厚生病，后生白膜，失明或五脏虚劳，风热上冲于目生翳病，亦熨烙之法……其法用平头针，如孔大小，烧赤轻轻当翳中烙之，烙后翳破，即用除翳药敷之矣。"贺普仁先生火针治疗翼状胬肉的理法依据源于此。

9.《医宗金鉴》

该经典由清代医家吴谦所撰。《医宗金鉴》总结了前人的经验，归纳了火针的适应证：火针者即古之燔针也，凡周身淫邪，或风或水、溢于机体、留而不能过关节、壅滞为病者，以此刺之。

此外，外科专著《刘涓子鬼遗方》和方剂专著《太平圣惠方》中有关火针的论述，也都对贺普仁先生产生影响。晋末医家刘涓子所撰的《刘涓子鬼遗方》中的"痈大坚者，未有脓。半坚薄，半有脓。当上薄者，都有脓，便可破之。所破之法，应在下逆上破之，令脓得易出，用铍针。脓深难见，上肉厚而生者，火针。若外不别有脓，可当其上数按之，内便隐痛者，肉殃坚者，未有脓也。按更痛于前者，内脓已熟也。脓泄去热气，不尔长速，速即不良。"北宋医家王怀隐等撰《太平圣惠方》提出的"夫痈疽者，头少肿处多出脓不快者宜针烙"的观点，以及"烧针似火色，看核子大小，作一纸环子束定，无辜仍须捏定，以针当中烙之，可深二豆许，即贴沉香膏"的火针治疗无辜疳的方法，都为贺普仁先生火针治疗外科痈疽提供了参考依据。

因人体气血喜温而恶寒，寒则凝聚不通，温则流而通之，而火针具有温热通调之功。贺普仁先生通过对历代医家火针论示的提炼，形成了以火针为主的温通之法。需要注意的是，火针虽然具有火针和灸疗的双重作用，但不能替代艾灸疗法。

二、艾灸温通理法渊源发微

对于灸法，《黄帝内经》曰："针所不为，灸之所宜。"《医学入门》云："药之不及，针之不到，必须灸之。"凡是针刺治疗效果不好的病症，都可以采用灸法，而针灸同施，更有增加治效的作用。我国现存最早的针灸著作是早于《黄帝内经》的灸法专著——《足背十一脉灸经》和《阴阳十一脉灸经》。

《黄帝内经》对灸法进行了系统介绍。从灸疗的起源到各种灸法及其适应证，书中记载甚多。《灵枢·经脉》曰："陷下则灸之。"《素问·骨空论》曰："灸寒热之法，先灸项大椎。失枕……灸脊中。"《灵枢·癫狂》曰："治癫疾者……灸穷骨二十壮。"《素问·血气形志》曰："形乐志苦，病生于脉，治之以灸刺。"《灵枢·经水》曰："其治以针艾。"对临床上治疗内脏疾患卓有成效的背俞穴，《灵枢·

背腧》强调："灸之则可，刺之则不可。气盛则泻之，虚则补之。"

《伤寒论》虽然主要以汤药治病，但也用针灸来补充药物治疗的不足。对许多病证都有"可火"的记载。在治疗三阴病方面，张仲景十分重视灸治。如"少阴病，吐利……脉不至者，灸少阴七壮"等。三国医家、曹操之孙曹翕抿撰《曹氏灸方》为最早的灸疗专著。书中所载施灸腧穴增多，施灸的禁忌也较以前诸书具体明确。

《针灸甲乙经》详尽地论述了灸法及禁忌。晋代医家葛洪在《肘后备急方》中收录了多种灸疗方法，对危重病症施灸方法的记载较为详细，首创了隔物灸。

唐代医家孙思邈在《备急千金要方》《千金翼方》中提倡针灸并用，提出"一针二灸三用药"的治疗顺序。他注重灸量，治疗重病施灸的壮数多至几百壮。在《备急千金要方》中有关于艾灸和药物结合运用的记载，如隔蒜灸、豆豉灸、黄蜡灸、隔盐灸、黄土灸等。《备急千金要方·七窍病下》中还有竹筒及苇筒塞入耳中，在筒口施灸以治耳病的"筒灸"的记载，开创了利用器械进行灸疗的先河。

唐代医家王焘提出：灸为"医之大术，宜深体之，要中之要，无过此术。""圣人以为风是百病之长，深为可犹，故避风如避矢。是以御风邪以汤药、针灸、蒸熨、随用一法皆能愈疾。至于火艾，特有奇能，虽曰针、汤、散，皆所不及灸为其最要。"唐代崔知悌在《骨蒸病灸方》中专门介绍痨病的灸疗。《新集备急灸经》是灸疗治疗急症的专论。宋代更加重视针灸在医疗中的作用，宋代医籍中有"天灸"或"自灸"的记载，这是利用某些刺激性药物如毛茛叶、芥子泥、旱莲草、斑蝥等贴在有关部位上，使之发疱的方法，是不同于温热刺激的另一类施灸方法。《太平圣惠方》、《普济本事方》及《圣济总录》等医方书中收集了大量的灸疗内容。

王执中在《针灸资生经》重视艾灸炷数及主治病症，强调寻找压痛点进行灸疗。"不必拘旧经病左灸右，病右灸左之说，但按酸疼处灸之。"这是通过临床实践得出的经验，也是孙思邈提倡的"阿是穴"法的运用和发展。

宋代医家窦材所撰《扁鹊心书》，是记载以灸法治疗各种疾病的专著。书中记载有"睡圣散"，使患者昏睡后施灸，这是麻醉应用于灸法的最早记载。书中还提倡保健灸，指出常灸关元、气海、中脘等穴"虽未得长生，亦可保百余长寿"。

明代是我国针灸的全盛时期，灸疗方法也得到了进一步的发展，如"桑枝灸""神针火灸"，后又发展为"雷火神针"。灯火灸，是用灯草蘸油点火在患者皮肤上直接烧灼的一种灸法。此外，还有利用铜镜集聚日光，作为施灸热源的"阳燧灸"。明代医家李时珍在《本草纲目》中，有35处提到艾和艾灸的用途，如"艾灸用之则透诸经，而治百种病邪，其沉疴之人为康泰，其功大矣。"李时珍谈到艾叶"以蕲州者为胜，用充方物，天下重之，谓之蕲艾。"故蕲艾因此而闻名全国。明代医家张介宾所撰的《类经图翼》介绍了各类病证的灸疗处方。高武在《针灸聚英》中，严厉批评了当时重药轻针、轻灸的倾向，指出"针、灸、药，皆为医家分内事。""针、灸、药三者得兼，而后可与言医。""针、灸、药因病而施者，医之良也。"

《医宗金鉴·刺灸心法要诀》用歌诀的形式介绍灸法，便于初学者记诵。清代医家吴亦鼎所撰《神灸经纶》四卷，是我国历史上又一部灸疗学专著，详论艾灸治疗，在附篇《医原》云："针之手法未可以言传，灸之穴法尚可以度识。"清代医家雷丰所撰《灸法秘传》，对灸法的认识和应用更上一层楼，配有双面穴图，书末由刘国光附入太乙神针方和雷火针法。清代广泛流行"太乙神针"，即特殊的艾条灸法，对灸法的传播和发展起到推动作用。《灸法秘传》是贺普仁先生研制、应用"太乙神针"灸具、灸法的重要参考书目。

贺普仁先生从临证中和大量古籍中认识到艾灸疗法不可替代的价值，因此把"针灸并用"作为重要临证法度。

第四节 强通之法 渊源发微

放血疗法在我国有悠久的历史，早在金属针发明之前的新石器时代，就有利用砭石刺破皮肤放血治疗疾病的记载。当时脏象学说、经络学说作为完整的医疗体系尚未建立，放血部位大多限于局部病灶，属于外治法。关于放血疗法比较完整的文字记载首见于《黄帝内经》。书中对放血疗法从针具、方法到治病机制、适应证等方面都进行了论述。《灵枢·九针十二原》对针具的描述为："四曰锋针，长一寸六分。""锋针者，刃三隅，以发痼疾。"《灵枢·官针》谈到刺血的具体操作方法："络刺者，刺小络之血脉也。""赞刺者，直入直出，数发针而浅之出血。""豹文刺者，左右前后针之，中脉为故，以取经络之血者，此心之应也。"《灵枢·小针解》指出了放血的机制："菀陈则除之者，去血脉也。""泻热出血"。对于放血疗法的适应证，《黄帝内经》做了大量的论述。《素问·三部九候论》曰："经病者治其经，孙络病者治其孙络血……上实下虚，切而从之，索其结络脉，刺出其血，以见通之。"《素问·刺疟》曰："刺疟者必先问其病之所先发者，先刺之。先头痛及重者，先刺头上及两额、两眉间出血。先项背痛者，先刺之。先腰脊痛者，先刺郄中出血。先手臂痛者，先刺手少阴、阳明十指间出血。"《灵枢·癫狂》有用放血法治狂的记载"狂而新发，未应如此者，先取曲泉左右动脉，及胜者见血，有顷已。"《灵枢·热病》载有"心疝暴痛，取足太阴、厥阴，尽刺去其血络。"《灵枢·厥病》记载："头痛甚，耳前后脉涌有热，泻出其血。"《灵枢·官针》记载了放血疗法治疗痈肿等。《黄帝内经》关于放血疗法的理论、方法，是贺普仁先生强通法理法的重要根据。

晋唐时代之后，各医家沿用《黄帝内经》放血疗法并有所发展。如晋代医家葛洪在《肘后方》中提到"疗急喉咽舌痛者，随病所左右，以刀锋截手大指后爪中，令出血即愈。"《备急千金要方》记有"胃虚令人病善饥不能食，支满腹大，刺足阳明、太阳横络出血。喉痹，针两手小指爪纹中出血，三豆许愈，左刺右，右刺左。"

宋代以后，放血疗法应用的范围更加广泛。宋代医家娄全善在《医学纲目》中记载："治一男子喉痹，于太溪穴刺出黑血半盏而愈。"宋代医家陈自明在《外科精要》记载："一男子年逾五十，患疽五日，肿大痛，赤晕尺余，重为负石，当峻攻，察其脉又不宜，遂砭赤处，出血碗许，背肿顿退。"金代医家张子和在《儒门事亲》中提出"目疾头风出血最急说"，与他攻伐驱邪治病思路相一致。

明代医家薛立斋在医案中记载："喉痹以防风通圣散投之，肿不能咽，此症须针乃可，奈牙关已闭，遂刺少商出血，口即开。"明末佚名《循经考穴编》重视刺络放血疗法的研究，记录28个刺络放血穴位。成书年代不详的《七十二翻全图》中有12翻含"疗证"，治疗方法以挑刺为多，贺普仁先生在完善强通法时，从中受到颇多启发。

清代医家吴尚先的《理瀹骈文》为外治法专著，该书有放血治疗小儿锁喉风的记载"治一小儿咽喉肿胀痛甚，半饮喝水不下，晨甚……以银针少商、然谷二穴出血。其喉即宽，予之茶即下。无苦，饮食遂进。"此书对贺普仁先生研究外治法，拓展强通法产生重要影响。清代关于痧症的专著较多，其中的放痧法即为刺血疗法。这些专著对强通法的形成也有重大影响。

从放血疗法经典专著中，汲取古人丰富的治疗经验，是贺普仁先生针灸强通法理法依循的本源。

第十四章　源头活水　滋养绵延

第一节　格物致知　融通求真

实事求是、格物致知、知其然知其所以然，是贺普仁先生一直秉承的学术理念。实事求是，就是在实践中寻找规律。格物致知，就是穷究事物的道理，知其所以然。

实事求是，格物致知，在中国传统文化中，是做事、治学首要原则与至高境界。事物的道理就是规律，探究规律，帮助自己和他人认识规律，利用规律，是格物的价值与目的。《礼记·大学》曰："致知在格物，物格而后知至。"明清教育家颜元把格物解释为："犯手（动手）实做其事"，"手格其物而知至"。贺普仁先生认为在探索针灸医学规律中，北宋医家王惟一是格物致知典范之一。其编著的《铜人腧穴针灸图经》，铸成两个针灸铜人模型的创举，带给贺普仁先生很多思考、启发，其中最大的影响是在治学理念上。该书使贺普仁先生认识到治学重点有二：一是认识规律之后的善知重行，二是利用规律之时的融通化简。

贺普仁先生为了传承千年针法，从《灵枢》九针中，归纳出三针三法，这是其在临证之中，手格其物，针对现代疾病病性，认识、利用针灸医学规律的成果。

《灵枢》中记载诸多针具、针法，当代针灸治疗方法更是层出不穷。如何将众多针灸方法使用好？如何通过多种方法有机结合，取得治疗效果？贺普仁先生在对这些问题的思考中，摸索着针灸作用机制与规律，融通精简针灸诸法，感悟出：以平为期，去繁求真是正道。"针灸三通法"从学说到体系，体现的正是认识、利用针灸规律，得其精髓，化合其用。

贺普仁先生认为：做到实事求是，格物致知，需要独立思考，不能人云亦云。特别是对于要则问题，敢道天下真，这是学者应备的学术品质，更是推进针灸科研工作之必须。贺普仁先生身体力行。例如：明确制止借用中药组方方法组建、论说针方之风。贺普仁先生认为：针方和中药方有着本质的不同。中药的药性是单向作用，如附子只能温阳，不可清热；而黄连只能清热，不可温阳。针灸的穴位具有双向调节作用，如针刺大椎穴可以清热，但用温补手法或灸法又可温阳；针刺天枢穴，既可通便，又可止泻等。针灸运用得法对人体都是良性刺激。因此，针灸不需要用某穴来制约另一穴的不良反应，所以针方没有佐制穴、反佐穴。中药是通过胃肠道吸收，而针灸直接作用于所病经络，因此针方不需要引经穴。针灸没有中药的偏性、毒性，因此，针方中也不需要调和诸穴的调和穴。

同理，针方没有君、臣、佐、使之分，因此对教科书中的针方主穴、配穴之论，贺普仁先生亦持反对意见。他认为：针方是几个穴位的有机组合，通过整体协同生效而起作用，难以区分主穴、配穴，一个好的针方，应是其中缺了哪个穴位都会失效或减效，如果有的配穴不太重要，就应去掉不用。针方取穴以精准为则。贺普仁先生强调"针方无主配之分"，只有不断积累对穴性的认识，不断深化对穴性的认知，将各穴的穴性烂熟于心，临证之时自然精妙针方，方能由心而出。针对千变万化的病情，针方是在辨证求真的基础上，熟能生巧的结果，而不是按主穴、配穴配出来的。

明代医家张介宾在《景岳全书·传忠录》论治篇云："今之医者，凡遇一证，便若观海望洋，茫无定见，则势有不得不为杂乱，而用广络原野之术。"贺普仁先生的针方理念和原则，旨在倡导临证，针方有据，心出精妙，能少扎一针就不多扎一针。这不仅是在尽量减轻患者痛苦，更有利于促进针家对穴性的认识和经验积累。

兼收并蓄，融通并用，是针灸三通学术体系形成、发展的必要条件。贺普仁先生临证，把兼收并蓄、融通并用贯穿始终，尊重、学习、应用西医学理论与技术，强调中医内科学理是针家的基本功，针、灸、药并重。贺普仁先生认为：中西医学，体系各异，无须求同，互为所用。在对西医生理学、病理学、药理学原理学习中，开阔眼界，并把西医检验技术用于临证。

不仅对于西医技术，对于中医各种治疗方法，贺普仁先生都是兼收并蓄，择其所长而用之。对于灸的作用，《黄帝内经》曰："药之不及，针之不到，必须灸之。"艾灸有针药所不及的功效，而现代针灸临床对之普遍忽视。其深叹可惜，专著《灸具灸法》，并把灸法作为针三通临证重要一法，以期引起对灸法的重视，让灸法回归针灸临床。

《黄帝内经》曰："毒药治其内，针石治其外。"针药各有所长，和合而用，事半功倍。贺普仁先生认为：首先，正气不足时，针刺补虚之力不胜中药，对阴虚、血亏、精损虚证患者应针药并用。其次，邪气过盛时，应针药并用，激发人体正气，扶正祛邪，如癌症患者放、化疗时，会抑制造血、免疫系统功能，对胃肠道有毒副作用，运用针灸可减轻其毒副作用，提高机体免疫功能。此外，对于畏针患者，在延长针灸间隔时间时，需要用药物来弥补针灸治疗的不足。针药作用于疾病的不同方面，只有针药并用，相互协同，才能综合发挥各自优势。

第二节　厚德载物　敬尊五师

贺普仁先生强调：唐代医家孙思邈《大医精诚》中提出的"一心救治，不得有二"是医家的本色，学问和修养是医家的学养。个人学养的宽度和厚度，决定其在本领域的高度和深度。学养修习是医家一辈子的事，学养修习涉猎范围越广，越受益。本色与学养，筑就医家之厚德。近年贺普仁先生明确提出：好的医家，德为其九，术为其一。德九术一，并非轻术，只是因为术有德育，方能正成，术有德领，方能正用。医道、医德的核心——就是德。

"学习"一词是"学"和"习"复合而成的词组。最先把这两个字联在一起而讲的是孔子。《论语》曰："学而时习之不亦说乎"，是对学习本义的最佳概括。

贺普仁先生的学习一直和针灸临床实践紧密关联。学中用，用中学，知之为行，知行并举。"学中用，学之为用；用中学，实践出真知。"这是贺普仁先生在学养修习方面最鲜明的特色。

回顾过往时，贺普仁先生曾谈到其有五师，敬尊五师，受益终身。五师即敬拜之师、经典之师、同行之师、亲友之师、患者之师。五师给予贺普仁先生一生用之不竭的精神启迪和技艺源流。特别是经典之师，带给贺普仁先生的是对中国针灸医学的正承、正用、正传的底气。

对于经典研习，贺普仁先生感悟到的准则有二：一是，只有学以至通，方能学以致用；二是，学之用之，用之加之，加之效之，效之传之，传之广用之，为最上之学。

学之用之：在经典中读到与临床应用相关的知识或方法，贺普仁先生经认真思考后，即在临床中去应用体验。如在《针灸资生经》中读到，为了保持和延展针刺气血阴阳调整的效果，针灸后半小时内不要喝水的记载，立刻身体力行，几十年不厌其烦地叮嘱患者遵守此则。

用之加之：重在古今融会贯通。贺普仁先生在前人经验的基础上，结合临证需要，做出自己的创建。如贺普仁先生在学习清代典籍中读到"太乙神针灸"相关内容时很感兴趣。"太乙神针灸"属于道家灸法，以药艾入灸筒，灸灼经络腧穴，透入肌理，扶正祛邪，调养元气，治疗疾病。"太乙神针灸"起源于唐代，但直至清代才有专著成书繥世。清朝医家高士宗云："太乙者，无上之尊，优之众职环会而为贵人也。"以"太乙"名其针者，意在表明此法的效验神奇。"太乙神针灸"，药艾配方有数种，因其传承不同而有异。对此贺普仁先生的做法是"工欲善其事，必先利其器"，先请人帮助铸制器具，并在对"太乙神针灸"药方组方进行了相关研习后，决定先化繁为简以艾代药进行尝试。虽然因受条件限制，未能坚持应用此法，但通过简用"太乙神针灸"法对"红斑狼疮"进行治疗，积累了相关经验与体会。

贺普仁先生感悟到：很多年针灸临证，只是在学习、继承古人和前辈的经验，在很长时间内，诊治什么病都是按照他们说的做，不敢逾距。尽管对老师的教导和书里的知识已经记忆得很纯熟了，但有时遇到患者却用不上，而且遇到书上没有记载或其记载方法疗效不好的病症也越来越多。对此必须得找到方法，勇敢尝试，解决问题。于是，贺普仁先生对火针的探索开始。对于火针的应用，自古以来记载就很少，《黄帝内经》记载火针的适应证是治痹证，没有治疗其他病的记载。到了唐朝，才有治疗乳痈记载。到了宋朝，有了治疗胃脘痛、腰痛记载。在没有查到治疗其他疾病记载情况下，其为了治疗白癜风，便参考经典上灸穴位治疗方法，试扎火针，患者的皮损很快就恢复正常颜色了。此后，火针治疗牛皮癣、色素沉着、帕金森病、癌症等疑难杂症的方法、经验，不断积累。

贺普仁先生强调：随着现代社会的发展，患者和疾病的情况以及服务环境都在不断变化。但当今所遇奇症顽疾，均可仿效古方古法，加以发挥，临证应用。尽管前人没留下记载，但我们应该利用自己所学的知识、积累的经验、得到的新认识，在实践中不断找到治疗方法。

宋代王惟一选编《铜人腧穴针灸图经》，受宋仁宗之令主持设计、铸成针灸铜人模型两个，让世界上最早的立体针灸模型问世，开创经穴模型直观教学之先河。贺普仁先生为继绝学，准备工作多年，经过反复考证，自筹资金，终于在 2009 年，现代仿真针灸铜人问世。

对于经典之师，贺普仁先生的体会是，只阅几本书，虽然其中的内容越看越清楚，但不利打开眼界；博览群书可防一家之说的偏见，可不断修正和补充自己的学问。其还认为，在书上作眉批，是学习经典的好方法。

为了挚爱的经典之师，贺普仁先生倾囊收藏医书，日日夜读不辍，把善学重用作为对经典之师的回报。

第十五章　源远流长　内脉贯穿

　　贺普仁先生始终坚信：中国针灸医学需在中华文明、中华文化的沃土中，把握前进方向，找到原始动力。他强调：中国针灸医学的理论与临证，不能脱离其本，否则会使之成为无脉之山，无源之水。

第一节　针灸医学　内脉为根

　　同前所示，内脉为根即指中华文化为根。

　　贺普仁先生认为：立足中华文明、中华文化，必然坚守阴阳大道，坚守"治病必求于本"。只要坚持在这条大道上前行，中国针灸的生存发展，就握在了针灸人自己的手中，而不是放在其他的标准里。

　　中国针灸发展史的特点之一，就是个体承传，构成整体发展。因此，认识针灸三通学术体系在中国针灸医学传承发展中的位置、作用至关重要。

第二节　传承针法　坚守师承

　　当代针灸学家黄龙祥，在《中国针灸刺灸法通鉴》自序中云："针灸治病早于方药治病，而自《内经》以下，方药的运用远多于针灸，何也？答曰：针灸之痛远甚于方药，然而随着时代的发展，针具的改良，针刺之痛远轻于火灸，而古代灸方却远多于针方，又何也？晋代葛洪曰：'使人用针，自非究习医方，素识《明堂流注》者，则身中荣卫尚不知其所在，安能用针以治之哉'。陈延之则曰：'夫针术须师乃行，其灸则凡人便施，皆言针难而灸易，针刺之难难在何处？在于手法耳。同是一穴一方，其补泻不同而治也不同。如：伤寒无汗，补合谷，泻复溜即汗，汗多补复溜，泻合谷即止。'（见《循经考穴编》），且补泻更有先后多少之别，那么何为补？何为泻？《黄帝内经》虽有明文，而时人已有异解，后人更生分歧，是以针术难于言传，须师乃行。此针法难行之一也。此外，古代针师多秘其术而不轻易示人，是以古针方鲜有注明针法者，偶有出注者，多也语焉不详，故宋代《证类本草》序曰：'自古人俞穴针石之法不大传，而后世亦鲜有得其妙者，遂专用汤液丸粒理疾。此针法难行之二也。而至金元以降，言针法之书骤多，然医家又多玄其术而夸其能，针法遂越变越繁，学者茫然不得其妙。此针法难行之三。由此看来，要切实提高针灸疗效，并使中国古老的针术在世界范围内推广运用，首先必须对于大量古籍中散在的针法内容进行全面系统的整理，再结合现代临床、实验的方法加以验证。去粗存精，去伪存真，使其简单化、规范化、切合实际，从而能够有效地指导针灸临床实践。"黄龙祥以上对千年来针法难行问题的思考与提出，道出针灸医家的心声。此后其在后来的学术专著《黄龙祥看针灸》中，以发现三通法为标题，论示了"针灸三通法"在传承千年针法方面的重要价值——"在

《黄帝内经》中，针刺工具被总结为九类，而刺法更有'五刺''九刺''十二刺'多种。然而针具针法若统而言之，则不出'血针'——刺络法、'火针'——燔针法、'气针'——白针法三大类。在针灸的早期阶段，针刺治病以血针、火针为主，自毫针发明之后，气针法的应用范围不断扩大，较之当代针灸临床'毫针'主打天下的情形，古代，特别是隋唐间，针灸临床却呈现出另一番风景。火针与白针并重，气针与血针并重，而且对各自的适应证有明确的认知。故孙思邈强调：'所以学者须深解用针，燔针白针，皆须妙解。'并且详述了'用白针之法'与'用锋针之法'（隋唐火针法多采用锋针）。初唐甄权在'血针''气针'的适应证方面积累了丰富的临床经验，著《针经》一部载其治验。金元时期，张从正对于血针的应用又有独到的发挥，而明代的高武则系统总结了明代以前各家火针法的应用经验。当代针灸名家贺普仁在总结古代针灸临床文献的基础上，结合自己的临床实践，将毫针刺法、火针刺法、三棱针法归纳为'微通''温通''强通'三法，进一步明确了三者的适应范围。此三法几乎概括了针灸医学中的全部刺灸方法，从而使得渐渐被人们淡忘的火针法、血针法、得到了新生，推动了针灸的发展。"

针灸是一门技艺性很强的实践医学，对取穴、手法等操作能力的要求性很高。贺普仁先生将数种针灸疗法的精髓凝练为三针三法，简化了学习掌握针法的繁度。

临证中，微通法主要用毫针操作，一个"微"字道出了毫针操作中，从持针、进针、行针补泻直到留针、出针各个环节的微妙之处。为达到"易用而难忘"的境界和水平，贺普仁先生总结了一整套修炼针术之法。同样，对于温通法、强通法，贺普仁先生也均有修炼的方法。这也告诫针家，要想取得好的治疗效果，除掌握通过文字描述的知识外，更重要的是要修炼针法基本功。

《黄帝内经》曰："九针各有所宜"。火针、血针刺络特有的适应证是毫针不能胜任的。针灸在当代新技术、新技法发展的同时、也存在着原有技术、原有技法失传的危险。贺普仁先生对火针的挖掘应用，正是在火针几近失传的情况下，为了疑难杂症的治疗，查据古籍，自制针具，反复试验，承担风险，坚持临床应用，致使火针新生。火针治疗在扩大针灸治疗范围与提高针灸治疗效果上成果显著，特别是在对疑难杂症的攻克中显现了独有的功效，如火针治疗癌症、阴道白斑病症、颈椎病等。

贺普仁先生用七十余年传承针法的结晶，延续了传统针灸针法的生命力，这是针灸三通学术体系最大的传承价值所在。

贺普仁先生遵从中华文化师承规律，坚守师承，带徒如子，带子如徒。借助祖传优势，传授子女亲属，且更积极配合国家的部署，亲带硕士研究生，毫无保留地传授医理、医技给学生。对所有拜在其门下的弟子一视同仁。这些传人已是当代中国针灸界的中坚力量，在中国针灸走向世界的征途中，以正传中国针灸为己任。

第三节　大医正流　医以文传

文以载道，医以文传。贺普仁先生带领弟子唯学是举，钻研精典，寻根溯源，著书立说，以"格物致知"为治学准则。在针灸三通学术体系，从针法到学说，从学说到学术体系的两个发展阶段中，贺普仁先生都是以学带研，理论实践并重。不仅自己学习研究不辍，还带领弟子传人加入其中，旨在让更多的人进入针灸三通学术体系的发展中，多多培养中国针灸人才。

贺普仁先生注重在渊源性上下功夫。在其指导下，多篇针灸三通法学术论文发表。1992年专著

《针灸歌赋临床应用》出版；1995 年 12 月第一部针灸三通法专著《贺氏针灸三通法》（崔芮、盛丽）出版；1998 年针灸三通法系列图谱专著《火针疗法图解 – 贺氏针灸三通法之一》（盛丽、孙敬青）、《毫针疗法图解 – 贺氏针灸三通法之二》（盛丽、孙敬青）、《三棱针疗法图解 – 贺氏针灸三通法之三》（盛丽、孙敬青）出版；1999 年第一部针灸三通法医案专著《针灸三通法临床应用》（王京喜、徐春阳）出版；2004 年第一部灸法专著《灸具灸法》出版；2006 年专著《针灸三通法操作图解》出版；2008 年专著《针灸的医学》（日语版，贺伟）出版；2009 年专著《针灸三通法》（日语版，贺伟监修翻译）出版；2011 年国医大师系列介绍临床经验实录《国医大师贺普仁》（谢新才、王桂玲）出版；2011 年贺普仁先生从医七十年针灸学术文集《普仁明堂示三通》出版；2012 年《中华针灸宝库贺普仁临床点评本》出版，此书被立为北京市社会科学"十一五"计划的重大项目，为近现代针灸文献的系统整理填补了空白；2014 年《贺普仁针灸三通法》出版；2014 年《针灸的威力》（日语版，贺伟）出版；2014 年《抑郁症治疗》（日语版，贺伟）出版；2015 年《针灸止痛》（日语版，贺伟监修翻译）出版；2016 年《贺普仁火针疗法》（王桂玲）出版；2017 年《普仁明堂示扶正》（贺喜）出版；2019 年《贺普仁针灸三通法——找寻古针灸的气与神》（贺林、贺小靖、贺伯汉）出版；2020 年《普仁明堂示套穴》（贺喜）出版；2020 年《提高免疫力，防患未然》（日语版，贺伟）出版。2022 年《普仁明堂示温通》（贺喜、贺伯阳、贺铂楠等）出版。

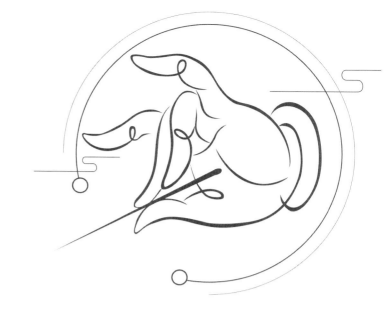

专 篇

篇前小叙

　　为了系统论示针灸三通学术体系，按照学术出版规范对原版针灸文集结构与内容做出调整。原版中的"医功必修"与"传人针方"内容辑录为专篇此次再版入书。对未能入书的其他内容，整理原版页码查阅指南于本篇，以便读者查阅。

第十六章　医功必修

第一节　医功释义

贺普仁先生最早提出医功概念，并身体力行进行医功修炼。其认为：修炼医功应是所有外治医家的基本功。只有经过医功修炼，针家才能做到前面提出的"五神自治"要求。医功分为呈现与修炼两个层面，前者是指针灸医生在临床操作时所具有的一种特定良好精神体能状态，后者是指这种特定状态需通过修炼才能达到。中国武八卦掌、太极、气功等功夫、功法，都是医功修炼的常用方法。医功可使针灸医生将自身的正气，通过针体传达到患者体内，以调动患者血气，扶正祛邪，对提升针灸疗效起到事半功倍作用。《素问·宝命全形论》曰针刺时要"手如握虎"，没有长期的医功练习，怎能有握虎之力呢？医功对于针灸临证，绝非可有可无，针灸临证中，经常听到、看到这样的现象，同样针一个穴或一组穴，不同的针家施术患者不但感觉不一样，疗效差别也很大。医功修炼可以减轻进针时的疼痛，如武术内家拳法讲究螺旋力，特点是力量深透和方向稳定，在进针的瞬间是呈螺旋状刺入；在针刺之时，要求针家神不外溢，意不露形，周身放松，沉肩坠肘，气贯周身，运力指端，以轻微的武功发力动作，自然地将针送入人体，患者多无痛感。这样容易取得患者的配合，临床疗效也会更好，否则部分患者因惧怕疼痛而紧张不已，必定影响"得气"和感传的产生，甚至因为惧怕疼痛中断治疗，使得已有很好疗效的患者，失去治疗机会。

《灵枢·九针十二原》曰："刺之而气不至，无问其数，刺之而气至，乃去之，勿复针……刺之要，气至而有效，效之信，若风之吹云，明乎若见苍天，刺之道毕矣。"能否"气至病所"应以"取穴准确、医功深厚"视为保障。

医功修炼，可以提高针家对气感的敏感性，更好地体察手上针下感觉，以利补虚泻实。《灵枢·终始》曰："邪气来也紧而疾，谷气来也徐而和。"所谓"紧"指针下紧涩的感觉，"疾"指来去突然急促的感觉，"紧而疾"称之为邪气。谷气即指正气，因人体正气有赖于水谷之气的滋养，故名谷气。正气在针下给人的感觉是徐缓而柔和，谷气多为营气。卫气虽行于脉外，但有时也可运行至针下，这时易于和邪气混淆，因卫气剽悍滑疾，有似于邪气之疾，但卫气疾而不紧，如遇"疾"就泻之，则易误伤正气。邪正辨明，则补泻有据。遇邪气则泻之，遇正气则补之。

医功，是针家必修之功，每位针家都可以在医功修炼的实践中，逐渐提高自身功力，并落实在临证感应能力上。

武医和合，为千年针法传承注入崭新理念与鲜活动力。

第二节　贺氏医功

贺普仁先生将深奥的武术、气功与针灸和合，形成贺氏医功。其修炼方法始于学练尹式八卦掌。

八卦掌是以《易经》、"易理"为依托，以八卦理论为指导，以天、地、人三才的自然融会为练功要法，即人处于天地自然之中，以变为法，顺应气候、环境，以动为用，运动不息，随时调整阴阳平衡，防病祛疾。尹式八卦掌在八卦掌中被认为是硬掌法的代表。八卦掌掌式简单，但只要按要求下苦功练，就能练出真功。贺普仁先生在最喜欢的金刚揉球、带手、腕打等功法的修炼中，悟出武医和合的原理。对于八卦掌和针灸的关系，贺普仁先生说："八卦掌是以心行意，以意导气，以气运身，以身发力。针灸治病也是如此，以心行意，以意导气，以气运针以通经。两者原理一样，都是以阴阳五行八卦之理作为指导，都是先在心，后在身。意气为君，身、针为臣。把自己的治病善意灌注到患者穴位、经络，达到治病之目的。所以明医理，有益于武明，解武理，有益于医成。"

贺普仁先生把针术和八卦掌原理、拳法、内功有机地结合起来，进针时，腕力极强，手指稳健，自生巧力，进针顺畅无阻，力度恰到好处，进针速度极快，恰中穴位，患者针感强而几无痛苦。关于进针速度，贺普仁先生曾说："进针就像划火柴，没有速度，火柴是点不着的。进针如果没有速度，就不可能有好的感觉。并给患者增加痛苦。"贺普仁先生指出：八卦和针灸相通，针家多年坚持练习八卦掌，就会内气充足，扎针时自有一股巨大能量，通过银针直达患者病灶。这就好比是相同的一拳，看上去大同小异，实际上分别武术家和普通人打出，其速度与力量自不可同日而语。结合武术与气功的针法，取效更快，较之一般针法更具振动荡击力，更能激发患者自身的正气。

贺普仁先生根据自己多年的感悟与修炼，总结出以八卦掌功法为基础的医功修炼方法。

第三节　医功修炼

1. 顶练三力

贺普仁先生认为：针刺效果与针家指力直接相关，指力又与腰力、腿力密不可分。顶练三力包括指力、腰力和腿力。练指力包括：练指力、练指感、练指动、练指软。练指力要达到拿针紧稳，握提有力；练指感要达到"气至"有觉，敏锐无失；练指动要达到指用自如，动感灵活；练指软要达到指掌绵软，筋骨柔韧。其中练指力尤为关键，其他三练可在练指力的过程中部分实现。修炼指力宜两手同时练习，若单习一手，则不能做到左右手同时进针。练腰力包括：练腰椎、练腰力、练腰动。练腰椎要达到腰椎康健，伸展挺拔；练腰力要达到养肾护腰，力从丹田；练腰动要达到腰动灵活，转运自如；练腿力包括练腿力、练腿动。练腿力要达到着地有力，筋骨康健；练腿动要达到运动自如，腰腿协力。

顶练三力具体方法：首先站立于桌案之前待稳，吸气使气下沉入丹田，然后手臂向前抬起伸直，随之弯腰向前，双手拇指腹搭桌案边上，自觉丹田之气上贯两肩、臂、肘、腕，乃至指端。初练时必觉甚为费力，不能耐久，此时可调换食指，按于如此交替习之，日久之后，则不觉其苦，至此可以增加练习时间。练功需要循序渐进，不可急于求成。初练时每次5分钟，每日1～2次。根据习者的身体素质不同，以后每日练习时间可增至15分钟，大约100天后即可取得初效。获效后不可间断修炼。修炼三力，以修炼指力为重。指力主要功力在于拇指、中指及食指三个指头上。借助腕臂之力，甚至运用全身之力达于指端，才能使针体轻巧无痛刺入穴位，进行各种手法操作。因此，指力与针刺手法有密切关系，不学针灸则已，欲学针灸必须练习指生军，仅就拇、中、食三指而言，其中拇指、食指为主，中指为辅，故练好拇指、食指功力是修炼指力之关键。

修炼指力的简易小方法有三：

（1）顶指法：初练时空手习之，紧并中、食二指，屈成钩形，而以拇指屈置中、食二指之间，使三指尖相顶，紧紧扣牢，虎口成形，猛力叩 5 分钟，每日有空即练。

（2）夹木锥法：此法用二小木锥，夹于左右拇、食、中指肚之间，紧捏之。木锥长约 3 寸，根粗尖细，以花梨紫檀质地坚硬者为佳。每日有暇则练，大约半年功成。

（3）捻线法：练习捻线法不用任何工具，但以拇、食、中三指肚紧贴虎口呈三角形，三指肚相贴之处，以三指之第一节为限，指肚相贴之后，乃贯全臂之力于指，拇指徐徐向前捻若干次，然后拇指再向后捻若干次，其捻数目前后相等，每日不限次数，有暇即练，非常便利。

2. 揉练八部

贺普仁先生认为自己从八卦掌修炼中受益太多，而八卦揉球，可揉练身体八部肩、肘、腕、指、腰、胯、膝、踝。这是针家和普通人均应坚持练习八卦功法。八卦揉球主要是通过揉球动作左右运气、生气、养气，以气养人。

3. 眼目三练

眼目三练，即练眼力、练眼神、练眼准。练眼力：要达到保持视力，视物清晰。练眼神：要达到眼神灵动，洞察广观。练眼准：要达到着点准确，眼手合一。

练眼方法：闭目左右 360° 转睛、燃香亮点追视、闭目突睁、远眺视绿、按摩承泣穴位等。

修炼以上诸法不仅有助于提高针灸疗效，更对强健身体有裨益，利己利人。

贺普仁先生认为：若以一言蔽之，定修，是身心休养之要法，推荐简易八卦站桩法，通过定式姿势，炼气定心。此法简便易行，人人可为。

第十七章 传人针方

第一节 焦虑症临证针方

一、概述

焦虑症是以广泛和持续性焦虑和反复发作的惊恐不安为主要特征的神经症性障碍。其临床表现类似中医的惊悸和怔忡范畴。《黄帝内经》虽然没有惊悸和怔忡的名称，但有类似的描述。《素问·举痛论》曰："惊则心无所倚，神无所归，虑无所定，故气乱矣。"《金匮要略》定名为惊悸，并立专篇阐述。《济生方》立怔忡专篇，对其病因有深刻认识。其后，《丹溪心法》《医林改错》又发展了病因病机。

本病多因平素心虚胆怯，突受惊恐，恐伤肾之阴精，惊伤心阳之气，致心肾不交，神不守舍，心神不宁。临床表现：患者自觉心悸不宁，善惊易恐，发作时自觉胸闷、心跳加速，口干，手脚冰冷，手心出汗，紧张害怕，不知所措，舌红脉细数。

辨证分型：

1. 心神不宁

平素心虚胆怯之人、突受惊恐，以致心悸神摇、不能自主。表现为善惊易恐、坐卧不安。

2. 心血不足

久病血虚、劳伤心脾、致心血不足。表现为心悸头晕、食欲不振、失眠怔忡。

3. 阴虚火旺

肾阴不足、虚火上炎、上扰心神。表现为心悸不宁、心烦少寐、心中懊恼怔忡、面色潮红。

4. 心阳不振

久病体虚、心气虚弱、心无所主。表现为心中空虚、惕惕而动、胸闷气短、形寒肢冷。

针灸处方：百会、内关、合谷、足三里、太冲。随症加减：心神不宁加心俞，心血不足加脾俞，阴虚火旺加通里，心阳不振加阳交。

二、病例

病例：外籍患者，女，38岁。

患者焦虑7年、加重1周。近日因失恋病情加重，在母亲的陪伴下前来就诊。患者明显烦躁不安、恐惧感，须有亲人陪伴、目视直瞪、哭泣手抖。睡眠欠安易醒、易疲倦、情绪低落、月经规律，一直服西药7年。舌红苔薄白、脉细数。辨证：惊恐扰心、心神不宁。治疗原则：镇惊定志、养心安神、益气补血。取穴：百会、内关、合谷、足三里、太冲、太溪。刺法：用平补平泻手法，膻中平刺0.5寸，内关透刺郤门，余穴常规取穴针刺。留针时间30分钟。疗程：每日1次，每周3次。

治疗过程：二诊距初诊时间4天，病情明显好转、症状减轻、取穴刺法同前；三诊距初诊时间7天，患者各种症状减轻，开始感觉内心平静，取穴同上。根据情况，患者每周治疗1次，连续治疗

5 次，症状基本消失，又继续巩固治疗 2 次，共治疗 10 次，患者痊愈。

三、临证明理

本病患者由于素有心胆气虚、易于紧张忧虑。近日失恋，遭受情感突然变化，难以接受，惊恐发作，惊则气乱、心悸神摇、不能自主而为病。心不藏神、心中惕惕，则善惊易恐、坐卧不宁、少寐多梦。恐伤肾精，气血亏虚，累及肝脾，故可见疲倦、手抖之症。主要病位在心，与肾肝脾密切相关。治疗上受贺普仁先生学术思想的指导、选用督脉百会镇静止惊安神、手厥阴心包经之络穴内关透刺郄穴郄门、一针三穴、因心主血脉、心藏神。"心者、君主之官也、神明出焉"，"心者、五脏六腑之大主也、精神之所舍也"。内关穴具有养心血安心神的作用、又为络穴，和其相表里的手少阳三焦经相联系，通于三焦经、有调理气机的作用。郄门穴为手厥阴心包经经气深聚之穴，具有镇静安神之功。合谷、太冲为常用四关穴，可调理气血、疏肝理气、调和中焦。足三里健运脾胃、益气养血。太溪补肾生精、交通心肾。诸穴合用、共奏养心安神、益气、补血、镇惊、定志的功效。

本文作者：盛丽

第二节 花粉症临证针方

一、概述

花粉症是一种季节性发作或季节性加重发作的变态反应性病症，主要表现为卡他性症状（如咳嗽、流涕、打喷嚏、鼻塞等）。部分患者合并支气管哮喘，鼻部症状似属中医鼻鼽的范畴。早在西周《礼记·月令》中已有"鼻鼽"的记载。《诸病源候论》中指出其病因病机："肺气通于鼻，其脏有冷，冷气乘于鼻，故使津液不能自收。"认为肺虚寒为发病的内因。李东垣在《脾胃论·脾胃盛衰论》云："肺金受邪，由脾胃虚弱不能生肺，乃所生病也"。《医学发明·卷第一》云："肺者，肾之母，皮毛之阳，元本虚弱，更以冬月助其冷，故病者善嚏，鼻流清涕，寒甚出浊涕，嚏不出。"则是宗风寒之说并认识到本病的发作有季节性。本病多由于肺气亏虚，卫气不固，以致风寒内侵，肺气不宣所致。

辨证分型：

1. 肺气虚弱，卫表不固

鼻腔痒闷，喷嚏频作，清涕涟涟，患者平素畏风怕冷，全身可见倦怠懒言，气短音低，舌质薄白，脉虚弱。

2. 肺脾气虚，水湿泛鼻

鼻涕清稀，淋漓而下，嗅觉迟钝，头重头昏，神疲气短，四肢困倦，胃纳欠佳，大便稀溏，舌质淡或淡胖，边有齿印，苔白，脉濡缓。

3. 肾气亏虚，肺失温煦

鼻鼽多为常年性，鼻痒嚏多，清涕难敛，早晚较甚，面色淡白或见腰酸膝软，遗精早泄，小便清长，夜尿多，舌质淡，脉沉细弱。

针灸处方：合谷、风池、迎香、足三里、耳尖放血。随症加减：脾肺气虚加肺俞、脾俞；肾气亏虚加肾俞；鼻塞重者加印堂。

二、病例

病例：外籍患者，女，59 岁。间歇性流涕鼻塞眼痒流泪 8 年。诊断为花粉症，发作时喷嚏，流涕，鼻塞，眼痒眼肿流泪。每年春季发作，可持续秋季。今年从三月开始复作，口服西药效果不显，睡眠正常。月经欠规律，偶有潮热。舌红苔白、脉弦。

取穴：合谷、风池、太阳、迎香、足三里、耳尖放血。刺法：毫针，取上述穴位平补平泻，留针30 分钟，耳尖放血。

治疗过程：二诊距初诊时间 7 天后，病症完全消失。取穴耳尖放血，加肺俞、脾俞、肾俞。三诊距初诊时间 14 天后，取穴同前，巩固治疗。共治疗 3 次，症状完全消失。建议患者每年春季初始即来针灸 3 ～ 4 次。后患者连续 2 年如此治疗，花粉症未发作。

三、临证明理

根据贺普仁先生"针灸三通法"原理，治疗本病强调以通为主。治疗方法中耳尖放血，即是强通法的临床应用，可疏风散邪、卫外固表，对眼痒流泪、喷嚏流涕效果明显。迎香穴位于双侧鼻翼的鼻唇沟下端，乃手阳明大肠经止于鼻部的穴位。肺与大肠相表里，取迎香、太阳属于循经近部取穴，主要起到开通鼻眼、调畅阻滞经气、清热疏通气血的作用。风池散风利窍、通经活络。合谷、足三里为手足阳明经穴，手足阳明经上行鼻眼，且阳明经多气多血，既能祛邪又能扶正。正气不足为本病内在原因，故易反复季节性发作，当急性发作性症状缓解后，取背俞穴补肺，健脾固肾。背俞穴位于足太阳膀胱经第一侧线，由于足太阳为三阳之首，输布人体卫表之气，卫外为固，故六淫外邪首先犯卫，客于背俞穴，背俞穴其作用与脏腑相通，乃脏腑之气输于背，亦乃邪伏之所。清代《时方妙用》云："寒邪客于肺俞，痰窠结于肺膜，内外相应，一遇风寒暑湿灶火六气之伤即发，伤酒伤食亦发，动怒动气亦发，伤役劳亦发。"因此本病患者大多迁延不愈，遇气候和季节的改变而反复发作。肺为娇脏，易受风寒暑湿燥火六淫邪气侵袭，寒邪伏于肺俞，内外相引而动。由于寒邪久伏、则内传脏腑，且"鼻准属脾土""肾为欠，为嚏"，由此可知病鼻鼽久则伤及脾肾。《素问·咳论篇》曰："治脏者治其俞、治腑者治其合。"今久病及脾肾，故针刺脾俞、肾俞，调节脏腑机体之阴阳，振奋阳气，固护皮毛，可扶正气，去伏邪，治未病。

本文作者：盛丽

第三节　慢性疲劳综合征临证针方

一、概述

慢性疲劳综合征在英国是常见病之一，典型症状是身体长期极度疲倦，情绪低落，失眠或嗜睡，休息后疲倦不能减轻。西医认为其可能与病毒感染后损害免疫淋巴系统有关。根据相关症状属中医虚劳、郁症、失眠等病症范畴。中医认为本病内因多为患者长期工作紧张、饮食不节、情绪低落致正气虚弱，因为突然精神刺激或病邪入侵，内外因素结合而致气血亏虚、脾胃虚弱、心神失养、肝气不疏、肾精亏损等脾肾心肝脏腑功能失调的病症。临床表现主要为全身疲惫、四肢乏力、微热咽痛、食欲不振、头晕耳鸣、失眠或嗜睡、健忘、精神抑郁。舌淡苔白或腻、脉细弱。

辨证分型：

1. 肺气虚损

面色㿠白，神倦懒言，动则短气，声音低弱，时时自汗。

2. 脾气虚损

面色萎黄，形体消瘦，食欲不振，大便溏薄。

3. 肾阳虚损

面色㿠白，畏寒肢冷，倦惰乏力，精神不振，腰脊冷痛，五更泄泻。

治疗原则：健脾益气，养血宁心，疏肝理气，固本补肾。

针灸处方：中脘、气海、足三里、神门、合谷、太冲、三阴交、太溪。

随证加减：肺气虚损加膏肓、魄户。脾气虚损灸中脘。肾阳虚损灸气海。

二、病例

病例：外籍患者，男，52 岁。疲倦失眠 2.5 年。2.5 年前患病毒感染，出现全身疲劳症状，经医生诊断为抑郁症，口服抗抑郁药 4 个月，效果不佳后停药，再经医学专家诊断为慢性疲劳综合征，那期间也看过心理医生。患者大多数时间感觉疲倦、全身无力、情绪低落、睡眠欠安、食欲欠佳，伴有焦虑情绪，容易感冒。现无咽痛，二便规律。舌淡红苔薄黄，边有齿痕。患者体瘦，显柔弱，说话声低。

辨证：气血亏虚，心神失养。

留针时间：30 分钟，每周 1 次。

治疗过程：二诊距初诊时间 7 天，睡眠改善，情绪仍有低落、疲倦未见明显改善。取穴用上穴加阴陵泉。三诊距初诊时间 14 天。病情时好时坏、时有脾气急躁。治疗同前。四诊病情好转，无明显疲倦，无明显低落情绪，睡眠改善。五诊病情好转，无明显疲倦，无明显低落情绪，睡眠好转。共治疗10 次，基本痊愈。

三、临证明理

中医认为虚劳是以脏腑元气亏损、精血不足为主要病理过程的一类慢性虚衰性病症的总称。本病患者以全身疲倦四肢乏力为主症，反映出脾胃虚弱、气血亏虚是其主要病机。古人李东垣治虚劳从脾胃立论，朱丹溪从肝肾论治，滋阴降火，张景岳重于温补肾阳，而贺普仁先生指导我们临床上应辨证施治，不拘泥于古人。

本病例选用足阳明胃经合穴的足三里，胃经属土，阳明合穴亦属土，故足三里属土经土穴，加任脉胃之募穴中脘，二穴健脾养胃，益气生血，扶助正气，拒邪于外。气海为任脉之穴。肾经原穴太溪，加三阴交，太溪，具有大补元气、填补阴精、固先天之本之功。手阳明大肠经之合谷、足厥阴肝经之太冲，可调理周身气血、疏肝理气化郁。心经原穴神门，可养血安神。足三阴交会穴三阴交，可健脾疏肝益肾、益气养血生精。诸穴合用，滋补后天、先天，使元气生化有源，健运脾胃生化气血，能濡养全身四肢肌肉，疏肝理气，交通心肾，使心神得以安宁。现代研究认为针灸具有疏通经络，调节气血和神经体液，提高机体免疫机能、激发调动和增强机体抗病能力等作用、不但对慢性疲劳综合征各系统的症状非常适应，帮助人体正常功能的恢复。

本文作者：盛丽

第四节　耳鸣症临证针方

【病例】患者，女，52 岁。主诊："耳鸣 3 个月"。就诊时间：2010 年 7 月 12 日。

患者因烦劳过度突发左耳鸣，听力下降，时有头晕，心烦易怒，口渴，少眠，腰酸腿软，心烦及疲劳时耳鸣加重，服各种中西药无效。舌质稍暗，苔薄黄少津，脉弦细。其他病症：颈部不适，左前臂到五指发麻；有颈椎病史、腰痛病史。查体：颈部肌肉稍僵硬，BP140 ～ 80 mmHg。

辨证：脏腑——肝肾亏虚，虚火上扰；经络——少阳经阻滞。

治疗原则：补肾降火，通络开窍。

针方：百会、神庭、耳尖、医风、听宫、中渚、足三里、太溪、地五会、太冲、大椎、风池。

刺法：百会、神庭、医风、听宫毫针轻刺激，稍有针感即可。耳尖三棱针点刺放血三次即停用。中渚平补平泻。地五会、太冲毫针刺泻法。足三里温针灸、太溪毫针刺补法。大椎、风池毫针刺泻法，并用 TDP 灯照射颈部。

治疗计划：此患者肝肾本虚，因不良情绪刺激而虚火上炎，阻滞清窍，治疗上宜先泄其火，然后引火归元，通经络、补肝肾，补泻并用。因耳鸣时间不太长，有治愈的希望，嘱患者坚持治疗。

治疗结果：患者前 2 周每日针刺，耳鸣症状减轻一半，头晕，心烦易怒，口渴症状消失，少眠，腰酸腿软、颈部不适减轻，臂指麻木稍减。此后每周针灸 3 次，至 16 次时耳鸣突然消失。以后几次专治颈部不适、臂指麻木，也有明显减轻。

临证总结：耳鸣的原因复杂多样，但脑神失调是其主因之一。百会、神庭有安神益脑的功效，是治神的主穴。治神关键在于调，调气用轻刺激手法即可。医风、听宫为耳窍的局部穴，有通络开窍的作用，另听宫穴亦有调神解郁的作用，有助于耳鸣的治疗，此二穴敏感，故用轻刺激手法即可，针感过强则病人难以忍受。中渚为手少阳三焦经的输穴。中，指人身元气的根本，又指心神情志；渚为水中之小沙洲，代表三焦水道中的要穴。中渚义含此穴有益气安神、通调三焦水道的功效。三焦经入耳中，该经有数穴可治耳疾，以中渚疗效为最佳。足三里温针灸可降逆下气、引火归元。地五会为足少阳胆经穴，位置与中渚相当，亦是治耳效穴，如《天星秘诀》云"耳内蝉鸣先五会，次针耳门、三里内"。又《席弘赋》曰"耳内蝉鸣腰欲折，膝下明存三里穴，若能补泻五会间，且莫向人容易说"可见足三里与地五会相配，是古代名家经验，本人以此治疗各种耳鸣屡试有效。太冲为肝经原穴，有平肝潜阳的作用，无肝经症状时可不用。地五会、太冲能降肝胆虚火，毫针刺用泻法。肾开窍于耳，太溪为取穴：中脘、气海、足三里、神门、合谷、太冲。

太溪为肾经原穴，补其有助于止鸣，肾不虚者可不用。此外，颈椎病也可能是导致耳鸣的原因，应予积极治疗，大椎、风池并用 TDP 灯照射是专治颈椎病的方法。笔者以上述方法治疗各种耳鸣屡试有效。

本文作者：杨光

第五节　舌痛症临证针方

【病例】患者，女，60 岁。初诊时间 2008 年 10 月 13 日。

主症：舌、腭疼痛 8 年。

患者 8 年前无明显诱因出现右舌中后部及右上腭刀剐样疼痛，且逐渐加重。在多家医院诊治，没有查出疼痛原因，靠服镇痛药止痛，后又经中药、针灸治疗也无明显效果。经人介绍来我处针灸治疗，当时患者舌、腭部呈阵发性剧痛，舌麻，每日服对乙酰氨基酚 6 片止痛，饮食、二便基本正常，因疼痛影响睡眠，腰酸，下肢畏凉。舌质淡暗，苔薄黄腻，脉弦滑。

查体：除舌苔黄腻外，舌、腭部无异常现象，BP120 ～ 70 mmHg。

辨证：湿热上蒸，痰瘀阻络。

治疗原则：引热下行，化痰散瘀。

针方：阿是穴、医风、廉泉、合谷、阴陵泉、丰隆、三阴交、商丘、照海、太冲。

刺法：舌、腭痛点火针点刺出血；医风、廉泉深刺，阴陵泉、丰隆、三阴交、商丘、照海、太冲毫针刺用泻法；三阴交加温针灸，每日针刺 1 次。

治疗计划制订：此患者经针灸常规毫针治疗无明显效果，因此不能再单用微通法，患者痛甚，必有某处不通甚，宜用温通法、强通法加强通络之力。同时患者似有湿热上蒸，此为虚热，宜用灸法引热下行，同时进行整体调理。

治疗结果：治疗 2 周后疼痛大减，对乙酰氨基酚减少到每日 2 片。因患者住址遥远，往返需坐火车，故针灸改为每周 2 次，疼痛始终不能彻底消除，维持对乙酰氨基酚每日 2 片的水平。停针 3 月后，疼痛逐渐加重，每日需服对乙酰氨基酚 3 ～ 4 片。期间到北京协和医院和中国人民解放军总医院（301）医院疼痛门诊及神经内科就诊，所做颅脑核磁示：脑内多发小缺血灶，左侧上颌窦炎症。多家医院诊断不一：曾有舌咽神经痛、舌下神经痛、三叉神经痛等多个诊断。2009 年中国人民解放军总医院医生曾建议患者考虑手术检查、行显微血管减压术的治疗方案。因患者惧怕全麻或发生手术意外未做。2010 年春节后疼痛又回到针灸前那样剧烈。2010 年 6 月在中日友好医院神经外科行手术检查，发现胆脂瘤，1 cm×1 cm×3 cm，上压三叉神经，下压舌下神经。手术切除后现感觉良好，原来两疼痛部位无任何不适，舌麻也好多了，只是手术刀口偶感短暂跳痛。没有服药。

临证总结：此例为顽固性疼痛病例，手术证实为良性肿瘤压迫三叉神经、舌下神经，故常规中药针灸治疗不能取效，西药能强压疼痛，终不能祛病。采用强通法、温通法后，虽然也不能祛病，但能明显减轻疼痛，说明强通法、温通法通的力量明显强于微通法。对此病例，笔者虽也怀疑肿瘤或器质性病变压迫所致，无奈核磁等检查也没能发现，而强通法、温通法也未能治愈患者。综上说明对这种特殊病例，细致的西医检查是必要的，它能明确病灶所在。

本文作者：杨光

第六节　腘窝囊肿临证针方

【病例】患者，女，57岁。初诊时间：2009年9月9日。主诉：左腘窝疼痛、屈伸不利月余。

病史：2009年7月在追赶公共汽车时左侧关节扭伤，此后整个膝关节特别是腘窝处疼痛、屈伸不利。即到盲人诊所按摩，症状反而加重，腘窝处出现肿块，小腿沉重不适。后去北京积水潭医院骨科就诊，诊断为左侧腘窝囊肿。2009年08月27日超声检查所见：左侧膝关节后方扫查，可见大小约5 cm×2.5 cm×1.0 cm的囊性肿物，形状呈不规则形，边缘清楚光滑，内部为无回声暗区，肿物与关节腔相通，周边可见极少点状血流信号。骨科医生建议手术治疗，患者犹豫，遂来我处询问是否可以针灸治疗。患者舌质淡暗，苔薄白腻，脉沉细涩。笔者建议火针治疗。

其他病症：右肩轻度肩周炎，左膝关节骨性关节炎。高血压病，日服非洛地平1片。

查体：左侧腘窝肿痛，左小腿轻度静脉曲张。BP130～70 mmHg。

辨证：局部筋脉损伤，气血运行不畅，湿聚成痰，痰凝成块。

治疗原则：行气活血，化痰散结。

针方：阿是穴、委中、委阳、合阳、犊鼻、阳陵泉、阴陵泉、血海、丰隆、足三里。

刺法：囊肿处火针点刺2～4针，委中、委阳火针点刺放血，合阳、犊鼻、血海毫针刺平补平泻，阳陵泉透阴陵泉，丰隆毫针泻法，足三里温针灸。膝关节正面用TDP灯照射。每周治疗2次，连续治疗2月后囊肿缩小一半，以后每周治疗1次。

治疗计划：此患者气血阳气均不足，概因劳损伤筋等原因致腘窝局部气血运行受阻，痰湿瘀血凝聚而成囊肿，对这种器质性病变，毫针治疗的力量显著不足，而应采取联合温通、强通的方法祛瘀化痰，消肿散结。但患者体质较弱，治疗反应可能较慢，要有持久战的准备，治疗间隔可适当延长，嘱患者坚持治疗。

治疗结果：至2010年2月囊肿已大部消失，左膝关节活动自如，仅感左侧腘窝稍有不适。2010年2月20日超声检查所见：左侧膝关节扫查，关节旁可见少许积液，范围约1.1 cm×0.5 cm。

临证总结：囊肿之为物，是病理产物的堆积，淤滞深矣，毫针微通杯水车薪、事倍功半，故一般认为针灸对此治疗无效。对此顽物，非火针开凿，邪气难以外泄，非火针强力温通，气血难以流转。故用火针直捣病所，瘀血随针外泄。委中为血郄，放血可强通膀胱经，委阳为三焦下合穴，放血可强通三焦经，三焦主管水液代谢，刺委中、委阳有助于祛湿消肿。血海活血、丰隆化痰，足三里温针灸可辅助阳气、生化气血，皆缓慢收工。该患者非液性囊肿，肿物大、体质弱，吸收起来自然缓慢，只有坚持治疗才能收如此佳效。

本文作者：杨光

第七节　胃瘫综合征临证针方

一、概述

胃瘫综合征又称为手术后功能性排空障碍，是指胃大部切除，胰、十二指肠切除，胆囊切除等手术后所继发的非机械性梗阻引起的，以胃排空不良为主要表现的胃动力紊乱综合征。此病西医目前尚无理想的治疗方法，而中医针灸有较好的疗效。

二、病例

患者，女，71 岁。主诉：恶心，呕吐近 3 个月。

病史：患者于 2005 年 12 月 2 日，因胃间质瘤在某院行胃大部切除术，10 天后出现恶心，呕吐为胃内容物，反酸、呃逆、腹胀 2 个月，继去该院做钡餐造影术，显示滞留物多，有反流。提示：胃瘫。曾运用促胃动力药物多潘立酮，红霉素，胃肠减压，抗感染，肠道内外营养等治疗均无效。患者异常痛苦，遂求针灸治疗。当时症见近半月来不能进食，靠静脉点滴维持，恶心，食入即吐，腹胀、反酸、打嗝、无食欲，精神萎靡，形体消瘦，面色萎黄，语声低微，行走需家人扶持，舌淡暗，苔白腻，脉沉细无力。查大鱼际和四缝处有紫暗色浮络。西医诊断：胃瘫。中医诊断：反胃。

辨证：气滞血瘀，脾胃失和。

治则：行气活血，健脾和胃。

取穴：食窦，中脘，内关，三里，肾关，公孙，四缝，鱼际。刺法：点刺四缝穴出血。针刺鱼际，内关，足三里，食窦，肾关，公孙，中脘。针刺前在穴位上常规消毒，针刺"得气"，留针 30 分钟，隔日 1 次。灸中脘、食窦穴，悬灸每穴 10 分钟。

治疗过程：第一次治疗后患者诉不恶心呕吐，有食欲，可饮菜汁、粥糜，腹胀较前减轻，时反酸、打呃。第二次针治后，有饥饿感，可自行走，精神较前好转，嘱其蒸山药细嚼慢咽。经治疗，12 次后痊愈，随访 2 年，身体健康。但患者于 2008 年 8 月 19 日，因再次出现类似症状来求治，经上述方法 7 次治疗后治愈。

三、临证明理

因胃呆滞，瘀滞于里而饮食则吐，而四缝穴有调理气机、消积化痰、祛瘀滞的功效，所以四缝放血则胃气调。鱼际为肺经荥穴属火，手太阴肺之脉起于中焦，下络大肠，还循胃口，鱼际部出现浮络属手太阴肺经病变，肺主气，气行则血行，气机调顺，所以不吐。内关为手厥阴之络又为阴维交会穴，手厥阴之脉下膈络三焦，阴维调节六阴经经气，故有理气和中之效。现代研究发现针刺内关穴对胃肠的功能有调整作用，对胃肠分泌有抑制作用。食窦，"窦"是通道，此穴的作用有利于食物的运化和输布，故名食窦，是传导饮食之通道，在古代有"后天之本"之说。在本例用它有行气降逆之功，用 1.5 寸毫针斜刺。公孙穴是太阴脾经之络穴，联络足阳明胃经，通于冲脉，具有理气健脾、和胃降逆、调畅气机的作用，针刺公孙穴对胃和肠的运动有明显的调整作用。公孙与内关配，主治胃及心胸疾患，起到协同增强作用。足三里为胃经合穴，"合治内腑"，其具有调理脾胃、理气活血、扶正培元之效。《灵枢·邪气脏腑病形篇》曰："胃病者，腹膜胀，胃脘当心而痛，上肢两胁膈咽不通，食欲不下，取之三里。"研究表明健康受试者在针刺足三里后，胃窦上下径、前后径都明显增大，蠕动波的频率和幅度均有增加，使幽门括约肌收缩频率明显升高，增加胃肠蠕动的强度，重刺激可使胃酸度下降，胃液分泌减少，胃内压多下降，提示针刺此穴能调节气机，增加胃动力，促进胃蠕动，从而使排空时间缩短，加强胃内滞留液的排空。肾关即肾之幽关，肾为先天之本。元气之根，元气充沛，才能使患者有有生之机。胃为后天之本，脾胃为气血生化之源，脾胃运化水谷转为精微物质需要肾阳的温煦气化作用，中脘为腑会穴、胃募穴，针刺加灸中脘能补益脾胃。《针灸甲乙经》卷九曰："腹胀不通，寒中伤饱食饮不化，中脘主之。"《扁鹊心书》载："呕吐不食灸中脘五十壮。"据实验研究，针刺中脘能使人胃蠕动增强，空肠黏膜皱襞增深、增密，蠕动增强。灸法是借灸火的热力给人体以温热性刺激，通过经络腧穴，以达到温阳健脾，升清降浊。《医学入门》载："药之不及，针之不到，必须灸之。"故灸中脘、食窦，以温运中焦，培补后天之本，使气血津液得以生化，并布散于全身，恢复脾胃正常的升清降浊功能。放血、针刺、温灸，即"针灸三通法"之强通、微通、温通，三法合用是取得良好治效的关键。

本文作者：曲延华，邢来丽

第八节　中风临证针方

【病例1】患者，男，67岁。就诊时间：1989年3月×日。主诉：左半身麻木。

病史：该患者1989年3月×日晨起，突觉左半身麻木，随即不能活动，即往本院针灸科就诊。四诊：舌淡苔白，脉细数。查体：左上肢肌力0级，肌张力0，神志清楚，语言流利。

辨证：肝阴不足，肝阳上亢。

治疗原则：平肝潜阳，疏通经络。

取穴：四神聪、合谷、太冲。

刺法：四神聪，三棱针点刺配合放血疗法（三棱针刺前，先揉捏推按点刺部位，是局部充血后，三棱针迅速点刺入皮下0.5～1.5 cm，出针后按压针孔周围是血液流出）；

合谷、太冲，毫针刺入先补后泻，留针30分钟；

治疗过程：采取针刺四神聪、合谷、太冲的方法，针刺10次为1个疗程。经七诊后症状好转，2个疗程后患肢完全恢复正常。

【病例2】患者，男，60岁。主诉：头晕，左侧上、下肢麻木十余天。

病史：患者头晕，左侧上、下肢麻木十天余，曾服西药治疗无效，于1999年2月22日前来我院就诊。四诊：舌淡苔薄黄，脉细数。查体：血压190／140 mmHg，神志清楚，语言流利，可行走。

辨证：素体阴虚、肝阳上亢。

治疗原则：滋补肝肾，平肝潜阳。

取穴：四神聪、合谷、太冲。

刺法：四神聪，三棱针点刺配合放血疗法（三棱针刺前，先揉捏推按点刺部位，是局部充血后，三棱针迅速点刺入皮下0.5～1.5 cm，出针后按压针孔周围是血液流出）；合谷、太冲，先补后泻，留针30分钟。

治疗过程：采取针刺四神聪、合谷、太冲的方法，针刺 6 次为 1 个疗程。初定治疗 2 个疗程。二诊后，血压降至 140/95 mmHg，六诊后患者麻木消失，稍感疼痛，八诊后症状皆无疾患痊愈。

临证总结：中风属危急症候，初期常伴有头晕、肢体麻木、疲乏、急躁等先兆。中风病一经发生病情较重，尤其是卒中昏迷而程度较深者，预后不佳。虽经救治，但后遗症亦往往不能短期恢复，且有复发中风的可能。其发病原因主要在于脏腑功能失调，阴阳偏盛，有以肝肾阴虚为其根本。古有"肝肾同源"之说，在病理上，肝阴虚可下及肾阴，使肾阴不足，肾阴虚则不能上滋肝木，导致肝阴亏虚，从而肝阳上亢，同时肝为风木之脏，内寄相火，其气主升主动，最易化火生风，上扰神明，虽可导致中风病的发生。

方解：四神聪位于巅顶之处，上通天气，入络于脑，针刺放血后可熄风开窍，平肝潜阳，滋养肝肾，疏通经络，同时可使局部症状缓解。合谷为手少阳明原穴，为阳经主气，阳明经多气多血，针刺本穴后，可调气通经，活血通畅迅速改善体内的机能活动。太冲为足厥阴经原穴，为阴经主血，是肝脏原气经过和留止的部位。肝开窍于目，其经脉，连目系与督脉会于巅。肝体阴而用阳若肝阴不足，肾水亏损，则肝阳上亢，随经上扰神明。针刺太冲后，可益阴平肝，熄风潜阳，舒肝调中。合谷、太冲二穴皆为气血通行之关。诸穴合用，可通调全身气血，舒通十二经络，在较短的时间内，改善中风状态。

本文作者：时景水

第九节　带状疱疹临证针方

【病例】患者，女，70 岁。初诊日期：2000 年 5 月 16 日。主诉：右侧腰部起疱疹，剧烈疼痛已三天。

病史：一周前右侧腰部疼痛，三天前出现灼痛，相继出现红斑及水疱，日渐增多，疼痛加重，也不能寐，心烦口苦，尿黄便秘。

查体：右侧腰部簇集成群水疱，呈带状单侧分布，各簇水疱群间皮肤正常，疱内含有白色液体，伴有明显神经痛。

四诊：苔白腻，脉弦滑。

诊断：带状疱疹。

辨证：肝胆湿热，经络瘀滞。

治疗原则：清热解毒，祛湿止痛。

取穴：太冲、足临泣、足三里、血海、合谷、外关、曲池。

针法：①泻法，留针 20 分钟，中等刺激量；②选取病损部位首末两端红斑及疱疹边缘处皮肤，常规消毒，视病损大小以三棱针点刺数下出血，在挑刺部位拔火罐，局部吸出 2～3 ml 血，以求恶血尽祛，用消毒棉球拭净血水，24 小时内勿洗澡，以防感染。一次红肿未消退者，隔日重复治疗一次。

温通法：浆液混浊于疱疹周围以细火针淬刺。

疗程：治疗每日 1 次，5 次为一疗程，治疗期间忌食辛辣鱼虾。

治疗经过：治疗 1 次后疼痛明显减轻，病减大半，疱疹蔓延趋势得到控制，治疗 2～3 次后病损大部分结痂，治疗 5 次后，疼痛完全消失，皮痂脱落，全身症状得到改善，无后遗神经痛。

临证总结：组方用穴分析，微通法以尊《黄帝内经》以微针通其经脉调其血气贯穿治疗始终，以足厥阴、少阳经之太冲、足临泣、外关等穴疏泻肝胆火热，血海、曲池清热凉血，足三里既可健脾祛湿，又可扶正祛邪。诸穴合用使正气实，经脉通，气血调，疼痛止。

疾病初起施以"强通法"，刺络拔罐，该法可使湿热毒邪外泄，气血经络得以畅通。这种治疗方法符合"菀陈则除之"的治疗原则。"温通法"以火针淬刺，善开门祛邪，以热引热，可使火热毒邪外泄，清热解毒止痛，对湿热蕴结所致之浆液混浊者，可以直接快速地祛除蕴滞在肌肤内的湿热火毒，使病症得以迅速缓解。使用火针前需将针烧红是关键，针红效力强。这种治疗方法符合内经"以热引热，火郁发之"的治疗原则。

经验体会详析：带状疱疹是由水痘—带状疱疹病毒感染引起的疱疹性皮肤病，中医学又称为蛇串疮、缠腰火丹等，由于发病部位不同，该病可伴有严重的并发症，如病毒性脑膜炎、中耳炎，以及后遗神经痛、失明等严重后遗症。对本病的治疗，西医常用抗病毒药，消炎镇痛剂和维生素类药，但疗效不理想，如何在带状疱疹急性期控制病情发展，尽早适其治愈，避免并发症和后遗症的出现，是目前等待解决的课题。贺氏针灸三通法是著名针灸专家贺普仁先生在其几十年的临床实践中总结出的一套针灸治疗体系，其认为尽管临床病变万种，但病机归根结底只有一个，那就是经络、血气的运行不畅或阻隔不适。针灸手段多种多样，但使经络得通是相同的，因此针灸治疗要以通为法，以通为用，只有"通"才能使阴阳调和，只有"通"才能扶正祛邪、补虚泻实，达到治疗的目的。临床观察表明，治疗带状疱疹时，在发病早期采取三法合用，优势突出，可快速止疼，显著缩短病程，提高治愈率，有效防止并发症和后遗症的出现。

本文作者：孙怡

第十节　治疗外周神经损伤痿证临证针方

一、病例

患者，男，41 岁。就诊时间：2008 年 12 月。

病史：2 周前，眠后起床时右踝无力，足趾扬趾无力；下肢轻度麻木；行路困难。

查体：跨阈步态，足下垂；右踝肌力 3 级，右足趾肌力 2 级；小腿外后侧针刺觉减弱。肌电图示：神经源损害，右腓神经损害。脉弦，舌苔薄白。

西医诊断：右腓总神经麻痹。

辨证：经络阻滞，筋脉失荣。

分析：寒阻经络，气血失和以至筋脉失于荣养而发病。

治则：祛寒益气，养血荣筋，通经活络。

主穴：中脘，以 3 寸针向下 25 进针，同时加用灸法；伏兔，以 3 寸针向下 90° 进针；太溪、太白、足三里、阳陵泉、上巨虚、解溪、太溪、昆仑，均用两侧腧穴，行捻转平补平泻法。

每日治疗 1 次。同时，循足阳明经进行火针点刺隔日 1 次。经过 2 个月针灸治疗，患者肌力及功能恢复正常，正常生活、工作。随访 1 年，正常工作。

二、体会

针灸治疗神经损伤性痿证具有良好疗效，部分病例单独运用针灸可以取得较好效果。多数病例应加用火针、灸法等方法。

历代针灸治疗痿证的论据较少，国医大师贺普仁先生针灸三通法理论及临床操作针法是较好的方法。治疗选穴中，在痿证发病的某些阶段，除毫针外，结合火针疗法可大幅提高疗效。同时，运用适当的操作手法更是相得益彰。

贺普仁先生治疗痿证重视临床辨证辨经，认清疾病虚实寒热之本质，结合痿证之部位，采用毫针、灸法，重用火针疗法。气虚者：多用中脘、气海、条口；中脘用 2 ～ 3 寸针角向下斜刺，采用捻转之补法；其中阳气不足者重用灸法。下肢痿痹者：多采用阳明经循经刺法，并循经火针点刺。上肢痿躄者：多取条口、肩髃、曲池，同时强调火针治疗痿证的重要性。

"治痿独取阳明"是历代常用的理论和方法。临床实践表明，单纯用阳明经或其表里经来治疗痿证效果确有争议。选用经络腧穴必须要与痿证病因病机相结合，部分病例可配合选用手足阳明经。但终究要辨证论治、辨证选穴，施用不同的手法。

除上述外，守时坚持治疗也是需要认真对待的，此类患者病程较长，恢复慢，需要守时坚持方能取得预期效果。

痿证发病及病机转变过程比较复杂，需因病因症因时选用不同的方法，其中抓住主症是首要关键，这是治疗外周神经损伤痿证的要素所在。其次，重视针刺手法操作也起到重要作用。

本文作者：王京喜

第十一节　三叉神经痛临证针方

三叉神经痛是指在三叉神经分布区域内短暂的发作性剧烈疼痛，是神经痛中常见的一种。在多年的临床工作中，观察到针刺肢体远端对穴治疗三叉神经痛有较好的临床效果，现总结如下。

一、外关、足临泣

功能：枢转少阳，散风止痛。

主治：风邪侵袭，经络阻滞型三叉神经痛。

病例：患者，女，32 岁。主诉右侧鼻翼旁阵发性剧痛 4 天。4 天前乘车时风吹面部，当即面部有不适感，鼻流清涕，后觉鼻旁疼痛，逐渐加重，手触之易引发刀割样剧痛。舌苔白，脉浮。诊断为三叉神经痛。证属风邪侵袭，经络阻滞。法以枢转少阳，散风止痛。取穴外关、足临泣。以毫针刺之，留针 30 分钟，每日 1 次，针 5 次后疼痛消失。

按语：外关是手少阳三焦经络穴，又是八脉交会穴，通阳维脉；其功能疏散风邪。足临泣是足少阳胆经输穴，八脉交会穴，通于带脉；其功能疏肝利胆，柔筋缓急。两穴配伍，枢转少阳，祛风出表，柔筋缓急而止痛。此患者初诊时面部惧怕碰触，为缓解紧张情绪，避免激惹作痛，故而未刺局部，仅取上下肢体远端对穴，亦取得了满意的疗效。

二、少府、照海

功能：清心泻火，育阴除烦。

主治：肾阴不足，心火上炎，经络壅滞型三叉神经痛。

病例：患者，男，71岁。主诉左侧鼻翼旁疼痛2月余，每漱口洗脸易诱发针刺样灼痛，心烦急躁，眠少梦多，舌红苔净，脉弦细。诊断为三叉神经痛。证属肾阴不足，心火上炎。治法以清心泻火，育阴除烦。取穴下关、四白、少府、照海。以毫针刺之，留针30分钟，痛重时每日1次，痛缓则间日1次，针21次后疼痛消除。

按语：少府是手少阴心经荥穴，具有清心除烦的功能；照海是足少阴肾经穴，又是八脉交会穴，通于阴维脉，功能育阴补肾。二穴配伍，阴水得以滋补，阳火得以清泻，水火既济，阴阳相交，经气流畅而止痛。

三、合谷、足三里

功能：清泻阳明，调气止痛。

主治：胃腑郁热，阳明经气壅滞型三叉神经痛。

病例：患者，女，68岁。主诉右侧下颌处阵发性疼痛月余。1个月前患者右下牙龈处疼痛，前往牙科就诊后无效，遂经神经科诊断为三叉神经痛，服卡马西平后痛缓，但1周后感觉服药后时有心慌而停药，现发作时痛如刀割，似电钻难忍，大便数日1行，舌苔黄燥，脉沉滑。证属阳明壅热，经气不畅。法以清泻阳明，调气止痛。取穴下关、大迎、天枢、合谷、足三里。以毫针刺之，留针30分钟，每日1次，痛缓后隔日1次，针16次后痛除。

按语：合谷是手阳明大肠经原穴，其经脉通过面颊，进入下齿龈；足三里是足阳明胃经合穴，又是胃的下合穴，其经脉循颐后下廉出大迎，从经脉循行可知，下颌是手足阳明经气分布之所。患者阳明经气壅滞，脉络不通作痛，今刺下关、大迎调理病灶局部经气，天枢泻腑气，与远端合谷、足三里穴共同通调阳明经脉之气，使之气调痛除而病愈。

四、支沟、阳陵泉

功能：疏肝利胆，通泄少阳，柔筋止痛。

主治：肝胆郁滞，少阳经气阻滞型三叉神经痛。

病例：患者，女，58岁。主诉左侧面部疼痛10余日。10余日前劳累生气后感觉左侧面部疼痛阵作，耳前方及上唇烧灼感，每进食物及洗脸时易诱发疼痛，痛似闪电难忍，患者不敢进食及洗脸，口臭纳呆，胸胁胀满，舌红苔黄腻，脉弦。诊断为三叉神经痛。证属肝胆郁滞，少阳经气阻滞。法以疏肝利胆，通泄少阳，柔筋止痛。取穴：下关、四白、支沟、阳陵泉。以毫针刺之，留针30分钟，每日1次，痛减后隔日1次；患处痛甚，不敢碰触或局部肿胀感时，针健侧痛点对应处，针治13次后痛除。

按语：支沟是手少阳三焦经经穴，具有疏利上、中、下三焦气机，畅达经气的作用；阳陵泉是足少阳胆经合穴，下合穴，又是八会穴之筋会，有疏利肝胆，通泄少阳，柔筋缓急的功能。二穴配伍疏肝利胆，通泄少阳，柔筋缓急而止痛。针健侧痛点对应处，属缪刺之法，可用于局部疼痛过度敏感时，是针刺止痛的重要方法之一。

讨论：

1. 对穴是指两个腧穴的配伍，是针灸临床常用的一种配穴方法。在中医理论指导下，经过临床实践总结形成的对穴，其特点是功能上密切联系、主治上相互配合、疗效上令人满意。

2. 临床观察发现，对穴因其选穴少，用穴精，尤其适用于治疗急性疼痛病证。三叉神经痛是一种阵发性的剧烈疼痛，宜采用上下配穴，选取上、下肢远端腧穴，或配合病灶局部腧穴通调经气，可取得较好的临床疗效。

3. 对穴是由两个腧穴组成的，可单独使用，构成处方，亦可配合应用，组成新的处方，如合谷、足三里，支沟、阳陵泉配合应用，可以更好地调理经气，通达面部经脉，治疗少阳、阳明经气壅滞型三叉神经痛，不仅止痛效果更佳，且适应证更广泛。

本文作者：徐春阳

第十二节　不安腿综合征临证针方

一、概述

不安腿综合征，又称艾克包姆综合征，是一组突出表现为腿的针刺样或虫爬、蚁走样感觉和不安宁、活动后症状减轻的神经系统病症。本病无性别差异，男女均可罹病，白天常无症状，多在黄昏至睡前发作，常因此而失眠、焦虑、紧张。迄今病因不明，现代西方医学除对症治疗外尚无特效疗法，祖国医学一般将其归入痹症范畴，或因外感风寒，邪气不尽，伤及阳气，久累营血；或因阴血不足，不能行气，而致气滞血瘀，脉络不通，而致本证。

二、发病病因

1. 外邪入中

因卫气不固，感受风寒等外邪，邪气不尽，痹阻下肢经脉而发病。

2. 湿邪痹阻

若饮食不节，劳倦过度，情绪失调，饮食所伤等导致脾失健运，湿浊内生，阻滞下焦，或日久蕴湿化热，湿热下注，浸淫肌肉筋脉，以致经络气机不畅而发病。

3. 血脉瘀阻

素体经气不足，阴血涩滞，营卫不和，下肢脉络瘀阻，或久病邪恋，经气不利，气滞血瘀而发病。

4. 肝血不足

肝阴不足，血不荣经，筋脉失养而发病。

5. 肾脏

肾气虚弱，水气内动，气机逆乱而发病。

三、临证治疗

临床治疗中采用贺普仁先生的"针灸三通法"。贺普仁先生认为本病为本虚标实，既补虚又需泻实，因此采用的是背俞放血拔罐加火针，前面阳明经用毫针，三法结合取得了较好的效果。"针灸三通法"临证特点是迅速止痛，立马见效；治病求本，不易复发。患者经过一段时间的治疗，使经络气血运行通畅，增强了抗击风、寒、湿外邪侵袭的能力，真正达到治病求本。治疗上一般采用温阳散寒或滋阴益气之法，目前国内多采取针灸辅以中药等综合疗法。

四、典型病例

患者，女，不安腿很多年，按摩加重，夜里常因腿部不适而惊醒。经神经科、骨科医生检查腰椎没有异常，每天平均 5～6 小时睡眠，经常感到很累。平素紧张，情绪低落，腹胀，便秘，周身酸重，月经正常。苔白，脉沉细。方药：生地黄，麦冬，阿胶，龟板，鳖甲，牡蛎，白芍，五味子，火麻仁，桑枝，麦芽，神曲等。针灸：背俞脾、肝、肾加拔罐放血及火针；加大腿前面阳明经穴用毫针。中药、针灸、拔罐放血，三法合用，达到补虚泻实，即祛湿散寒，补益肝肾，调理气血，疏通经络，从而症状缓解。

本文作者：崔芮

第十三节　痛风临证针方

【病例】患者，男，38 岁。主诉：右足第一跖趾关节红肿疼痛 2 年余，加重 3 天。

现病史：2 年前患者出现右足第一跖趾关节红肿疼痛，被某医院确诊为"痛风"。曾服用秋水仙碱、别嘌呤等药物治疗后，症状好转，但主诉胃肠道不良反应很大。后每隔 3～4 个月急性发作一次，患者痛苦不堪。2001 年 12 月 8 日突起右足第一跖趾关节疼痛剧烈，行走不利，自行采用麝香关节膏贴敷，2 天后关节疼痛加剧，红肿蔓延至足背，以致右足不能触地，步履艰难，遂来就诊。

四诊查体：面部轻微浮肿，右足第一跖趾关节红肿疼痛，拒按，伴发热口渴，心烦不安，溲黄，舌红苔黄腻，脉滑数。

辨证：湿热蕴结。

诊断：痛风性关节炎。

治疗原则：泄浊祛邪、泻热化瘀。

治疗方法：火针。

1. 取穴：肝俞、行间、太冲、内庭、陷谷、太白、阿是穴。

2. 操作：选择所刺穴位，体位固定，充分暴露其处，用 75% 的医用酒精棉球充分消毒，将中粗火针在酒精灯上烧红后，点刺以上穴位，其中阿是穴即痛风石处点刺后，挤出白色牙膏状物质。针刺后，嘱患者不要骚抓患处；1 天内不要洗澡；不要污染局部；如局部微红发痒，高起于皮肤为针后正常反应，2 天后可自行消退；火针治疗期间忌食生冷；针后半小时之内勿饮水。

治疗经过：针刺后患者即刻感觉疼痛明显减轻。以后隔日针刺 1 次，治疗 3 次后，疼痛全消。嘱其继续巩固治疗，5 次 (1 疗程) 后痊愈。3 个月后查血尿酸为 350 μmol/L，随访 1 年未复发。

临证小结：

中医常将痛风列入"痹证"范畴，但其又具有独特的表现，如文献中述："走痛于四肢关节如虎咬之状"；"夜则痛甚，疼痛如掣"；"痛有常处，多为赤肿灼热……足附肿甚……稍有触动其痛非常"，这些描述均相似于现代痛风的临床表现。病因病机方面，朱丹溪指出"痛风者浊毒滞留血中不得泄利，渐积日久愈滞愈甚，或偶逢外邪相合终必瘀结为害，或闭阻经络，突发骨节剧痛，或兼加凝痰，变生痛风结节，久之痰浊瘀腐则溃流脂浊，痰瘀胶固，以至骨节僵肿畸形。"《万病回春》中云："一切痛风肢节痛者，病属火，肿属湿。"古代各医家论述都明确指出痛风之为病主要是"瘀浊郁热凝滞"不得泄利，闭阻关节所致。因此，在治疗时应以"泄浊祛邪、泻热化瘀"为主，并且要审证权变、标本同治。火针具有行气止痛、发汗祛邪的作用，治疗痛风症，疗效确切。

本文作者：李岩，艾明媚

第十四节 双侧带状疱疹临证针方

【病例】患者，女，56岁。主诉：左侧胸背、右侧腹部及胁肋疼痛伴疱疹10余天。

现病史：患者10天前无明显诱因出现左肩背部烧灼痛，2天后背部沿第四肋间出现多数成群簇集的粟粒至绿豆大的红色丘疱疹，迅速变为饱满透明的水疱，并逐渐延伸至左乳上方，呈带状分布，疼痛加重并彻夜难眠。左侧出疱5天后，右侧腹部及胁肋部第六肋间也出现相同疱疹，分布不成形。于外院进行针刺、拔罐配合内服中药治疗后效果不佳，遂来我院针灸科就诊。

查体：急性痛苦面容，左侧胸背第四肋间见带状融合水疱，右侧腹部及胁肋部于第六肋间见不规则分布水疱。舌红，苔黄厚腻，脉滑数。

辨证：肝胆湿热。

诊断：缠腰火丹。

治疗原则：清热除湿，疏肝利胆。

治疗方法：火针、拔罐配合中药。

1. 取穴：阿是穴。

2. 汤药：柴胡30 g，车前子30 g，赤芍15 g，丹参30 g，焦栀子10 g，连翘30 g，金银花15 g，丹皮10 g，三七粉5 g(冲服)，茵陈30 g，元胡30 g，夜交藤30 g，远志10 g，熟军10 g，焦槟榔10 g，佩兰10 g。

3. 操作：带状疱疹及其周围进行常规消毒，将烧红的三头火针对准疱疹中心进行点刺，刺入2～3分，不留针。刺后在针口处拔火罐，留罐10分钟，待疱内液体充分流水后起罐，起罐后用消毒棉球清除拔出的液体，局部再行严格常规消毒，以防感染。之后选用经消毒过的火罐拔于患处，除去败血。

治疗计划：每周治疗2次，采用该法一般经3次即可治愈。嘱患者施术当日避免洗浴，如出现针孔灼热、微肿或瘙痒等现象为火针正常反应，切勿搔抓。

治疗经过：患者于2009年8月26日复诊时，自述疼痛明显减轻，夜间可连续睡眠4小时。查体已无新的疱疹出现，原有疱疹开始干涸结痂。2009年8月29日三诊时患者面露喜色，疼痛消失，原有疱疹已全部结痂。

临证小结：本病因肝胆湿热，热毒内蕴，浸淫肌肤而发病，用火针是取"以热引热"，"热病得火而解者，犹如暑极反凉，乃火郁发之之义也。"

本文作者：李岩，艾明媚

第十五节　穿凿性毛囊周围炎临证针方

【病例】患者，男，46岁。主诉：头部多处无头无痛漫肿且局部脱发，伴失眠。

病史：患者由于作息不规律经常熬夜，于2008年3月头顶两侧各长一指甲大小，粉红色肿物，无痛感；两周后增大至硬币大小，仍无痛感，但出现红肿和局部毛发脱落，并且漫肿无头；而后右侧自愈，左侧愈甚，于2008年4月时最严重，在外院诊断为"头皮穿凿性毛囊周围炎"，进行手术切除，术后抗生素治疗，效果不佳；术后两周伤口才愈合，且患处无新生毛发，并且在枕部和额头发髻处有新发病患，时流清水。既往有高血压病史，但未坚持药物治疗，曾患浅表性胃炎已治愈。无不良嗜好，亲属体健无类似疾病史。初诊见：头顶偏左有一手术瘢痕约2cm，无新生毛发；头顶正中有两个脓包，均直径约2cm，红肿，毛发脱落，周边发髻枕部有稍小脓包，较近者有融合趋势，患处不痛，但严重影响形象和生活质量，患者苦不堪言。

四诊：患者神清，精神可，自主体位，查体合作；未闻及异常声音及气味；语言流利，应答自如；舌淡苔白，脉迟细。

辨证：头部阴疽。

治疗原则：温阳补血，散寒通滞。

取穴：阿是穴，背俞穴，督脉。

方法：应用贺氏"强通法"。患者取坐位和俯卧位，对需针刺的部位以75%医用酒精进行常规消毒（因为头部皮脂腺分泌物较多，所以消毒面积适当加大）后，左手持酒精灯靠近针刺部位，右手以握笔势持针，将针体在酒精灯上烧红。将烧红的中号火针对准肿部位进行点刺，待组织液及血液流出后，用棉棒微微挤压针口处，以利于内部瘀血排出，局部再进行严格消毒以防感染。背俞穴和督脉采取排刺。治疗时术者手法要熟练、轻巧，做到速刺疾出，严格掌握针刺深度，阿是穴无须过深，以组织液充分流出为度；督脉深度为0.5cm，背俞穴针刺深度为1.5cm。嘱患者施术当日避免洗浴，如出现针孔灼热，微肿或瘙痒等现象是火针的正常反应，切勿搔抓。

治疗计划制订：每隔1周治疗2次。同时服用阳和汤加减中药。一般使用火针1～2次之后便可长出毳毛。多在3周内有明显疗效。忌烟酒及辛辣、鱼腥食品。

临证总结：该病患者多素体阳虚，营血不足又因精神紧张，情志不畅，脏腑虚损，导致寒凝痰滞，血瘀毛窍致漫肿无头，毛根空虚，毛发失养脱落。针刺阿是穴局部后流出的不是脓物，而是血冻样物质，更说明了此证是阳虚阴疽，而非阳热实证，所以也说明了不适合现代医学的抗生素治疗，因为其多为寒凉性质，永久更伤正气。中医医学很早就有记载，《外科正宗》称"油风乃血虚不能随气荣养肌肤，故毛发根枯脱落成片。"发为血之余，心主血脉，脾主统血，心脾两虚则血虚，睡眠差，多梦，易惊醒，平时注意力难以集中。正虚则邪风易入，《针灸聚英》云："风致难疾，尤宜火针而获功效，盖火针大开其孔穴，不塞其门，风邪从此而出。"火针治疗借烧红针身的热力刺激穴位和部位来增强人体阳气，鼓舞正气，调节脏腑，激发经气，温通经脉，活血行气，祛瘀生新。

因患者患病诱因是经常熬夜结合舌脉分析其正气虚弱，故用黄芪补气扶正，托毒生肌，此药可用于疮疡中期正虚毒盛不能托毒外达者；后又重用白术健脾益气，燥湿，此药为健脾益气第一要药，在补益同时利于脓包自然吸收；重用白芷用其燥湿消肿排脓之效，在前方固本的基础上透邪外达；重用天花粉消肿排脓之效，加强透邪之力；二至丸补肝肾而不滋腻，在邪去七八之时加入可防祛邪伤正，肝肾为气血之本，可以从根本上增强御邪能力；最后加远志、夜交藤、首乌等安神乌发及活血之品，做到标本同治，提高生活质量。坚持复诊，脓肿逐渐变小，第4次复诊时，脓肿明显变小，颜色变淡，并且表面有些许新生毛发，在枕部几处毛囊出现白色脓头，为邪气欲出，有向愈之势，患者继续坚持治疗。治疗6周后毛发生长良好，整体疗效显著。

治疗中注意事项：①针刺前必须将火针烧至红透，针刺需快进快出，以减轻痛苦，提高疗效；②治疗要重点突出，针对病发处施针为主，周边为辅；③针药并用，标本同治，体现中医特色；④医患要积极配合，患者要注意休息，注意饮食，加强锻炼，加强信心，及时复诊。

运用此法简便便宜，疗效显著，值得推广。

本文作者：李岩，蔡志敏

第十六节　斑秃临证针方

【病例】患者，男，28岁。主诉：斑秃月余，近期加重，睡眠不佳。

病史：患者4个月前左后脑头发脱落，面积约1cm×1cm，1月前，脱发面积突然增大，伴寐差、多梦、入睡易惊醒，平时注意力难以集中。来诊后采取火针配合中药汤剂治疗。第1次复诊，患处出现黑色毛点，第2次复诊，患处长出灰白色细软毳毛，第6次复诊，患处面积缩小至1cm×1cm，新发长出0.5～1cm，色黑同周围头发，较细软。第8次复诊患区全部长出毳毛，新发牢固，色黑，密度、粗细同健发。

其他病症：寐差。

四诊：患者自主体位，神清，查体合作；未闻及异常声音及气味；语言流利，应答自如；舌淡苔薄，舌边有齿痕，脉弦细。

查体：查头部左后侧见一脱发区，面积3cm×3cm。

辨证：心脾两虚。

治疗原则：温通经脉，祛瘀生新。

取穴：阿是穴（斑秃区）、肺俞、心俞、膈俞、肝俞、脾俞、肾俞。

配合中药：当归、首乌、女贞子、墨旱莲、白芍、黄精、莲子心、夜交藤、桔梗、枳壳。

方法：①阿是穴，患者坐位，用碘伏、酒精消毒皮肤，随之一多头火针烧针以消毒针具，采用速刺疾退法从脱发区边缘向脱发区中心密刺；每次选取2～3处。②背俞穴，患者俯卧位，消毒后用单头火针点刺；针后不作处理，若出血，待血自止。

治疗计划制订：每周治疗2次，一般使用火针1～2次之后便可长出毳毛。针后2天内勿洗患处，同时忌烟酒及辛辣、鱼腥食品。

临证总结：该病多因精神紧张，情志不畅，脏腑虚损，气血亏虚，血瘀毛窍致毛根空虚，毛发失养所致。《外科正宗》称"油风乃血虚不能随气荣养肌肤，故毛发根枯脱落成片。"发为血之余，心主血脉，脾主统血，心脾两虚则血虚，睡眠差，多梦，易惊醒，平时注意力难以集中。正虚则邪风易入，《针灸聚英》云："风致难疾，尤宜火针而获功效，盖火针大开其孔穴，不塞其门，风邪从此而出。"火针治疗借烧红针身的热力刺激穴位和部位来增强人体阳气，鼓舞正气，调节脏腑，激发经气，温通经脉，活血行气，祛瘀生新。火针散刺患处以温通局部气血，点刺背俞穴以增强机体正气，使生发有源，固发有根，新发有养。

中药以当归、首乌活血养血，以二至丸合白芍、黄精等补益肝肾滋阴止血。佐以安神清心之品如莲子心、夜交藤等改善睡眠，使以桔梗、枳壳宣肺理气。

本文作者：李岩，张品

第十七节　亚健康态临证针方

【病例】患者，男，41岁。主诉：失眠2周伴头痛1周余。

病史：患者诉由于工作劳累，压力过大，于2周前出现失眠，夜不能寐，既而头痛。白日周身疲乏困倦，急躁易怒，血压：140/80 mmHg，其他理化检查均正常。来诊后采用贺氏"强通法"治疗。治疗1次后，患者自觉一身轻松，睡眠症状有所缓解。治疗3次后，睡眠症状完全改善，情绪亦已平稳，后以中药调制而愈。

四诊：患者神清，精神可，自主体位，查体合作；未闻及异常声音及气味；语言流利，应答自如。舌边尖红，苔黄腻略干，脉弦滑。

辨证：肝阳上亢。

治疗原则：平肝潜阳。

取穴：膏肓俞、四花穴（膈俞、胆俞）。

方法：应用贺氏"强通法"。患者取坐位或俯卧位，暴露背部，在膏肓俞、膈俞、胆俞以75%医用酒精充分消毒后，采用贺氏"强通法"之速刺法，即先用左手拇指中指捏住应刺部位，右手持三棱针迅速刺入皮内1～2分深后立即将针退出，同时用手挤压局部，使血液尽快流出，后在三穴施以拔罐使血液能够充分流出。保留时间视出血量而定，多在5～10分钟。出血量以10～15 mL为佳。

治疗计划制订：每隔1周治疗1次。治疗3次后睡眠症状完全改善，情绪亦已平稳。后以中药调治而愈。

临证总结：古代针灸典籍中曾记载多种方法治疗类似于亚健康状态的慢性虚损性疾患，其中就包括膏肓俞和四花穴的运用。膏肓俞和四花穴均属于足太阳膀胱经且均位于背部。《备急千金要方》云"膏肓俞无不治，主羸瘦虚损，梦中失精，上气咳逆，狂惑忘误。"《循经考穴编》亦云"膏肓俞主五劳七伤，诸虚百损……骨蒸盗汗……举重失力，四肢倦怠，目眩头晕，脾胃虚弱……"。四花穴之名见于明代高武著《针灸聚英》"崔知悌云，灸骨蒸劳热，灸四花穴。"为膈俞与胆俞两穴的合称。《难经》云"血会膈俞"。《循经考穴编》"膈俞主诸血症妄行及产后败血冲心，骨蒸咳逆，自汗盗汗……胆俞主胸胁痛，干呕吐，口苦咽干，胆家一切症，亦治骨蒸劳热……"《针灸四书》"膏肓，肺俞，四花主治传尸骨蒸，肺瘦"《行针指要歌》中亦指出膏肓、百劳可治虚劳。现代大量临床报道和实验研究也验证针刺或艾灸此三穴对于虚损性疾患，如肺纤维化、慢性支气管炎、百日咳等有良好的治疗作用。《现代针灸全书》（刘公望）记载"膏肓俞为一切血症常用穴"。有人报道，针刺此穴可改善恶性贫血。"强通法"为贺普仁先生所创"贺氏三通法"之一，即用三棱针或其他针具刺破人体一定部位的浅表血管，根据不同病情，放出适量的血液以治疗疾病的针刺方法。《灵枢·小针解》曰："宛陈则除之者，去血脉也"，通过祛瘀以通经，因瘀血是病理产物，又可成为致病因素，若瘀血阻滞经络，最好的方法莫过于刺破血络以泻血祛瘀。若无瘀血，由于气血相互依存，《素问·阴阳应象大论》曰："血实宜决之"即通过决血以调气以起到通经活络的作用。通过经络之全身调节作用以及脏腑间的生克制化、表里关系的作用，使相应的脏腑功能改善。"强通法"通过直接刺血以调血，又以血调气，从而达到调整和恢复脏腑气血功能的目的。正如《素问·调经论》中所说："病在脉，调之血，病在血，调之络"。这也正体现了贺老所提出"病多气滞"思想。其"气滞则病，气通则调，调则病愈"思想以指导临床治疗，故在膏肓俞、膈俞、胆俞三穴采用"强通法"以达到去瘀生新，补虚泻实的作用，在临床实践中也确有疗效。

本文作者：李岩，张品

第十八节　下肢复发性丹毒临证针方

【病例】患者，男，74岁。主诉：左下肢出现红肿胀痛，伴膝盖周围青筋暴露如蚯蚓状，半年余。

病史：患者2年前左下肢出现红肿胀痛，经诊断为下肢丹毒，经相关治疗后缓解。于2009年10月复发至今，故来我院就诊。

其他病症：有脚气病史和静脉曲张史。

四诊：患者自主体位，痛苦步态，神清，查体合作；触及患处有疼痛感，未闻及异常声音及气味；语言流利，应答自如；舌边有齿痕，脉沉细。

查体：患者左侧下肢见皮肤黏膜破损，局部皮肤颜色呈现深红色，部分区域呈黑色，病损局部皮肤温度明显高于正常皮肤。左下肢膝盖处青筋暴露，尤其是足太阴脾经循行处明显，如蚯蚓状。

辨证：湿热阻滞，热毒郁于肌肤。

治疗原则：温散郁结，通经活络，止痛消肿，清泄热毒。

针法针方："贺氏三通法"理论指导下，结合其发病部位与解剖特点，"强通法"与"温通法"结合。

取穴：阿是穴（在膝盖周围寻找阳性血络，即紫暗色充盈的小静脉）。

刺法：碘伏常规消毒局部皮肤，复取粗火针于酒精灯外焰上烧针，针身烧针长度与刺入的深度相等。待针身烧至通红后，对准病灶部位快刺入，大多采用密刺法，即根据病灶皮肤面积，每隔2 cm×2 cm刺一针，深度0.5～1 cm。针后常见黄色组织液和深色血液流出，出血时勿压迫止血，待血自止。

再于病灶部皮肤周围寻找阳性血络，即紫暗色充盈的小静脉。用碘伏、酒精消毒局部皮肤，随之以三棱火针烧针以消毒针具，采用缓刺法刺阳性血络。每次选取二三处，当刺中该瘀滞日久且充盈的静脉（阳性血络）时，以手指探求"落空感"刺之，出血常呈抛物线形向外喷射，刺后喷射黑血3分钟，出血颜色变浅后血自止，每周治疗2次，一般治疗3次左右阳性血络就可恢复正常。

治疗计划：每周治疗 2 次，后可根据病情好转改为每周 1 次。针后 2 天内勿洗患处，同时忌烟酒及辛辣、鱼腥食品。

临证总结：丹毒是较为常见的外科感染性疾患，祖国医学认为本病多因火邪侵犯血分，热邪郁于肌肤而发；或因体表失于卫固，邪毒乘隙而入，或因破伤感染以致经络阻滞，热毒蕴于肌肤而发。发于下肢者多偏于湿热。治宜清热凉血，鲜毒化湿，故针刺用泻法。刺这些疾病的血络有以下 3 个共性特点：其一，病程较长，一般超过 3 年；其二，血络颜色深，呈紫黑色或紫红色；其三，血管充盈，高于皮肤。

人体在正常状态下，中、小浅静脉在皮肤下若隐若现，充盈度适中，血管壁颜色不会呈紫黑色，而是呈淡青色。生理状态下静脉压是很低的，此时刺破静脉血管只会出几滴血，当刺到某些瘀滞日久且充盈的静脉时，出血是呈抛物线形向外喷射的，且随时间的改变而逐渐减弱，直到出血颜色变浅后自止。正如《素问·刺腰痛篇》中："血变而止"，"见赤血而已"。

凡这种静脉血管出血都是"血出而射者"，时间可以从几秒到几分钟，出血量从几毫升到几十毫升，甚至到一二百毫升。"血出而射者"句出自《灵枢·血络论》，在《黄帝内经太素》第二十三卷"九针之三·量缪刺"，以及《针灸甲乙经》之"奇邪血络第十四篇"均有完全相同的记载。对于本句的解释有些医家认为是动脉血，笔者根据原文出处篇章上下文和《黄帝内经》其他篇章的有关内容，以及现代临床应用刺血中出血现象，认为"血出而射者"多是静脉血。

关于刺血的位置选取，《灵枢·经脉》云："故诸刺络脉者，必刺其结上，甚血者虽无结，急取之以泻其邪而出其血。"《灵枢·血络论》提到过"黄帝曰：相之奈何？岐伯曰：血脉盛者，坚横以赤，上下无常处，小者如针，大者如筋，即而泻之万全也。"选取体表的这些随疾病的差异而有规律地分布于经络附近的"畸络"是很重要的。这种"畸络"一般颜色较正常静脉深，有的甚至是紫黑色。小的像针，大的像筷子，且充盈而高于皮肤。

《灵枢·小针解》指出："菀陈则除之者，去血脉也"，即凡瘀滞过久的疾病均可用刺络方法治疗。《素问·调经论》记载："血有余则泻其盛经，出其血"。火针又具有温散郁结，通经活络，止痛消肿，清泄热毒等功效。火针刺络放血治疗下肢复发性丹毒是"强通法"与"温通法"的成功结合。

本文作者：李岩，郭健

第十九节　带状疱疹临证针方

【病例】患者，女，61 岁。主诉：身体左侧出现水疱，疼痛剧烈 4 天。2010 年 5 月 20 日初诊。

病史：患者于 2010 年 5 月 17 日感觉左胁肋部不适，疲倦乏力，次日左侧胁肋部胸$_8$～胸$_{12}$节段出现淡红色皮疹，沿身体左侧呈带状分布。患者自觉疼痛难忍，疼痛如针刺，持续性疼痛，彻夜难眠，遂来针灸科治疗。

查体：左侧胸$_8$～胸$_{12}$节段可见淡红色皮疹，呈带状分布，皮损可见绿豆大小水疱，簇集成群，约有 3 个簇，皮损面积约 $[(0.2\times0.4)+(0.2\times0.6)+(0.1\times0.4)]$ cm^2。

四诊：患者自述疼痛剧烈，疼痛性质为针刺痛，持续性疼痛，胸剑结合部憋闷，纳少，大便量少，小便色黄。舌质淡，舌体胖大，舌苔白腻，脉濡细。

中医诊断为火丹,证属脾虚湿蕴。

西医诊断:带状疱疹。

治法治则:健脾利湿,通络止痛。治疗使用毫火针配合艾灸法。

取穴:局部阿是穴。

操作:在疱疹起止两端及中间选定好针刺部位,以 75% 酒精行皮肤常规消毒,以"毫火针"(规格为 0.35 mm × 25 mm 的不锈钢毫针),3 支为一单位,烧红后迅速点刺皮损处的水疱、丘疹及红斑,然后使用艾条熏灸皮损部位约 20 分钟,治疗结束后,以消毒棉球擦净局部皮肤表面。为预防感染,治疗后 2 小时内不可洗浴针刺局部。

治疗过程:如是治疗,每日 1 次,患者于治疗当天疼痛开始缓解,皮损处水疱逐渐干涸结痂,此后症状逐渐减轻,治疗 6 天后疼痛完全消除,皮损愈合,临床治愈。

临证总结:带状疱疹是临床常见疾病,多发于中老年人,发病期间常伴有剧烈神经痛。本病案该患者体质素虚,于发病前经历丧母之痛,以致脾之运化功能失司,水湿内生,从而出现食欲不振、少气乏力,加之适逢春夏两季交替,雨水较多,气候潮湿,外感湿邪,侵犯胁部,发为皮疹。毫火针配合艾灸法治疗带状疱疹旨在利用火针以热引热、温经驱邪止痛、生肌敛疮,同时利用艾灸以温阳化气、通络止痛、引邪外出,当天治疗后疼痛明显减轻。治疗 6 天后疼痛完全消除,皮损愈合,临床痊愈。

本文作者:黄石玺,耿美晶

第二十节 子宫肌瘤与卵巢囊肿临证针方

【病例 1】患者,女,39 岁。主诉:2005 年 7 月妇科检查时,发现左侧卵巢囊肿 3.8 cm × 4.0 cm。

病史:腰有时疼痛。

四诊:面色红润,舌淡,脉缓左弦,月经正常。

查体:左侧少腹有压痛,白带少量。

辨证:肝郁脾虚。

治疗原则:疏肝解郁。

针法针方:用微通法、温通法。

取穴:关元、中极、水道、归来、三阴交、阳陵泉。

刺法:用温通法之用火针点刺关元、中极、水道、归来;用微通法之毫针刺入关元、中极、水道、归来,1 ~ 1.5 寸;三阴交 0.8 寸。

治疗计划:用以上方法治疗 15 次为 1 个疗程,2 个疗程后经 B 超检查囊肿消失临床痊愈。

【病例 2】患者,女,50 岁。主诉:B 超检查时发现有子宫肌瘤。

病史:2008 年 8 月体检查出子宫肌瘤,2 个瘤体大小分别为 3.9 cm × 3.6 cm 和 2.6 cm × 1.8 cm。

其他疾病:体胖,胃脘涨满。

四诊:面色黄,舌胖,苔厚,腰酸脉左弦滑,月经大致正常。

查体:体胖,小腹压痛,血压正常。

辨证:痰湿阻滞,脾虚湿胜。

治疗原则：健脾燥湿，化痰通络。

取穴：关元、中极、水道、归来、三阴交、太冲、照海、痞根、足三里。

刺法：用温通法之火针点刺关元、中极、水道、归来、痞根、八髎，再用微通法之毫针先补后泻刺入以上穴位，1～1.5寸。

治疗过程：制定经过 30 次的治疗，经 B 超检查 2.6 cm×1.8 cm 瘤体已消失，3.9 cm×3.6 cm 瘤体已缩小为 1.9 cm×1.6 cm；又经过 3 个疗程治疗，经 B 超检查 1.9 cm×1.6 cm 瘤体已消失，临床痊愈。

临证总结：在临床实践中，应用"贺氏针灸三通法"治疗子宫肌瘤、卵巢囊肿效果显著。随着现在生活习惯、社会环境的改变，一些慢性疾病成为影响人类生活的主要因素。子宫肌瘤的发生，现代医学认为可能与雌激素的刺激有关，传统医学认为由情志失调，忧思过度引起肝脾不调，致使冲任失调，气血瘀滞或痰湿凝滞郁久而成。卵巢囊肿是卵巢肿瘤的一种，是女性生殖系统中最常见的肿瘤之一，可分为良性和恶性，二者发病之比为 9：1。良性卵巢囊肿以假黏液性囊腺瘤、浆液性囊腺瘤最为多见，多因情志不遂、月经不调、脾不健运、痰湿内停，加之气血凝滞，日久结聚不化而成。

临床用"针灸三通法"之微通法、温通法治疗妇科病，疗效确切，可使患者免除了手术之苦，并减轻了经济负担。应在基层大力推广"贺氏针灸三通法"，使这一优秀疗法造福于广大民众，为更多患者解除痛苦。

本文作者：许桂臣

第二十一节　失眠临证针方

失眠症是指不能入睡或者睡中易醒，醒后不能入睡、多梦，甚至彻夜不眠的症状，并伴有头晕、心悸、健忘等症。失眠的原因很多，但以情志所伤、劳逸失调、身体虚弱或病后体虚以及饮食不节为常见。如情志所伤心火素盛，心火扰神，则心神不安导致失眠；如思虑太过，伤及心脾，心伤则阴血暗耗，神不守舍；脾伤则生化不足，营血气亏，心神失养皆可形成失眠。失眠病理变化总的来说是阴阳失和。心主血管，主神志；脾为气血生化之源；肾水上济心火，水火相济，故失眠多与心、脾、肾三脏关系密切。

在临床中遇到许多失眠患者，大多数人都服过安眠药物，经多方治疗效果不理想，非常痛苦，经人介绍来我处针灸治疗，应用"贺氏针灸三通法"收到了意想不到的疗效，尤其是一些多年顽固性失眠患者非常满意。

【病例 1】患者，女，49 岁。主诉：失眠 10 年；于 2010 年 2 月 25 就诊。

病史：患者平时晚上爱思考问题，后来就逐渐睡中易醒，醒后不能入睡（一般在半夜 1 点钟左右醒）；后来就开始服用安眠药，至就诊前，效果不明显，且出现服安眠药物的不良反应，四肢时常抽搐，心情抑郁，意乱心烦，疲乏无力。

其他病症：经常口腔溃疡，腰酸，纳可，二便正常。

四诊：面色灰暗，神情呆滞，舌胖尖红，有齿痕，舌苔白；脉沉细数。

辨证：心火亢盛、热扰心神、思虑过度、心肾不交。

治疗原则：滋阴降火、交通心肾、养心安神、行气解郁、豁痰开窍。

选穴：第一组穴，四神聪、心俞、肾俞、大椎、腰奇；第二组穴，内关、神门、中脘、足三里、（双）丰隆、三阴交、太冲、太溪、照海、劳宫。

刺法：毫针刺法。大椎向下平刺 2 寸，腰奇向上平刺 2 寸，左内关平刺 3 寸，其余各穴平补平泻，留针 30 分钟。

治疗计划：每日 1 次，连续针 15 天后休息。先针第一组穴留针 30 分钟，再针第二组穴，留针 30 分钟。

临证总结：第一组穴，交通心肾，清热通络，开窍安神；第二组穴，祛痰清浊，滋阴降火，行气解郁，通达气血。患者针 3 次后来诉夜晚能睡到凌晨四点，非常高兴，针 10 次后精神好转，双眼睛有神，能久坐；针 20 次后，能睡到早晨 5：30，情绪稳定，针方基本不变，继续巩固治疗。

在治疗失眠一症中，综合运用"贺氏针灸三通法"针法，收到很满意的疗效，运用强通法治疗的心俞、膈俞放血，对失眠也有满意的疗效，内关穴平刺 3 寸效果颇佳。

【病例 2】患者，男，33 岁。主诉：晚上睡中易醒，醒后不能入睡 3 年；于 2009 年 5 月 7 日就诊。

病史：患者从事商业活动，平时业务比较繁忙，思虑过多逐渐睡眠不佳，按摩、口服过保健药均效果不显，经朋友介绍来我处针灸。

其他病症：广泛性脱发，小腹冷，大便稀溏，纳可。

四诊：面色白，头发稀疏，舌淡苔白脉细。

查体：一般情况尚可。

辨证：思虑过度，心脾两虚，心神失养。

治疗原则：补益气血，养心安神，温中补虚。

针法针方：微通法和温通法。

取穴：百会，上星（双）内关，神门，右足三里，三阴交，中脘，气海，天枢。

刺法：左内关 刺入 1.5 寸，其他常规刺法，天枢、气海用补法。其余各穴平补平泻，灸天枢穴 10 分钟。留针 30 分钟。

治疗计划：连续针 10 天，后隔日 1 次，共针 20 次。失眠已明显好转，临床痊愈，患者非常满意。

临证总结：按上述针方治疗 3 次后，夜晚醒后就能入睡，针法不变 7 次治疗后，晚上睡眠时间延长，且很快就能入睡，大便也成形；连续巩固治疗 10 次。

在治疗失眠一症中，综合运用"贺氏针灸三通法"效果显著，比如针对心火亢盛或心血瘀阻的病例，可应用强通法，在心俞、膈俞放血，能收到很好的疗效，内关穴平刺 3 寸效果也颇佳。

本文作者：许涛

第二十二节 结节性痒疹临证针方

【病例 1】患者，女，39 岁。初诊日期：2008 年 5 月 13 日。主诉：双下肢皮肤结节刺痒 1 年余。

现病史：患者 2007 年 3 月份自觉因食海鲜及酒类后出现皮肤瘙痒，尤以下肢瘙痒为重，抓挠后出现红色丘疹样结节，自行服用抗过敏药"氯雷他定"，未见明显疗效，逐渐刺痒难忍，抓挠后丘疹样结节表皮增厚变硬，后经北京某医院诊为：结节性痒疹，给予"沙利度胺"以及激素类外用药治疗，药后初期刺痒症状部分缓解，不久症状即见加重。曾使用痒疹结节局部注射药物治疗，以及局部冷冻封闭治疗，均未取得满意疗效。于 2008 年 2 月开始中药治疗至今，疗效不明显。

目前双下肢皮肤广泛丘疹样结节，结节表皮发硬呈黑褐色，结节周围有明显抓痕，部分结节表面破损后渗出液体，刺痒难忍，尤以夜间为重，伴有心烦，失眠，口干等症，月经调，纳可，二便调。

四诊：脉滑；舌苔白腻舌质红。

辨证：湿毒瘀结证。

治则：祛湿解毒，活血散风。

针法：针灸三通法联合应用。

针方：①微通法，主穴为曲池、合谷、血海、风市、足三里、三阴交；②温通法，阿是穴、痒疹结节局部；③强通法，主穴为肺俞、膈俞、胆俞、八髎以及背部痣点。

针法：①微通法取毫针刺入穴位，治疗初期施于泻法，治疗后期施于补法。②温通法取三头中粗火针，烧至通红后速刺痒疹结节数下，不留针，以刺透痒疹结节为度，勿刺太深，刺后如有少量出血，为局部湿毒瘀血外泄，不需按压止血，任其自止。③强通法取三棱针挑刺肺俞穴，膈俞穴，胆俞穴，八髎及背部痣点，并加拔火罐，使其充分出血。

患者每周治疗 2 次，经第 1 次治疗后刺痒即见明显减轻，夜眠得安，第 10 次治疗后，痒疹结节已消退过半，刺痒已能忍住不抓挠，共经 15 次治疗，痒疹结节基本消退，个别未完全消退已无刺痒症状，部分结节消退后留有黑斑，是为色素沉着所致，后经数次治疗均获消退，肤色恢复如初，随访 1 年未见复发。

【病例 2】患者，女，56 岁。初诊日期：2008 年 11 月 13 日。主诉：周身皮肤多发结节伴刺痒 4 年。

现病史：患者自述五年前因蚊虫叮咬抓挠后双下肢皮肤出现丘疹，伴有瘙痒，因瘙痒难忍，反复抓挠后丘疹表皮逐渐增厚，颜色变深，呈黑褐色。当时曾去医院诊治，诊为结节性痒疹，经中西医方法治疗症状缓解后，一直未彻底痊愈，近一年来症状呈加重之势，丘疹结节并逐渐向周身扩散，目前除前胸及面部外，均广泛存在，尤以腰臀部及下肢为重，伴刺痒难忍，每晚需反复抓挠至出血方能缓解，晨起时经常发现双手满是血迹。近期在他院进一步检查，活检病理示：角化亢进，棘层肥厚，真皮全层血管周围淋巴细胞浸润及部分浆细胞。确诊为：结节性痒疹。

现四肢及后背腰臀部广泛丘疹样结节，结节表皮呈红褐色，腰臀部及下肢有数粒丘疹结节较大伴有触痛，可见明显抓痕，部分结节破溃留有血痕。伴有睡眠差，头痛，长期需服止痛片，时有头晕，纳可，二便调。

既往高血压病史 3 年。

四诊：脉弦滑；舌苔黄腻，舌边红。

辨证：湿热瘀结，肝阳上亢证。

治则：趋势解毒，化瘀散结，平肝潜阳。

针法：针灸三通法联合使用。

针方：①微通法，主穴为曲池、合谷、血海、风市、足三里、三阴交；配穴为四神聪、神庭、本神、内关、神门、太冲；②温通法，阿是穴，痒疹局部。③强通法，肺俞、膈俞、胆俞穴、八髎及背部痣点。

针法：①微通法，取毫针刺入穴位，留针 30 分钟，治疗初期施于泻法，治疗后期施于补法。②温通法，取三头中粗火针，烧至通红后速刺痒疹结节数下，不留针，以刺穿痒疹结节表皮为度，勿刺太深，刺后如有少量出血，为局部湿毒瘀血外泄，不需按压止血，任其自止。③强通法，取三棱针挑刺肺俞穴，膈俞穴，胆俞穴，八髎及背部痣点，并加拔火罐，使其充分出血。

治疗经过：患者隔日治疗 1 次，经 10 次治疗后刺痒疼痛得到明显减轻，头痛头晕症状未再发作，血压平稳；治疗 2 个月后，痒疹结节明显减少，刺痒进一步减轻，未见有新生痒疹结节，经近 5 个月治疗后，痒疹结节大部分消退，只偶有个别轻微瘙痒，可忍受不去抓挠，已经消退的痒疹结节局部皮肤变软，接近于正常皮肤，色素沉着逐渐变淡，有些已经接近正常皮肤。5 个月治疗后，减少了治疗频次，每周治疗 1 次，以期维持疗效，直至结节完全消失。

临证总结：结节性痒疹是一种慢性炎症性皮肤病，以结节性皮损伴有剧烈瘙痒为主要特征，病因尚不十分明了，临床认为与毒虫叮咬，胃肠功能紊乱，内分泌代谢障碍及神经、精神因素有关。本病女性多见，皮疹为黄豆大至蚕豆大的不规则坚实结节，表面粗糙，呈红褐色或灰褐色，伴剧烈刺痒或伴触痛，由于挠抓常见表皮剥脱出血，或结痂结节周围皮肤有色素沉着及肥厚苔藓样变，邻近皮损可密集成斑块或纵形排列，瘙痒剧烈，好发于四肢伸侧及手足背部，小腿伸侧更为显著，呈慢性长期不愈者中医称之为"马疹"。中医认为本病是由风湿热毒聚集，气血凝滞形成结节作痒，或因素体湿热内蕴，复受毒虫叮咬，毒汁内侵与体内湿热之邪互结所致。治疗此症目前尚无特效药物，一般采取对症处理，往往未能有效控制，皮疹逐渐向全身扩散，常迁延多年不愈。

笔者应用针灸三通法联合应用治疗此症获得满意疗效，针对结节性痒疹病情顽固，瘙痒症状剧烈，结节性皮损坚实难消的特点，证候多为虚实夹杂。临床以三通法联合应用可起祛湿解毒，三风止痒，化瘀散结之功效，可对本病系统全面的调理治疗，起到治病求本，彻底治愈的目的。

微通法可起疏通经络，调和气血脏腑之功效，方中曲池、合谷分别为手阳明大肠经之合穴、原穴，善于开泄散风清热，也可调和肠胃；脾经之穴血海可清血中郁热，凉血解毒；足三里、三阴交调和脾胃，祛湿凉血；风市散风止痒。以上诸穴共为主穴。初期施于泻法可祛邪以扶正，治疗后期邪实渐清，施于补法可调和脾胃，益气养血，以扶正御邪。例 2 患者配穴可起平肝熄风、安神助眠的功效，兼治患者之失眠、头痛、头晕等症。

在本症治疗中使用温通法之火针疗法，火针可开门祛邪以泻邪实，以热引热，使火郁壅滞得泄，从而使热清毒解，新血得生湿毒瘀结得散。对于结节性痒疹的主要症状剧烈瘙痒，一般针后 1 ～ 2 小时即可明显缓解，止痒效果针 1 次可持续 2 ～ 3 天，在火针治疗中要把针烧红透，迅速扎透痒疹结节，直至结节根部，如有少量暗黑色血液流出，勿按压止血，让其流净后自行凝结止住，此为湿热毒邪外溢。

强通法是以三棱针在特定穴位或部位刺络放血之疗法，可起清热解毒，活血凉血，疏通经络，调和气血之功效。针对结节性痒疹病因多为湿热瘀毒凝聚的特点，放血疗法功可泻血解毒，活血散结，散风止痒，清热安神，祛邪以扶正。临床应用中应根据患者不同体质，分清虚实程度，适当调节放血量，邪实较重时可加大放血量，如体质较弱者，则应减少放血量，少量放血可起活血养血之功，以扶正祛邪。方中肺俞宣肺行气，散风止痒；膈俞为血会，可行血凉血，血行风自灭，固可行血散风；膈俞与胆俞左右四穴又称四花穴，功可行血凉血，解郁散结；肺俞、膈俞、胆俞合用共奏行气活血，凉血解毒，解郁散结之效；八髎放血为贺普仁先生治疗牛皮癣的经验穴，笔者常应用于治疗下焦较重之皮肤病疗效明显。

贺普仁先生创造总结针灸三通法，各法在临床治疗中均有其独特的疗效，往往单独使用即能取得良好的疗效，然而在治疗一些疑难顽固性疾病时，辨证地三法联合应用，可充分发挥各法的独特优势，从而大大地提高疗效，缩短疗程。

本文作者：吴有朋

第二十三节　子宫脱垂临证针方

【病例】患者，女，45岁。主诉：阴道内有异物感5年，近一年加重。

病史：患者于5年前开始阴道有下坠感，尤以久站、久蹲、体力劳动后症状明显，近一年来，患者自觉阴道内有物下脱到阴道口，有时行走过多或遇劳后可下脱到阴道口外，平卧时可回纳，伴腰酸，神疲乏力，面色无华。舌淡，苔薄，脉弱。经当地医院妇产科诊为"子宫脱垂Ⅰ度重"。

病因病机：脾虚不固，中气下陷，胞络松弛。

治疗原则：健脾补肾，益气固胞。

取穴：百会，关元，大赫，气冲，子宫，三阴交，大敦。

刺法：百会加灸，关元、大赫、气冲直刺1.5寸，三阴交直刺1寸，大敦直刺0.3寸，子宫穴向耻骨联合方向斜刺2～3寸，得气后小腹有明显抽动感，可加灸。各腧穴均可加火针点刺。针刺前患者平躺，垫高臀部，把脱到阴道口之物推入阴道，使子宫回纳再行治疗。针灸治疗隔天一次，每次留针30分钟。针后患者即觉阴道内异物感减轻，针10后症状基本消失。

方义：百会穴在巅顶，为督脉之经穴，可升提阳气，为"下病高取""陷者举之"之意；关元为任脉经穴与足三阴经交会可健脾益肾固脱；大赫足少阴经与冲脉交会穴，《会元针灸学》："大赫者经气阜聚，大兆民生，故名大赫。"内应胞宫精室，具强肾益精之功；气冲冲脉与足阳明经交会穴，《难经·二十八难》："冲脉者，起气冲。"《针灸甲乙经》："冲脉者，五脏六腑之海也，五脏六腑皆禀焉。"本穴为冲脉所起，冲脉通受十二经之气血，其气壮盛；足阳明、足少阳经脉之气亦出入于此。《灵枢·经脉》："胃足阳明之脉……下挟脐入气街中……下至气街中而合。""胆足少阳之脉……循胁里，出气街。"此穴具舒宗筋，散厥气，调血室，理胞宫之效，配三阴交可健脾益气。大敦足厥阴肝经井穴，肝经循行少腹，系络胞宫故取此穴，可疏肝，治疝，调血，理下焦。其主治病症《针灸大成》："妇人血崩不止，阴挺出，阴中痛。"子宫为经外奇穴，是治疗阴挺的有效穴有调理冲任，行气化血之功效，《备急千金要方》："妇人胞下垂阴下脱，灸侠玉泉三寸，随年壮，三报。"火针可扶正助阳，火针点刺各腧穴可增强其升阳举陷之功效。

临证总结：子宫脱垂是妇科常见病之一，指妇女子宫下脱，甚则挺出阴户之外。中医医学称之为"阴脱""阴挺"，多因体质虚弱，中气下陷，房劳多产，胞络损伤，不能提摄子宫，或因肾气亏虚，带脉失约，冲任不固而系胞无力所致。阴挺按其临床表现可分为三证：脾虚下陷，肾虚不固，湿热下注。《医宗金鉴·妇科心法要诀》："妇人阴挺或因胞络损伤，或因分娩用力太过，或因气虚下陷，湿热下注。"治疗法则以益气固脱为主。治疗期间不宜参加重体力劳动，并建议患者多做腹肌及会阴部肌肉的运动，以增强盆底紧张力，还应积极治疗慢性疾病如咳嗽、贫血等，并增强体质。

本文作者：贺小靖

第二十四节　痛经临证针方

【病例】患者，女，20岁。主诉：痛经。

病史：患者诉曾在经期在外地旅游，冒雨涉水，出现痛经，之后连续几个月出现月经行经时小腹冷痛，用热宝后症状稍减，经行量少，色暗有血块，平素脾胃不好，畏寒肢冷。患者自主体位，神清，查体合作。未闻及异常声音及气味。语言流利，应答自如。舌淡苔白，脉沉紧。

病因病机：外感寒邪内扰胞宫，寒凝气滞。

治疗原则：温经散寒，活血化瘀，理气调经，缓急止痛。

取穴：主穴为关元，中极，次髎，督脉，背俞穴。

刺法：火针配合毫针，腹部穴针刺深度为1.5寸，督脉深度为0.3寸，配穴背俞穴针刺深度为0.5寸，火针后诸穴毫针留针，中极加灸。

操作：要求患者根据针刺部位取仰卧或俯卧位，对需针刺的部位进行常规消毒后，左手持酒精灯靠近针刺部位，右手持针，将针体在酒精灯外焰上烧红。将烧红的细火针对准穴位进行点刺。针刺治疗时术者手法要熟练、轻巧，做到速刺疾出，严格掌握针刺深度。嘱患者施术当日避免洗浴，如出现针孔灼热，微肿或瘙痒等现象是火针的正常反应，切勿搔抓。

治疗方案：该法每隔日1次，从经前7日至行经结束，每月1疗程，病情性质和轻重不同治愈疗程亦不同，多在3疗程内显效。病久、病情复杂者，若有想尽快起效者可配合症型予以内服中药配合治疗。治疗时应注意经期卫生，饮食清淡，避免重体力劳动，剧烈运动及精神刺激，防止受凉，过食生冷酸涩油腻食物。因痛经原因甚多，必要时可作妇科检查，明确诊断而后施治。该患者为外感寒邪，本身体质尚好，经过1疗程治疗痊愈。

方义：关元穴是任脉经穴，为女子蓄血之处，可通调冲任脉气，通经行血，也是任脉与足三阴经交会穴，故可温补肝肾，益精调经。中极穴可调经血，理下焦。次髎穴可调经活血，理气止痛。督脉总督一身之阳，为"阳脉之海"，具有调节全身诸阳经经气之功能，故取之可通调诸阳，通而不痛。清代徐灵胎言："妇人之疾与男子无异，惟经、带、胎、产之病不同，且多症瘕之病，其所以多症瘕之故，亦以经、带、胎、产之血，易于凝滞，故较之男子为多。"汉代张仲景在《金匮要略》中指出："妇人之病，因虚、积冷、结气，为诸经水断绝，至有历年，血寒积结胞门。"由此可见妇科病的发生多因体虚、积冷、气滞所至血的异常而发病，正所谓"气伤痛，形伤肿"。火针集针、灸、罐的功能于一体，有借火助阳、温通经络、开门祛邪、以热引热、散寒除湿、消散结的作用。火针疗法对于妇科疾患其他病种同样有效。

临证总结：痛经是非常常见的妇科疾患，中医认为本病主要由于寒湿凝滞或肝郁气滞导致气血运行不畅，经血滞于胞中而痛，或由于肝肾亏损，气血虚弱，冲任脉虚，胞脉失养而致。用火针温热刺激穴位，激发经络之气来调整改变机体的病理状态，可达到疏通经脉，调和阴阳，扶正祛邪的目的。

本文作者：贺小靖

第二十五节　颈淋巴结核临证针方

【病例1】患者，女，27岁。主症：右侧颈部硬结月余。

病史：右侧颈部长一硬结月余，出如黄豆大小，继之发展成核桃大小，经某医院检查，诊断为"颈淋巴结核"，唯恐患上不治之症，食欲不振，精神萎靡，前来我院诊治。

四诊：体瘦面黄，舌体淡苔薄黄。病变处局部按之有滑动感，脉象细数弦。

辨证：肝气郁结。

治疗原则：舒肝解郁。

取穴：局部火针点刺。

刺法：用粗火针于肿物头、体尾点刺数针。进针间距1～1.5 cm左右针刺入深浅视病灶而定，进针点多落在病灶与正常组织交界处为宜。

治疗计划：火针点刺，不留针，每周1次。

三诊后肿物缩小，加针刺曲池透臂臑，（曲池：为手阳明大肠经合穴；定位在肘横纹外侧端，屈肘，当尺泽与肱骨外上髁连线中点；主治：瘰疬等症。臂臑：为手阳明大肠经交会穴，手阳明络之会；定位在肩部，三角肌上，臂外展或向前平伸时，当肩峰前下方凹陷处；主治：瘰疬等症。治疗瘰疬时可曲池透臂臑。）五诊后肿物消逝。

【病例2】患者，女，23岁。时间：2004年10月15日。主诉：左面颧部先天性血管瘤。

病史：左面颧部先天性血管瘤。开始如米粒大小，成年后长成片状，面积达左面部的三分之二。

四诊：精神佳面色正常，左颧部见血管瘤6 cm×6 cm，质地硬，边缘不清。脉象细数。

辨证：先天性血管畸形。

治疗原则：温通血脉，软坚化瘀。

取穴：局部阿是穴。

刺法：细火针迅速点刺数次，全出血。

治疗计划：火针点刺出血，每周1次。

6次火针治疗后，血管瘤停止发展质地稍软，颜色变淡，继续火针治疗19次后，血管瘤基本消失。

临证总结：火针又叫燔针、烧针、武针、淬针等。一般是将针体在灯焰上烧红后，迅速刺入人体一定部位，从而起到治病祛邪的作用。火针具有双重作用，一是针刺作用，二是灸法作用。通过烧红的针体利用温热之力刺激穴位和人体的一定部位，增补人体阳气，驱动体内经气，调节脏腑功能，使寒邪祛散，经络畅达，气血调和，达到治愈疾病的目的。笔者在临床上利用火针疗法治疗瘰疬、血管瘤取得了一定的进展。

禁忌证与不宜：糖尿病者、大血管和主要脏器部位禁用。火针后忌食生冷食物，当天不宜洗澡以免针孔感染，另外精神过于紧张、饥饿、劳累过度，不宜采用火针。

要领：进针穴位准确，进针快速，出针敏捷。

本文作者：时民

第二十六节　脂肪肿症临证针方

【病例】患者，男，45岁。初诊：2008年8月16。主诉：项脖部有肿物5年，变大2月。

病史：患者5年之前做工作劳累，有一天在脖部后侧的左边处发现一肿物，大小约为3 cm×3 cm。2个月后，无明显的原因肿物突然变大，于2008年8月16日经超声检查在脖部后侧的左边处发现有肉肿，大小为8 cm×5 cm。来我院就诊。

查体：项部有肿物如小孩拳，8 cm×5 cm大小，颜色无变，无压痛，边界清楚。体可，大便可，纳可，眠可。脉细弱，舌可。

患者劳累过多，肺气失于宣和，一致气滞痰凝而成行肿物。

辨证：痰湿流注，结于皮下。

西医诊断：脂肪瘤。

中医诊断：痰核，肉瘤。

治疗原则：温通经脉，祛湿化痰，散结消肿。

取穴：阿是穴。

针法：温通法。

刺法：用细火针，用缓刺法点刺局部。

治疗计划：第一、第二周用火针治疗，每周3次，之后根据情病再调整治疗计划。

治疗过程：治疗开始第一，第二周用细火针，点刺肿物的中央与周围，每次大约各刺10针，每周3次，用缓刺法。火针治疗3次后肿物减消。第三周开始，每周治疗2次，继续用细火针、缓刺法。第四周，肿物明显缩小，质变软，因此改用中粗火针，仍用缓刺法，针至肿块深部。同时，针后加用火罐，利用其吸拔作用将瘤内黏液吸拔出来。隔1周用火罐1次。这是三通法中温通法和强通法的治疗应用，共治18次，痊愈。

临症总结：组方用穴分析，取穴刺法手法分析，经验体会详析。贺普仁先生对脂肪瘤常用温通法取得很高的治疗率。笔者也擅长治疗各种皮下肿瘤，并积累了很多痊愈的病例，如胶瘤（腱鞘囊肿）用火针1～2次即可痊愈。无论是胶瘤、脂肪瘤等各种皮下肿瘤，采取火针疗法有一定的疗效。

笔者曾在临床中遇到了几次病案，患者在外阴部有肿物，每次行房时很痛苦。这种肿物也可用细火针、速刺法，点刺局部，1～2次痊愈。

本文作者：姜生厚（韩国）

第二十七节　小儿脑瘫临证针方

【病例】患儿，女，2岁。主诉：生长发育缓慢。

病史：患儿母亲诉患儿生产过程中难产，缺氧。患儿3个月时发现与其他同龄孩子不同。由于缺乏医学常识，未及时去医院检查和治疗。半岁时发现患儿比别的小孩发育慢，腿和上肢不能运动。医院诊断为脑瘫。治疗主要是帮助患儿运动肢体，效果不显著。患儿2岁还不会坐立、身体软瘫。后做针灸治疗。

手法：快速进针，快速出针；不留针。头部的四神聪，用针 1 寸毫针平刺，留针 1 小时后出针。要求患儿一周针灸 2 次。经过 1 个多月的治疗，疗效满意。

选穴：四神聪、风池、肺、心、脾、肝、肾等背俞穴；足三里、照海、昆仑、合谷、内关、外关、曲池、中脘、天枢、气海、阳陵泉、大杼、绝骨等穴。一周 2 次针灸。

孩子手脚抽搐强硬的症状得到缓解，而且长高了 2 cm，体重增加了 1 千克。患儿会笑、站、走路，手也会做"再见""拜谢"等动作。

临证总结：小儿脑瘫，又称大脑性瘫痪，是自受孕开始至婴儿期的非进行性脑损伤和发育缺陷所致的综合征，主要表现为运动障碍及姿势异常。常合并智力障碍、癫痫、感知觉障碍、交流障碍、行为异常及其他异常。该病是一种难治性疾病，无特效疗法，属中医"五迟"范畴。

针灸疗法对"五迟"的治疗，古人积累了丰富的经验。贺普仁先生对此进行了系统的总结，形成了一套较为有效的方法。本病例主要采用了"针灸三通法"的治疗方法。四神聪平刺入 1 寸，留针 1 小时，属于较大的针刺刺激量，但不影响患儿的活动，因此可以被患儿接受。此法可以较好地改善脑功能，四神聪也是治疗脑瘫的关键穴位。此外，针刺肺、心、脾、肝、肾五脏俞穴，可以强壮五脏功能，对脑发育也有一定帮助。中脘、足三里，强壮脾胃，以后天补先天。大杼为骨会、阳陵泉为筋会、用之可强壮筋骨。绝骨即悬钟、为髓会，用之可补益脑髓、促进生长发育。气海补气、天枢也有补益作用。其他穴位可改善肢体功能，联合应用对脑瘫有较好的治疗作用，这就是本方取得佳效的依据。

本文作者：贾红巧

第十八章　原版页码查阅指南

第一节　原版页码查阅指南

　　《普仁明堂示三通》再版修订，原书刊载的医论精读、医话、医功图示，未收入再版修订本中，为方便读者查阅以上内容，特编辑原书查阅目录如下：

第二节　再版参考资料集辑

贺普仁先生对中国针灸医学觉知与呈现。

一、对针灸学术特质的觉知与呈现

1. 觉知：贺普仁先生认为，针灸与同属中华传统文化各个门类的学科，具有相同的学术特质，这就是天人合一为根，阴阳大道为本。道用合一，法度分明，绳墨严谨，道法理术融会贯通。

2. 呈现：

（1）创建道用合一的针灸三通法学术体系。其核心学说为病多气滞，法用三通，治神在实，以血行气。

（2）形成针灸临证法度：把脉为先，据脉循程，进针有序，出针有矩。

（3）在天人合一的体验中，终生坚持经络导引、八卦掌功的修炼。

（4）深信道家"大道必简"之说，深解《素问至真要大论》所曰"知其要者，一言而终，不知其要，流散无穷。"与《素问移精变气论》所曰"治之极于一"之意。临证一针一灸，一发而启动全身，一穴而治愈疾病。

二、对经络的觉知与呈现

1. 觉知：贺普仁先生提出，经络是人体潜在血气能源通道。经络的属性为潜时归零，用时即现。用时即现，即用在当下，现在当下。当下即指外治法施治时，修炼者修炼时。

2. 呈现：

（1）通过武功气功修炼，开通任督二脉，体验天人合一。在体验中以任督二脉为通道，创建经络导引养生功。

（2）用时即现结论的得出，是贺普仁先生和专家合作研制经络检测仪，通过经络检测仪在人体针刺时的检测，得出可靠数据。

（3）纵横帷幄看经络，用经络。正经、奇经、经筋、经别、络脉同重并举，孙络出陈，放血疗法，是贺老针灸疗程的序曲引言。

三、对腧穴的觉知与呈现

1. 觉知：贺普仁先生多次强调，针灸学习与针灸临证，经络是基础，腧穴是基础的基础，每个腧穴都是质点，强调精准取穴。同时对离经不离穴之说法，不予赞同。其认为：穴位之位，差之毫厘，疗效失之千里。

2. 呈现：

（1）对穴位主治，在学习经典中下了很大的功夫研究，分门别类编辑卡片，逐渐觉察到，不应被其所限。因此，对自己临证实际体验最为信任，在用穴上开发出诸多前人未述之用与未述之效。

（2）重视经外奇穴，广泛使用。

（3）不受循经取穴之垒，力行循证用穴。探索不同病症的特定用穴内在规律性。如治筋病，肝经与心经穴位并重；治胃疾，脾经、心包经、肾经同时并举。

（4）对腧穴特异性及双向调节性的规律认知深刻，并专文做过阐述。重视对特定穴的研究与应用，尤重五输穴、下合穴、阿是穴、华佗夹脊穴、络穴、八会穴、八脉交会穴。

四、对经筋的觉知与呈现

贺普仁先生对经筋有过很深入的研究。1973 年，贺老曾到早稻田大学进行了经筋专题讲座（可惜后来讲稿遗失，在贺老最后的时光里回忆了好几次，也没想起完整讲座内容）。

1. 觉知：

（1）十二经筋，足太阳列首。足太阳为巨阳，有为诸阳养气，为全身揉筋之能。足太阳膀胱经循行部位筋肉分布最广，主治筋病该经主要病症多是项、脊、腰、臂、腘、脚、指的筋病。足太阳膀胱经，主治筋病。

（2）经筋病治疗以"痛点为腧"，同时须认识所有痛点都和相应经脉有内在关联。

（3）深入理解"肝主筋""脾主肉"的临证意义，经筋病的治疗须筋、肉并治，肝经、脾经并举。

（4）经筋病急性扭挫伤，介入治疗，越早越好。

2. 呈现：

（1）经筋病治疗过程中，据根据病程，合施三通各法，三针各用。

（2）注重"痛点为腧"与相应经脉选穴用针相得益彰之效。如脚踝筋肉扭伤，痛点与阳陵泉、委中穴并刺；治疗腰腿等痛证，取相应穴外，加肝经行间、太冲与脾经公孙、阴陵泉并用。

（3）急性经筋病，谬刺法与双侧取穴活用。

（4）火针治疗筋纵不收，突破该病忌热疗的局限。

五、对皮部的觉知与呈现

1. 觉知：

（1）皮部是人体反映疾病与接受治疗的门户。从皮部分部，可观外知内——知病位所在。

（2）六经皮部是六经辨证的基础。

（3）通过六经皮部的名称——太阳关枢，阳明害蜚，少阳枢持，太阴关蛰，少阴枢儒，厥阴害肩，以及三阳"关""阖""枢"之说，准确解析六经皮部与六经辨证的临证实质意义。

2. 呈现：

（1）六经辨证，针灸临证先行。

（2）临证望诊、触诊各经皮部，诊断病情、病位、病程。

（3）以皮部理论为指导，活用强通法。

（4）对所有外治法均做过研究，多年一直有创建外治法专科医院的设想。

（5）研制太乙神针，热熨、透皮吸收用药，治疗红斑狼疮。

六、对针具的觉知与呈现

1. 觉知：灵枢集九针，应各病之需而传。后世之演变靠技术、工艺得精细发展。笔者九针独取三针，只为顺应医院细分科室之现状，为努力扩大针灸一科适应证而酌选。

2. 呈现：

（1）毫针：重视修针技艺，力挺一次性毫针针具。

（2）锋针：三棱针与西医采血针合用。

（3）火针：对照针灸经典中图样，自制火针针具，从样式到材质，从用酒精灯焠火到用止血钳夹酒精棉球焠火，在探索中不断改进。

七、对针法的觉知与呈现

1. 觉知：针刺技法，至微至妙，精要得于心，精微应于手。针灸治疗具有长效机制，体现在两点上：一是治疗中，针效绵延，针感不以出针而止；二是治疗后，疾除之外，肌体整体新的长效运行机制形成。

2. 呈现：

（1）毫针进针：透皮与进针在分步中同时完成，以最小痛感为目标。行针：随进而行，以进针行针同时得气，且气至病所为目标。出针：穴六谨察，出针施以相宜手法，让针后治效绵延倍增。针处开闭与否，补泻每每善为。

（2）创建无痛飞针进针法。

（3）诸病先行强通出瘀，虚体酌力退离经之废。三棱针放血，左手举肉，右手持针刺挑，据病依人定刺挑深浅，针针见血是为准。

（4）以火针为治疗疑难杂症之利器。火与针，近近相随，针针入火。

八、对灸法的觉知与呈现

1. 觉知：针与灸临证并用，重在妙合中取相得益彰之效。反对重针轻灸，主张针灸并用。针与灸临证并用，重在妙合中取相得益彰之效。节气养生，壮灸为宜。因时因人而定，宜针宜灸之穴和针上加灸之穴。

2. 呈现：贺老在私人诊所和领导中医院针灸科的几十年里，以及在其他的门诊中，始终坚持倡导、践行针灸并用。研制灸盒，保持传统的隔物灸与壮灸法。研制太乙神针灸具，并对红斑狼疮正进行了实验性治疗，取得良好疗效。

九、对针方的觉知与呈现

1. 觉知：临证组建针方，须知生命变化之根本，以阴阳化合为纲，据脉循程，人病同参，方变无穷。借鉴前人针方，要博采众长，更要去伪、去粗。针方精简为上，独穴亦成，以平为期，以效为凭。针方中，穴穴均奇兵，妙在协同之用。反对现代教材中针方主配穴组分之说。

2. 呈现：

（1）对于经典中直接来自于医家亲身实践的针方最为重视，借鉴吸收。对文献中少有其用的针方，多做参考之用。对自己反复实践总结的针方最为信任，广予同仁。

（2）临证组方时，能少用一穴，绝不多用一穴。

（3）总结出独显其能的单穴，相得益彰的对穴，集辑出版刊行。

十、对临证的觉知与呈现

1. 觉知：临证把脉为先，据脉循程。脉证合参，明六经虚实，晓阴阳盛衰，辨经络通滞，识血气多少。微通温通强通，通经络，调血气。针灸药合用，和阴阳，复气机运行之常。

2. 呈现：

（1）候诊患者再多，也要把脉细查。

（2）重视病历书写，不论在门诊中，还是在访亲会友时，亦如此。整理贺老遗物时，看到有些保存的病历纸，有的是饭店、宾馆的用纸，有的是普通白纸。

十一、对针法与穴道的觉知与呈现

1. 觉知

中国针灸医学几千年的传承中，最难传的是针法，最该阐明的是穴道。前者，难中之难是在于——要把"只可意会难以言传"的机要，用实证的文字，描述出来。后者，最该阐明是因为——从穴道层层深入，可通至针灸医学的内外表里，四面八方。

针法与穴道是中国针灸医学的两大支柱，是创建针灸三通学术体系紧紧依托的两个轮子。

2. 呈现

（1）删繁就简，去粗取精，去伪存真。以把千年针法统入微通、温通、强通三法为道，以明确毫针、锋针、火针（灸、罐）的临证之用为用。道用合一，相互蕴含。

（2）从穴道识经络，以穴为质点，通开经络关联，深入脏腑肌里，直至人体四面八方，提出"病多气滞，以血行气"的观点。

十二、对中国针灸医学人类文明价值的觉知与呈现

1. 觉知

（1）针灸几千年传承不衰依靠的根本——文化。只有懂中国传统文化的人，才能弄懂针灸，用好针灸。今天的针灸只有回归到植根的中华传统文化沃土中，才能传承有方向，发展有动力。

（2）人类文明是人类文化的积淀结晶。作为人类非物质文化遗产的中国针灸医学，其文化的千年传承，丰盈着人类文明。

（3）医道的核心就是德。医家以德载起民众的性命安康。无德为根基的术，只是雕虫小技。

2. 呈现

（1）秉承格物致知上下求索的治学观。终生研究经典，倡导践行学以致用。

（2）著书立说，坚守医以文传之风。

（3）秉承厚德载物的医道观与"医者仁心"的医德观，提出为医大则——德九术一。

（4）尊师重教，提出五师之说——师承为师，经典为师，同道为师，病患为师，亲友为师。

（5）重视教研教具，对经络腧穴进行多年的考证，以自己为原型，标注制作了现代针灸铜人。

记录集辑：贺畅

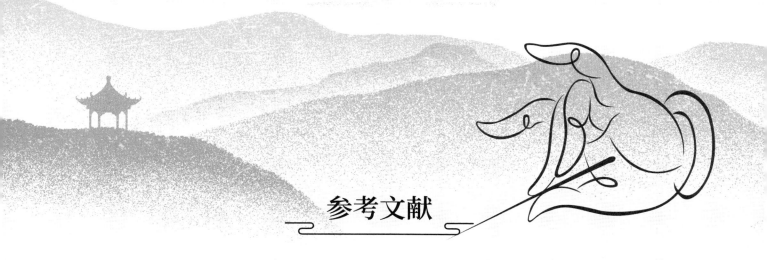

参考文献

［1］贺普仁.针灸治痛［M］.北京：科学技术文献出版社，1987.

［2］贺普仁.针具针法［M］.北京：科学技术文献出版社，1989.

［3］贺普仁.针灸三通法临床应用［M］.北京：科学技术文献出版社，2002.

［4］贺普仁.针灸三通法操作图解［M］.北京：科学技术文献出版社，2006.

［5］刘永升.全本黄帝内经.珍藏本［M］.北京：华文出版，2010.

［6］马莳.黄帝内经灵枢注证发微［M］.北京：科学技术文献出版社，1998.

［7］王树权.图注八十一难经释［M］.北京：科学技术文献出版社，1992.

［8］葛洪，王均宁.肘后备急方［M］.天津：天津科学技术出版社，2005.

［9］皇甫谧.针灸甲乙经［M］.北京：人民卫生出版社，2006.

［10］孙思邈.千金方［M］.北京：中国中医药出版社，1998.

［11］王焘.外台秘要［M］.北京：人民军医出版社，2007.

［12］王执中.针灸资生经［M］.北京：人民卫生出版社，2007.

［13］高武.针灸聚英［M］.北京：人民卫生出版社，2006.

［14］汪机.针灸问对［M］.南京：江苏科学技术出版社，1985.

［15］李学川.针灸逢源［M］.上海：上海科学技术出版社，1987.

［16］康锁彬.诠新针经指南［M］.石家庄：河北科学技术出版社，2002.

［17］医药研究所.针灸大成校释［M］.北京：人民卫生出版社，1984.

［18］黄龙祥，黄幼民.元代珍稀针灸三种［M］.北京：人民卫生出版社，2008.

［19］黄龙祥.中国针灸学术史大纲［M］.北京：华夏出版社，2001.

［20］黄龙祥.黄龙祥看针灸［M］.北京：人民卫生出版社，2008.

［21］代田文志.针灸真髓［M］.承淡安，承为奋，译者.北京：学苑出版社，2008.

［22］承淡安.针灸薪传集［M］.福州：福建科学技术出版社，2008.

［23］上海中医学院.针灸学［M］.北京：人民卫生出版社，1974.

［24］朱建平.中国医学史研究［M］.北京：中国古籍出版社，2003.

［25］程宝书.针灸大辞典［M］.北京：北京科学技术出版社，1988.

［26］张中行.禅外说禅［M］.哈尔滨：黑龙江人民出版社，1991.

［27］王升.研究性学习的理论与实践［M］.北京：教育科学出版社，2002.

［28］李零.孙子兵法译注［M］.石家庄：河北人民出版社，1992.

［29］罗素.罗素文集［M］.北京：北京改革出版社，1996.

［30］钱穆.中国文化精神［M］.北京：九州出版社，2011.

［31］梁漱溟.中国文化要义［M］.上海：上海人民出版社，2003.

［32］许倬云.中国古代的文化特质［M］.北京：新星出版社，2006.

［33］李鼎.针灸学释难.［M］.上海：上海中医药大学出版社，2007.

［34］黄龙祥.中国古典针灸学大纲［M］.北京：人民卫生出版社，2019.

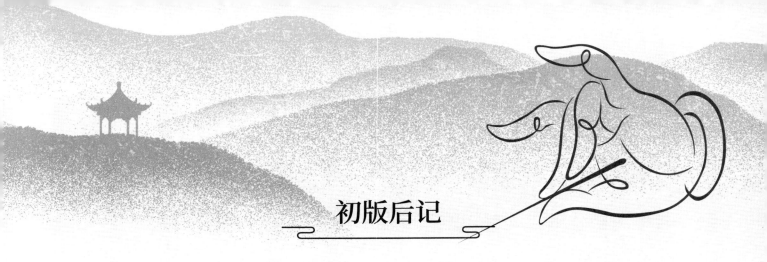

初版后记

在本书书写之始到全书完成之后，我多次想起我的外祖父、父亲的恩师——牛泽华先生。老人家辞世的那一年，我只有10岁，后来我逐渐知道，他是一位医术高超、聪慧洒脱的京城名医。"普仁"，是拜师时外祖父给父亲起的新名字；《普仁明堂示三通》，是父亲用七十年的努力，对外祖父的一份回报。

全书的书写，受到顾问黄龙祥严谨学风的很大影响。书写小组的工作伙伴——盛丽和杨光，倾注全心于编写工作中，在这艰辛的年余时间里，我们相互激励，一路同行。父亲把极大的信任、责任与鼓励给予了我们，以最开放的心灵引领了我们的成书过程。

我的父亲，也是我的恩师。一起讨论问题时，我们从来都能以诚相见。对于父亲我想说的是，通过他老人家的所作所为，让我坚信不疑的是，天道酬勤更酬诚！

反复追问过自己，从拥有"国医大师"之称的父亲身上得到的最重要的东西到底是什么？终于找到的答案是——父亲对我天性的呵护。我是一个按照自己的本性活着的人，信任源头的东西，不惧权威结论，不止步于现有说法，因此经常会有很"跳"的想法、思路呈现。每每把这些想法、思路告诉父亲时，老人家从没因我想法上的稚嫩或思路上的缺欠打击过我，总是找出一个贴切的说法，在鼓励中提醒我的不足，在提醒中赞扬并保护着我的创造精神。这对于我来说，无疑是向上的托举与精神力量的输送。

在这里我必须要说到当代《黄帝内经》研究大家——任应秋先生。我和他老人家虽未曾相识过，更无幸跪拜恩师，但书为媒介，有疑难问题时，向恩师遥问，必能解惑，逢此时刻，我总是情不自禁地起立拱手谢师。老人家的教诲会永远提示着我"中国医学带有根本性质的医学观点，基本上都渊源于内经"。未曾谋面以心相拜的老师还有近代学者顾炎武先生和当代学者饶宗颐先生。顾炎武先生归纳为体、演绎为用的思维方法；饶宗颐先生通大义、持正论的治学理念，都深入地滋养了我的学术灵魂。

通过这本书的书写，我得到的一个深刻体会是，总结临床医家的经验，整理者一定要体察得深入一些，再深入一些，因为很多价值连城的经验结晶，也许是"只缘身在此山中"的当事人并不觉知的。

通过这本书的书写，书写小组的全体成员也厚实了自己的人生。在这里我要感谢我的家人对我的启动与支撑！感谢以下以各种方式支持、帮助本书出版的人士：黄毅女士、黄幼民女士、杨丽君女士、孙永福先生、范业强先生、潘衍习先生、王科大先生、田桐先生、刘志顺先生、赵吉平女士、王麟鹏先生、王京喜先生、刘慧林先生、谢新才先生、王桂玲女士、孙悦女士、张馨月女士、韩莅女士、段勤芳女士、李丽丽女士、贺书元女士、贺林先生、贺喜先生、贺信先生、贺明先生、贺伟先生、贺小靖女士、贺伯阳先生、贺伯汉女士、贺铂超女士、贺铂楠女士、贺伯钊女士、曾肇麟先生；感谢国家科学技术学术著作出版基金专家评审委员会，让本书获得出版基金资助资格。

最后我要说的是，写这样一本书必然会回顾父亲七十年的从医历程，回顾中脑海里经常浮现母亲的身影，母亲作为针灸同道，为父亲的事业、生活奉献了毕生。最奇妙的是，在书写遇到困难时，母亲总会出现在梦境里帮我排忧解难。亲爱的母亲：谢谢二字怎能表达我感恩的深情！

2010 年至 2011 年，这段时光里的所有人、所有事带给我的所有感受，将永远铭刻在我的生命中。

贺畅

2011 年 5 月

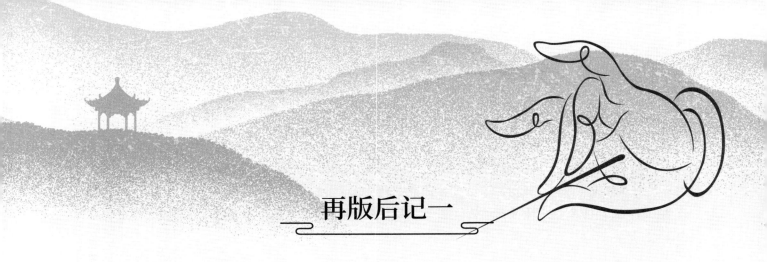

再版后记一

回首、欣然

回首：

从 2001 年开始，多次向父亲提出写一本针灸三通法专著的申请，父亲说，读懂《素问》再说。用了三年时间，把我通过研究《素问·针灸》撰写的相关文稿拿给他时，父亲眼中泛起泪花，告诉我说：回去写提纲吧。从 2007 年到 2009 年，提纲数次被否定，但我却越挫越勇。直至 2010 年，为总结父亲从医七十年学术成果，老人家亲自点将，《普仁明堂示三通》书写小组成立，终于开始我的书写之旅。说到书写小组，到今天一起走过 12 年了。感恩上苍，让我相遇最好的书写伙伴，没有他们深厚专业根底，就没有成书与再版的质地。

父亲挂帅，对全书主旨、内容筛选、篇章结构主持召开过数十次专题小组会议。仅就编写提纲、书写体例、描述方式三个问题，书写小组成员间就通过数百封邮件。成书其间，数千封的问题讨论邮件，都需向父亲汇报，最终由他拍板定夺。正是通过这艰辛过程，父亲和小组成员们成为弥足珍贵的学术知音。2010 年初到 2011 年底，这近两年的时间，成就我们一生最美时光。《普仁明堂示三通》如期出版发行。

《普仁明堂示三通》，全书 53.7 万字，一论三篇三十五章。阐释了父亲"针灸三通法"学术体系的核心内容、学术渊源、临证理法；介绍了"针灸三通法"形成发展过程、本质特性、临证成果、传承价值。首次总结了父亲多年、大量、临证积累的 75 个经验效穴；精选了父亲及传人的 100 份临证针方及 20 宗疑难杂症经典医案。对入选的传人医论，以"编者按语"形式明理评析，旨在让读者在知其然、知其所以然中，分享"针灸三通法"的宝贵成果。书中对学养修习与医功修炼的倡导，体现出"国医大师"的追求与境界。七篇医话，传人道情，学有所成，德术以报。书中明示的 15 个针灸临证理念，体现了贺普仁先生对中国针灸医学认知的高度与深度。《普仁明堂示三通》一书，是"针灸三通法"从学说到针灸学术体系形成的标志。

十一年过去心永恒。

2016 年大病之时，清空所有相关资料，静待圆满回家。

2017 年大病得愈，日日见蓬勃。

2019 年 8 月 22 日，动意修订《普仁明堂示三通》，想在原版面市的第十个年头，再版发行。对此，在出版社的大力支持、书写小组的工作伙伴们的全心配合下，书写之旅开启，一起再次出发。

三年里，父亲的音容笑貌陪伴着我，支持着我，引领着我。

三年中，没有时间恐惧疫情，没有心情感受焦虑，在针灸的青绿山水中，依山有脉，傍水得源，自在无碍，文由心生。

《普仁明堂示三通》原书出版后，我负责分发稿费，近两年的艰苦付出，每人分得稿费1900元。每每想起此事，心里就很难过，感觉没有回报大家的付出，尽管大家图的不是这个。再版书写过程中，对这事突然豁然开朗，11年前的付出，获得的回报就是——再次书写的资格，这份回报价值连城！

在此向再版书写过程中，让我频频合十感恩的现代文化研究学者钱穆先生、梁漱溟先生、许倬云先生和当代针灸学家李鼎先生、黄龙祥先生致以深深的敬意！

欣慰：

用文字走出的这条认知针灸三通学术体系的路，可以满足想知道路基的看家。

书自有命书自流，此书只为针家撰，只为心有戚戚焉。

诚挚鸣谢我的书写伙伴！

诚挚鸣谢长路相伴的家人与挚友杨小颖先生、范业强先生、潘衍习先生、田桐先生、王科大先生、赵天先生！特别鸣谢科学技术文献出版社策划编辑付秋玲老师，没有付老师的理解包容，就没有再版的全新发行！

（另：本书原计划于2022年5月——贺普仁先生诞辰96周年之际出版，受疫情影响推后出版时间。）

贺畅

2022年5月4日

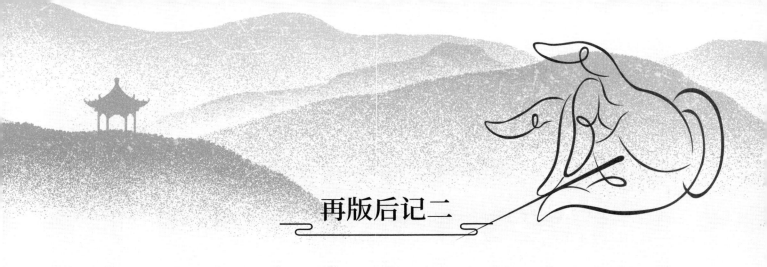

再版后记二

缅怀恩师贺普仁先生——跟随贺老的日子

2015 年 8 月 22 日　跟随贺老的日子之一

今天英国早上 6 点，看到在澳洲的贺老韩国弟子姜声厚打来的三个未接电话，急忙问之，告贺老去世。惊悉噩耗，又难以确认，后经证实，贺老因急性心梗，病逝于北京时间 11 点 23 分。山河垂泪，天地含悲。贺老是我一生的恩师，他给予我的无与伦比，永远铭记在心。

一、初次认识贺老

1989 年面临研究生论文的最后答辩阶段，我的导师程莘农教授让我去请贺老作为我的论文答辩委员会主任。同所有的学生一样，我怀着忐忑不安的心情如约走进琉璃厂的一个北京四合院。南房客厅兼书房，和蔼可亲的贺老热情招待我，坐在椅子上，环顾四周，印象最深的就是怎么这么多书呀，三四个书柜里面上面前面都放着堆着各种古籍，屋内还有一个大大的写字台，上面放着宣纸笔墨砚台，随时为主人挥墨书法做准备，顿时心里充满了敬重之情。贺老请我喝茶吃水果、聊论文，并爽快地答应了我的请求，我最后愉快地离开贺老家。在程莘农教授的三年帮助指导下，经贺老和杨甲三等教授的考核，我终于顺利地结束了三年的研究生生活。

二、学徒三年

1989 年毕业后，我被分配到北京中医医院针灸科，正值北京中医管理局为继承名老中医的学术思想和经验选拔培养老中医的学术继承人。那时候我作为第一个分配到针灸科的研究生，名单放在贺老的面前，非常幸运地贺老选择了我和崔芮作为他的学术继承人，即徒弟。

记得我们当时很兴奋，和贺老商量既然是徒弟，怎么也应该有一个拜师仪式。随后在西单的鸿宾楼，邀请了北京中医医院的李乾构院长和孙书记一共六人参加了我们的拜师仪式，三鞠躬代替了屈膝磕头，自此我们有师傅了。此后十年我见证了无数次的私塾弟子拜师会，虽然我们的拜师仪式规模最小，但心里认为只有我们的拜师仪式最为纯真最为感人。

作为徒弟的三年时间里，我们享受到医院给予的最优惠待遇，不用去病房和急诊科工作，不用值夜班，专心地向贺老学习。贺老每周出两次半天门诊，我们作为他的助手，帮助先问诊记录病情，然后贺老诊治患者。诊室有十余个诊床，躺满患者后，贺老来到患者身旁，我们端着盘子站在旁边，仔细观察着贺老给患者治疗，针刺或针加灸，根据病情或加刺血拔罐，或加火针点刺。学徒后期，贺老放手让我们针刺患者的下肢穴位。

因贺老在中国临床针灸界的泰斗地位，国内外众多患者慕名而来，疑难病症患者众多。内外妇儿及皮肤科各种病症，经过贺老的治疗均得到治愈和好转。作为针灸医生只要看过贺老治疗小孩脑瘫、白癜风、癫痫等，就会感受到针灸的神韵，并体会到帮助患者解决痛苦的快乐和自豪感。

2015 年 8 月 23 日　跟随贺老的日子之二

北京中医医院针灸科原位于北池子大街北口的宣仁庙内，独门独院，古色古香，宫廷建筑。上午小院喧哗，医生兢兢业业，患者来来往往。下午只有一名值班医师治疗患者，小院明显清静许多。

在小院的诊室里，一次贺老和我们谈起如何从理论上提高对针灸三通法的认识，谈起诸多病症皆因不通引起，提出病多气滞，法用三通的原则。教导我们不仅在临床上有所作为，更应该多学习，多读古籍，多读古医案。于是在贺老指导并担任主编下，我们在学徒末期编写了《针灸歌赋临床应用》。记得当时，我们把清明时期的医案及常用的针灸歌赋按疾病分门别类，写出许多的卡片纸条，用 400 字的稿纸工整地写出书稿，多次到出版社见编辑，听取意见加以修改，1992 年由科学技术文献出版社正式出版。1999 年我在南京开针灸学术会议，听到数位同人聊天时，一位医生极力推荐这本书，认为其很有临床使用价值，我心里暗自窃喜。

看贺老针灸施术，是一种享受。银针在他的手指末端，飞来飞去，运用的不是一般指法，是含有内在功力的手法。贺老常告诫我们针灸医生应该练指力练功夫，一次他在家给我们表演功夫，近 2 米高沉重的武术器械，他一手提起，旋转挥舞不费吹灰之力。贺老不愧是八卦掌协会的高手，可惜我们两个徒弟连半点功夫都没有学会。

贺老在生活上平易近人，把徒弟作为家人看待。每年春节，贺老会在他家的小院大摆宴席，在小院里支起灶台，请专业厨师掌勺，邀请所有的徒弟到家里和家人共进午餐，小院摆设 5 ~ 6 桌，徒弟一桌，热热闹闹，共度新春。1990 年代初，我第一次吃鲍鱼就是在贺老家吃的。

三年后，我们出徒了。北京中医管理局还开了隆重的结业仪式，发证书照合影，但我们还是一直给贺老当助手。

2015 年 8 月 24 日　跟随贺老的日子之三

1990 年代初，我一直作为贺老的徒弟助手在医院里跟随贺老出门诊，他针治患者的情节历历在目。

虽然有很多的透针刺法，但足部内外踝下的丘墟和照海，想想踝关节多个硬邦邦的骨头，就知道很少有医师将他们连在一起。我们常见贺老手持三寸银针，身体微微弯曲，将患者脚掌直立，用毫针先刺到外踝丘墟的皮下，再通过骨骼之间的缝隙，最后直接刺到照海的皮下，皮肤被针顶起而不刺破，手法纯熟，一气呵成，这种疗法主要适用于肝胆疾病。

提起治疗坐骨神经痛，必然想到膀胱经和胆经穴位，但最有效的穴位是胃经的伏兔穴。虽只简单一个穴位，如何取穴却很有讲究。患者一定要屈膝跪坐，在该穴上三寸毫针垂直进入二寸，提插、捻转，尽可能让患者往后坐，上身直立，留针 5 到 15 分钟后取针，效果立现。贺老说此方法来源于明代古书《针灸大成》"膝上六寸起肉，正跪坐而取之"。真功夫就在古籍里，看你是否静下心来去读它。

看过贺老放血疗法的人绝对印象深刻。例如，治疗 1 例严重的脉管炎患者，其下肢紫暗，甚至破溃。我们首先要找一些旧报纸放在地下，椅子放在中央，患者坐在椅子上，将裤腿卷至膝上。常规消毒，将火针烧红，目光移到患处，稳准快地把火针刺进患处拔出，只见暗黑瘀血似小喷泉一样喷射出来，射程远近不同。我们看着、等着，时不时挪动报纸以免血溅地上，慢慢压力越来越小，射程由远到近，血色由紫变红，逐渐自己停止，然后清洁局部血迹，治疗完成，出血量100到200毫升。有人会说这多原始，但疗效高于一切，去腐才能生新。患者会立即感到下肢轻松，疼痛消失，皮肤有破溃的可以逐渐愈合。需要注意的是，糖尿病、血液病的患者不建议使用此法。

火针的使用是贺老最主要的高招，虽然内经早有论述，但多数医师很少见到也很少使用。想想火针的材料就很微妙，既要耐高温又需要一定的柔韧性，还需要像毫针一样粗细便于临床使用，只有钨锰合金的材料才符合所有要求。

临床上我们常发现只有应用了火针，才能使疑难顽固的病症快速缓解及治愈。颈项疼痛是常见病症，对中老年患者而言也是顽固的容易复发的疾病，我们都会毫针华佗夹脊及三焦小肠经循经取穴，并根据病情加用刺络放血拔罐，但有些患者还感觉局部僵硬不适，贺老这时会用火针快速点刺局部4下左右，针到病除，疗效就是这么快，患者立马感觉轻松。

2015 年 8 月 25 日　跟随贺老的日子之四

贺老的追悼仪式定于北京时间2015年8月26日上午10点至12点在八宝山举行。愿用短文寄予无限的思念。

贺老毕生的针灸学术思想和临床经验汇聚在他所创立的针灸三通法中，他最希望的是把这个宝贵体系流传下来，指导医师提高疗效。

1991年贺老首先创建了三通法研究会。记得开筹备会议时贺老亲自主持，贺老家人学者教授20余人参加，大家出谋划策，群策群力希望在临床，出版，授课三方面来推广。

1993年左右我们参加了贺老第一个诊所的成立，位于北京丰台区丽泽桥附近，一处普通的平房小院，贺老家人学生弟子20余人，贺老首先讲话，然后大红绸布花朵挂在白底黑字牌子上，众人抬着挂在门口，大家合影留念，伴随着一串串鞭炮响声，简单热闹的开业仪式就算结束了。最迫不及待的是患者，纷纷涌入，争占床位，贺老就开始治疗患者。那时贺老一周2次亲自到这里出门诊，其余时间由贺老家人管理，贺老儿女都在贺老的教育影响下成为出色的针灸医师。诊所开业即火，患者来自五湖四海。有时候我需要办事见贺老就到诊所找他。进入房间只见烟雾缭绕（艾灸引起）人头攒动，患者里三层外三层地包围着贺老。那时候就这样，虽然有病历本在排队，大家都担心被加塞，都要围着看着似乎才放心。贺老总是在忙，没有休息从不喝水，一干就是5个小时。因道路扩建，这家诊所搬到马家堡附近，目前仍然在为患者服务。

后来为庆祝贺老行医50周年暨三通法研究会的成立，在北京人民大会堂举行了纪念仪式。整场会议非常隆重，1991年至1992年间第一次看见老中医的会议在这里举行；非常正式，甚至邀请到人大副委员长王光英等高级领导参加；非常气派，会议占用一个大厅，午餐占用另一个大厅，餐厅满满地摆设40到50桌的座位；非常好吃，能品尝到人民大会堂的美味佳肴；非常轰动，大会邀请了许多新闻媒体和名老中医的参加，我的导师程莘农教授和杨甲三教授也亲临会场。贺老的患者——著名播音员葛兰、夏青也来了，并作为患者代表发言。我当时很荣幸地作为贺老弟子发言，现在想起往事，还是很自豪的。

1992年到1994年间我参加了许多的授课活动，主题就是介绍贺老的火针疗法，最常去的是中医研究院针灸研究所，他们常年举办全国针灸医师培训提高班，讲完课后略加火针的演示，学员来自全国各地。没有想到，十多年后在英国的中医学术会上，有一个女医师还认出了我，记得当年我的讲课。

1997 年到 1998 年间在贺老指导下，组织了特种针法研究会，征稿审稿出论文集，在泰山医学院和张家界分别举办了学术交流会，我参加并发表关于介绍针灸三通法的主题演讲。

北京中医管理局对针灸三通法也很重视，科研立项，经费支持。我们从理论临床文献全方位深入研究，最后课题顺利完成获得科研奖项。

跟随贺老门诊多年，我们收集了大量的病历，1994 年开始我和崔芮帮助贺老整理编写了针灸三通法的第一步专著，因为 1995 年我被公派出国，后期大量的出版工作由崔芮完成。1995 年 12 月中国医药科技出版社出版了《贺氏针灸三通法》。

1997 年我回国后，一天贺老和我说山东科技出版社的编辑要谈出版事宜。真的很佩服这个叫夏魁周的年轻编辑，他很认真执着诚恳，多次到北京谈修改、催进度，帮助解决绘图的问题，我们终于在 1998 年完成了汇聚贺老丰富临床经验的专著《三棱针疗法图解》、《毫针疗法图解》和《火针疗法图解》。这套书很畅销，多次印刷。多年后我在逛北京西单图书大厦时，这套书还在架上。

8 月 26 日　跟随贺老的日子之五

贺老有多少弟子呐？没有统计，谁也不知道，因为太多太多。弟子一般分两类：公派弟子和私塾弟子。

公派弟子：为继承老中医的经验，政府和老中医一起指定本科室的医师，他们一般每周 2 到 3 天跟随老中医出门诊，至少 2 到 3 年的时间。这期间主要工作整理老师的临床经验，结束的时候至少要有论文，最后政府组织专家考核，通过后颁发类似奖状的老中医学术继承人的证书。1989 年北京市开继承工作之先河，我和崔芮成为贺老的公派弟子。几年后，国家中医药管理局推广北京的做法，我们针灸科的王京喜、徐春阳为第一届，张小霞、程海英为第二届的公派弟子，再以后不仅本院内，外地外院的也可以参加国家继承项目，如天津的李岩博士也是贺老的公派弟子。此外，还应该包括贺老培养的 3 名研究生。

不好统计的是私塾弟子，只要你有向贺老学习的愿望就可以了。贺老没有任何过高的门槛，他愿意满足医生学习的愿望，传授他的宝贵经验。贺老对私塾弟子没有任何要求。只要你有心，造诣完全在个人。

贺老常会告诉我，某个医师想拜师，你帮助安排一下，这位医师就会和我直接联系。因贺老住和平门附近，通常会安排在北京烤鸭店，找一个包间，挂上红色横幅，写上自己和贺老的名字，请几位医师的朋友和其他老中医作为见证人。我常作为司仪主持仪式，首先由弟子先介绍自己的情况，然后贺老讲话，弟子再向贺老三鞠躬，之后见证人说恭喜鼓励的话，大家在红幅下合影留念，最后在品尝美味佳肴中结束。私塾弟子不分年龄、职业、国籍、学历，学有所成者遍及国内外。

勤奋诚恳的私塾弟子最容易成功。如韩国的姜声厚原在韩国大学学习汉语，金熙哲则是学习法律的。因为对中医的爱好，他们双双退学来到北京中医药大学从本科读起，是北京中医药大学韩流的先驱。他们为更好学习针灸，请我做私人老师额外辅导，坚持数年。最后我把他们引荐给贺老，1996 年他们正式成为贺老的弟子。很勤奋的姜声厚又向中日友好医学妇科的国医大师许润三教授、中国中医科学院西苑医院男科的王琦老师学习，因韩国不认可中国的学历，经过数年的奋斗，他目前已经在悉尼安营扎寨多年，从事中医针灸工作，过着幸福的生活，在悉尼的韩人区享有名望。学霸金熙哲在北京中医药大学读完本科，又读硕士，直到博士毕业，目前也在国外行医。厚道的姜声厚不忘感恩，每 2 到 3 年亲自到北京看望贺老，最近一次是 2012 年 8 月在建国门贺老家。贺老非常高兴弟子们的看望，问弟子的工作生活，答疑解难。那时的贺老因病行动不便，我们推着坐着轮椅的贺老从建国门走到永安里附近的那家小馆，想到此刻，心情复杂……

贺老对我的栽培难以忘怀，经常带我出席各种学术会议。记得一年牡丹花开的季节，贺老带我和崔芮出席洛阳的学术会议，休息日时我们一起下饭馆吃鸳鸯火锅，同一起参会的针灸文献专家王雪苔教授参观洛阳的古迹。他们边走边说着故迹的往事，我们默默地听着这些典故，真正体会到什么是学识渊博。

我和崔芮还很惊喜地收到过贺老送的礼物。九十年代一次贺老从香港开会回来，特意把我和崔芮叫来，打开一个塑料口袋，一看里面有就几件夏天穿的短袖衣服，贺老说你们一人挑一件送你们的，我们自然很高兴，我选的是蓝底白红相间的格子短袖衣服，崔芮选的我忘了，这件衣服一直保留着。前天在英国的贺老弟子张医师微信贴出拜师相片，看见相片里的我穿的正是贺老送的那件衣服，一下就想起了这件礼物。

1999年我参加在南京举办的针灸学术会议，主持会议的专家和我说，"你就是盛丽呀，贺老常夸你。"会上正值中国针灸学会各分会理事换届选举，我被告知我已经成为新一届的临床分会的理事，和实验针灸分会的理事，拿着两个大红的为期5年的聘书，我心里明白这正是贺老的极力推荐。

1999年6月我来到了英伦，几年后崔芮到了瑞士，我们经常趁着圣诞节休假在北京相聚，一起看望我们的老师。最近一次是2013年在北京中医医院贺老的病房里，我们三人愉快地聊天，最后提议合影，贺老坐前、我和崔芮站后，没有想到这次合影被永远定格。我自己最后一次看贺老是去年的12月，感叹时间飞逝，岁月无情……

2015年8月27日　跟随贺老的日子之六

为纪念贺老行医70周年，贺老一直想有一部专著能够全面深入地反映他的学术思想，理论体系和临床经验。我们也认为应该有一部具备新思想新形式新突破新意义的精品著作。于是写作小组在建国门的贺老家成立了。

贺畅是小组的领军人物，她是北京电视台的主任编辑，具中文中医针灸心理学知识背景，又是贺老的女儿，是贺老最亲近的人，贺老怎么想怎么做她会最先感知。成员还有杨光主任医师，他是中研院针灸文献研究生，毕业后从事针灸临床，又加入贺老的弟子行列，熟知针灸三通法，身兼多种技能的他，半天针灸门诊量超过百人次，令人赞叹！编写顾问黄龙祥研究员，中国中医科学院首席科学家，多次参加我们的编写会议，发表独到的见解，贡献个人写真腧穴图谱，保证了这部著作的高水平和高质量。2009年末到2013年中期，因家庭原因我常居北京，贺老找到了我，与各位医中翘楚合作也是我的幸运。

编写时期，贺老的家成为编辑部，贺老从书目大纲书写体裁均亲自参与，文章内容和细节均一一过目，这本书反映了贺老的真实理论和经验。每当商量到饭点时，香喷喷的饺子或饭菜就会端到桌前，多美呀！不仅有精神上的还有舌尖上的享受。

从本书章节内容你会看到新形式新内容新精华。全书分叙论、法示篇、法用篇、医外篇。通过叙论，你会从理论上深入了解三通法的演变过程；法示篇教你学会应用三通法；法用篇告诉你贺老常用的70个针灸穴位和处方，还有国内外弟子们的精选临床医案；医外篇揭示贺老的医功。

例如，上肢的臂臑穴，贺老常用它治疗眼病；耳前的听宫穴是治疗颈椎病的常用要穴；治疗癫痫的固定处方是大椎和腰奇，这些都是有助临床工作的实用干货！

本书一开始写作就已经获得国家科学技术学术著作出版基金的资助，经过近两年的奋斗，由科学技术文献出版社于2011年正式出版，书名为《普仁明堂示三通》，共53.7万字。

这部书是医者的引路之石，如果你够勤奋努力，持之以恒，深刻感悟，你会在修行的路上越走越远。如果你是位针灸医师，希望提高针灸疗效，你应该拥有它，这里面含有贺老的毕生心血，毫无保留地奉献给我们。

2015年8月28日　跟随贺老的日子之七

今年两位培养过我的针灸泰斗国医大师相继病逝。

全国针灸界第一位工程院院士的程莘农教授是我的引路导师。1986年我报考了程老的研究生，招生名额一名，复试时看见还有一位男生，顿时心里忐忑不安。轮到我时，程老最后一个问题是：只有一个名额，你想让谁上。紧张的我口是心非地说："让他上吧。"程老微笑地说："不说真话吧。"我心里一凉，没戏了。最后程老提出扩招，我们两位都上了，他就是北京同仁医院针灸科主任杨威主任医师。此后的三年，程老指导我们临床实践和毕业论文，使我们顺利地完成学业。程老的提携改变了我的事业轨迹，感恩不尽！

当我得知贺老因病去世时，在英国的我就想应该做点什么以示悼念我们的恩师，老师对我的教诲栽培，跟随贺老多年的经历浮现眼前。怀着感恩缅怀感动的心情，有感而发地写出这些短文，发在我的微信朋友圈里。没有想到发送后国内外众多的朋友点赞点评，2天后朋友圈里的同行邹金盘打电话给我，他已经把这个"日子"系列贴转发，扩大到英美加中医群。大家很想接着看下文，想通过这种形式了解学习老中医的宝贵经验。一个外国的朋友连续数天文章发表瞬间第一个点赞，许多在国外的昔日研究生同学直接回信鼓励，英国相识的、不相识的同行每日点评，还要把这个系列贴刊登在行业杂志上，对此我非常感动，我看到大家对贺老的真情，看到大家渴望学习掌握三通法的动力。

感谢恩师们对我的培养！

感谢大家的持续关注和支持！

结束

盛丽

2015年8月

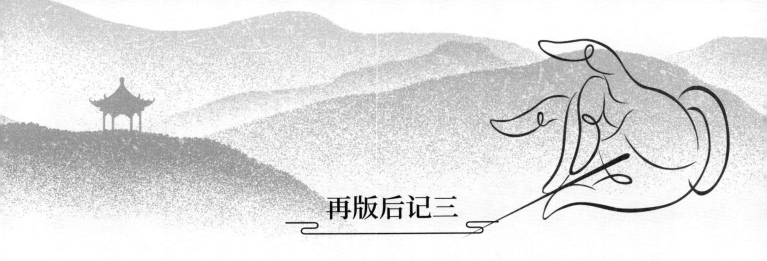

再版后记三

与国医大师贺老二三事
——弟子杨光纪念恩师贺普仁先生

　　岁月如梭，贺老逝世一周年了，他的音容笑貌不断浮现在我面前，往事历历在目。20世纪80年代，我读研究生时专业是针灸文献。开题时，导师让我去请贺普仁先生，我当时觉得奇怪，为什么要请针灸临床专家呢？但到了贺老家一看，满满几大书柜里都是针灸古籍，原来临床专家也喜欢读古籍。略一交谈，方知贺老博古通今，非一般针灸家可比。得知我的课题是整理清代针灸文献，贺老就嘱咐我，看到什么针灸孤本要给他复印一份，我当时感慨，满柜的古籍并非是为了摆饰或炫耀，而是长期搜寻古籍的收获。后来我在上海图书馆为贺老找到《针灸秘传》等孤本，贺老见到后如获至宝，同时也将他的两本针灸孤本复印后送我作为回报。他就是这样千方百计日积月累地搜集到了大量的针灸古籍，可谓中国针灸古籍收藏第一人！同时，我认为，贺老也是中国针灸临床第一人！其中的关系不言而喻。后来贺老将毕生搜集到的针灸古籍由我们学生弟子们整理汇编成大型丛书《中华针灸宝库贺普仁临床点评本》（共15册），这是对针灸事业的巨大贡献。

　　2002年，在我跟师贺老临证学习期间，贺老时不时地要跟我聊一点针灸文献方面的问题。有一次他突然问道，三才穴是什么穴位？我答道："上三才，肩髃、曲池、合谷，下三才……"他又问《标幽赋》里的三才穴是什么，我一时语塞。贺老悠悠朗诵道："天地人三才也，涌泉同璇玑、百会……"我当时汗颜，深感自己学术肤浅。贺老仁心宽厚，提问时不是那么咄咄逼人，有时以间接的方式提问，生怕我回答不出来尴尬，如谈到《针灸大成》里的杨氏平补平泻，他以批评的方式指出，有些人已经是针灸主任医师了，但对平补平泻概念的来源与古今区别一点都不清楚，我当时比较紧张，因为我对《针灸大成》的一些内容也比较生疏了，而贺老对许多古籍却十分熟悉，这对针灸临床医师来说是十分罕见的。正是由于深厚的知识积淀，贺老才成为一代针灸宗师。

　　至于谈到为何要创立"针灸三通法"，贺老深深叹道：《内经》创立了九针，在《内经》之前有《阴阳十一脉灸经》和《足臂十一脉灸经》，可见古代针灸的方法是十分丰富的，而现代针灸临床，只用古九针之一的毫针，其他针具大都弃而不用，许多针灸医师也因畏惧艾灸燃烧的气味和操作的麻烦，针而不灸。因此贺老认为，现代针灸临床疗效比之古代反而有些退步，针灸临床阵地日趋缩小。贺老试图力挽狂澜，遏制针灸临床的退化趋势，于是振臂高呼，提出"针灸三通法"，将临床普遍忽视的火针疗法、艾灸疗法、刺血疗法提高到与毫针疗法同等重要的位置。"针灸三通法"的提出，也是与贺老对针灸疗法特点特长的深刻认识、对血气关系的全新认知有关。正是贺老能灵活运用这几种针灸方法，所以在临床上能取得常人所难以取得的非凡疗效。由于当时能全面运用"针灸三通法"的大夫不多，而本人坚持综合运用毫针疗法、火针疗法、艾灸疗法和刺血疗法，所以深得贺老赏识。目前，笔者每日针百余人次，初诊患者预约到三个月后，这主要受益于贺老的言传身教！

再版感言：时间过得真快，6 年弹指一挥间！许多往事都模糊不清了，但贺老的音容笑貌、言传身教却不曾淡忘，一直指导着我的临床工作。从贺老那里的受益，不仅是医术一面，还有医德、医貌的一面。跟贺老数年临证，从未见他对患者发过脾气，总是和颜悦色，遇到难治病例，最多也仅是凝神思索，如《大医精诚》所说的："澄神内视，望之俨然"，但面对患者却显出"宽裕汪汪"，给予鼓励和信心，"普仁"之心由衷而发。本人紧跟贺老的步伐，尊孙思邈先贤的教导——"先发大慈恻隐之心，誓愿普救含灵之苦。"故愚取微信名为"阳光普照"，亦即"普仁"之意，对患者不分远近亲疏，贫富智愚，一视同仁，因而受到患者普遍的欢迎，诊室永远"人满为患"。本人在 2015 年被评为北京市先进工作者（北京市劳动模范），2020 年被评为北京市"中医榜样人物"，这与贺老的医德感召、医术熏陶是分不开的！

杨光

2022 年 5 月

书写小组成员简介

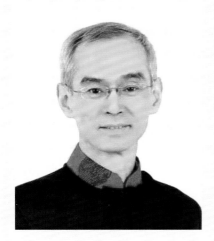

黄龙祥 中国中医科学院首席研究员

主要研究领域：针灸理论研究，针灸学术史研究，针灸文献研究。

《普仁明堂示三通》原版顾问；《普仁明堂示三通》再版主审。

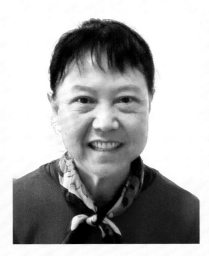

贺　畅 民间中国针灸医学研究学者，贺普仁先生学术思想代表性传承人。《普仁明堂示三通》原版执行主编，主要撰稿人。《普仁明堂示三通》再版副主编，主要撰稿人。

研究领域：针灸三通学术体系与中国针灸医学一脉相承的传承规律、路径与呈现。

循着中国针灸医学生成发展的历史长河，从孕育元点出发，厘清主线，探索规律，阐发"针灸三通学术体系"之本来，明示贺普仁先生通古今之变的针灸传承纲纪。

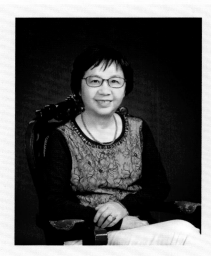

盛 丽 临床医家，贺普仁先生主要学术传承人。《普仁明堂示三通》原版副主编，主要撰稿人。《普仁明堂示三通》再版副主编，主要撰稿人。

1989 年毕业于中国中医科学院针灸研究所，获得针灸硕士学位。1989 年拜贺普仁先生为师，随师临证 10 年。其间深入研究整理针灸三通法理论和临床应用，参与撰写《针灸歌赋的临床应用》《针灸三通法》《毫针疗法图解》《火针疗法图解》《三棱针法图解》等学术专著。

1999 年始获得英国中医针灸医师资格。同年成为英国中医师学会会员。2005 年始成为英国针灸学会会员。

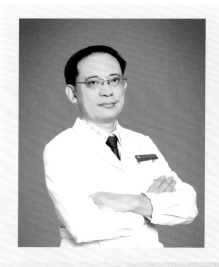

杨 光 临床医家，北京中医药大学兼职教授，硕士研究生导师。贺普仁先生主要学术传承人。《普仁明堂示三通》原版副主编，主要撰稿人。《普仁明堂示三通》再版副主编，主要撰稿人。

1988 年毕业于中国中医科学院针灸研究所，获得硕士学位。随后一直在北京宣武中医院针灸科从事临床工作。多次荣获优秀共产党员、五一劳动奖章、劳动模范、北京中医药大学优秀教师、首都优秀医务工作者、首都中医榜样人物、北京优秀名中医等称号。2020 年 10 月，北京市西城区卫生健康委员会为其创建名老中医药专家个人传承工作室。

贺普仁先生
与书写小组合影留念记录

一条长路，洒遍春晖 —— 缘起，师承

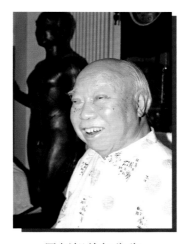

恩师贺普仁先生

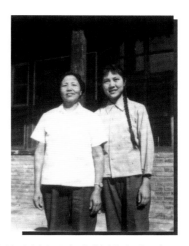

贺畅与恩师母亲牛桂兰女士（1974）

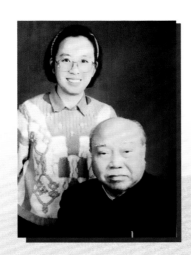

盛丽师承纪念照（1993）

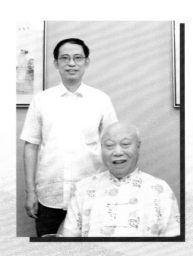

杨光师承纪念照（2010）

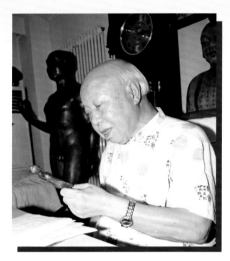

贺普仁先生引领成书全过程（2010）

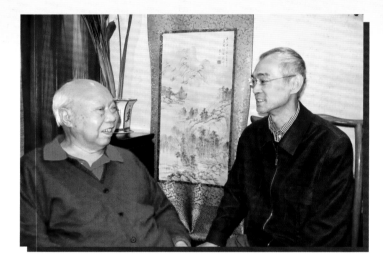

顾问黄龙祥与贺普仁先生

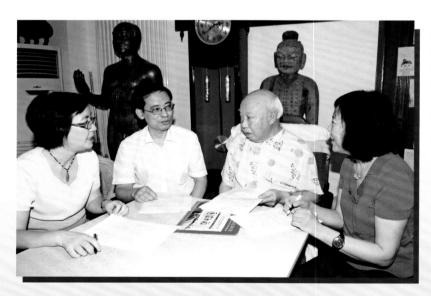

书写小组讨论书稿（2010）

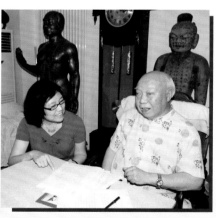

贺畅向贺普仁先生请教

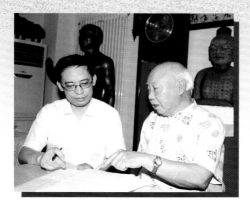

杨光向贺普仁先生请教

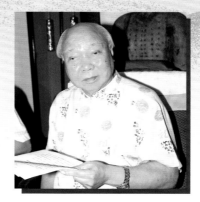

贺普仁先生表示认可书稿（2010）

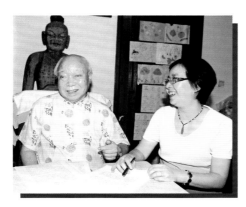

盛丽向贺普仁先生请教

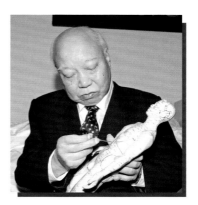

贺普仁先生为书写小组阐释针灸铜人（2010）

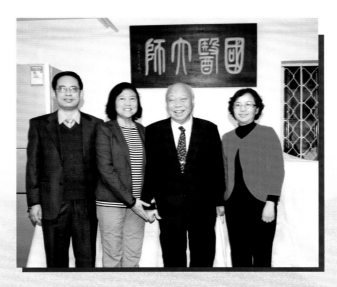

为中国针灸进入世界"非物质文化遗产"名录合影留念（2010）

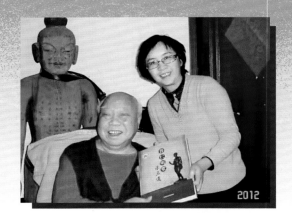
盛丽与贺普仁先生合影留念（2012）

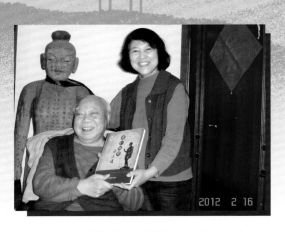
贺畅与贺普仁先生合影留念（2012）

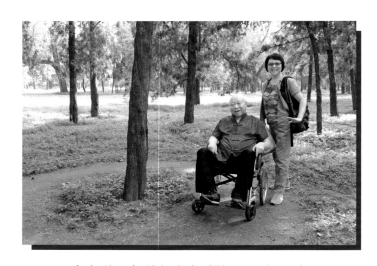
贺畅陪同贺普仁先生重游天坛（2013）

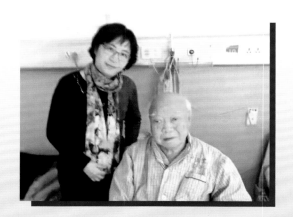
盛丽探望贺普仁先生（2014）

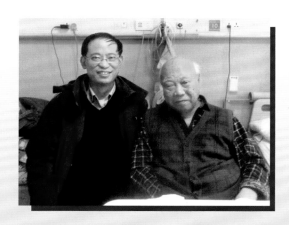
杨光探望贺普仁先生（2015）

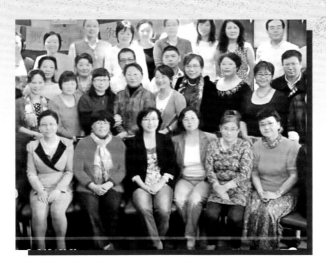

盛丽在英国三通法演示会合影（2015）

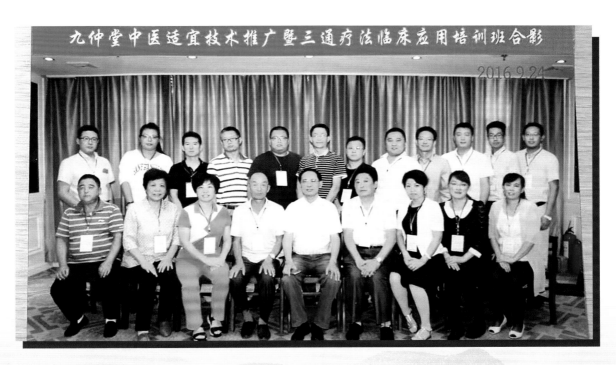

杨光三通法培训班合影（2016）

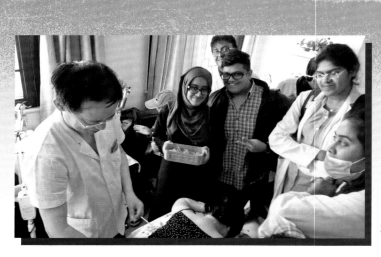

杨光为留学生演示针法（2017）

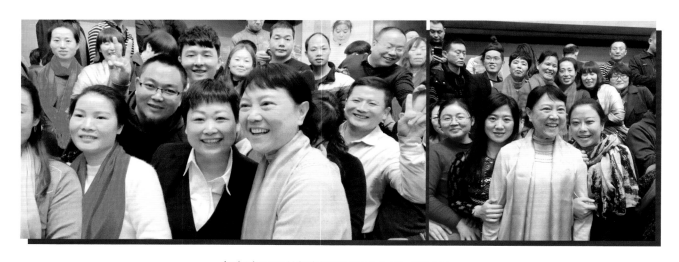

贺畅与三通法培训班学员合影（2018）

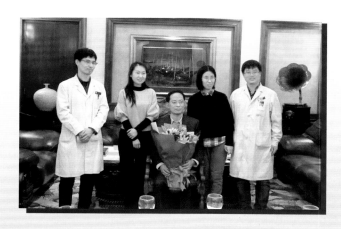

杨光拜师会合影（2018）

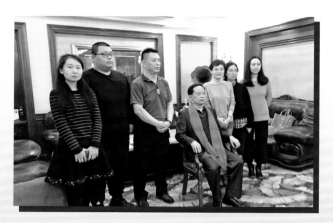

杨光拜师会合影（2019）

再版书写一年年，与全球疫情同行(2019—2022)

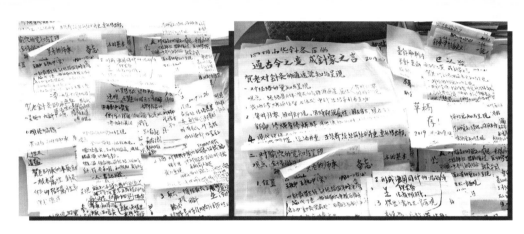

再版手写手稿（2019）

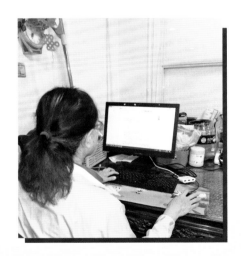

贺畅书写进行时（2020）

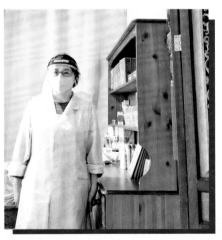

盛丽坚持在临证一线（2020）

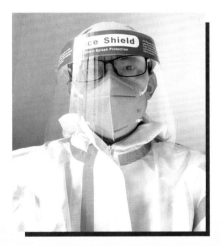

杨光坚持在临证一线（2020）

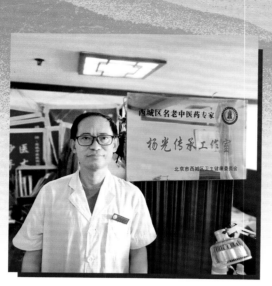
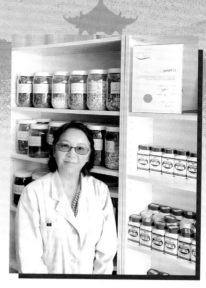

杨光临证诊室（2022）　　　　　　　　盛丽临证诊室（2022）

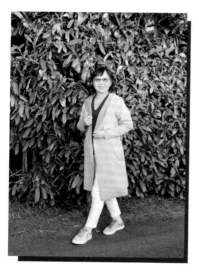
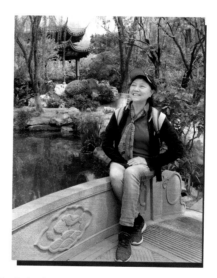

完成书稿一身轻松——盛丽（2022）　　完成书稿一身轻松——贺畅（2022）

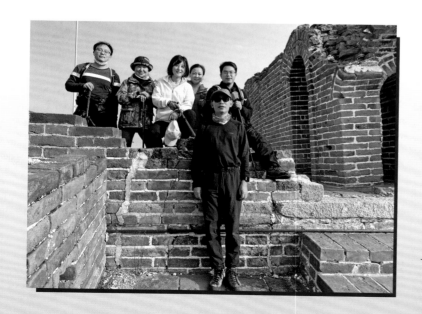

完成书稿一身轻松
——杨光带领徒弟爬八达岭古长城
（2022）